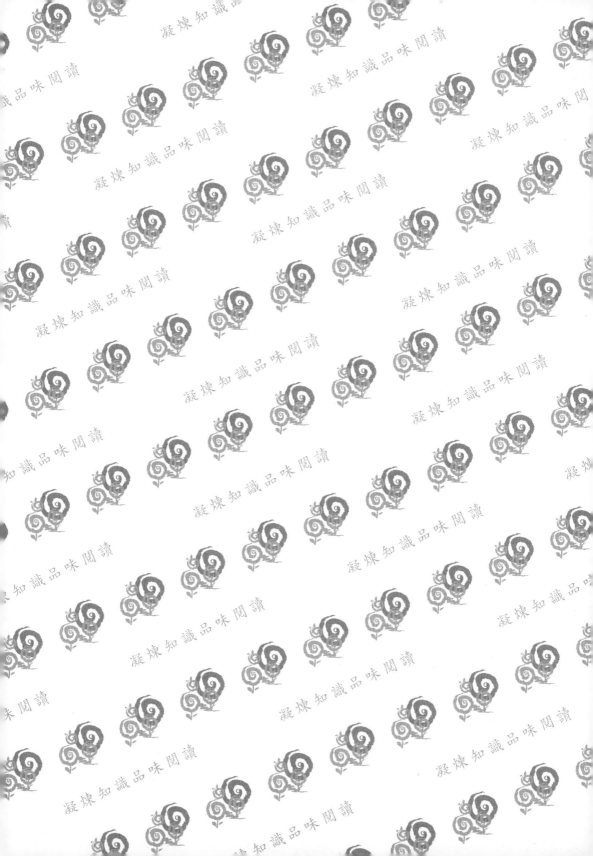

圖解

五南圖書出版公司 印行

中醫藥物學

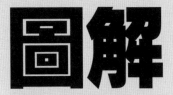

閱讀文字

理解內容

圖解讓

中醫藥物學

觀看圖表

臨床發揮

更簡單

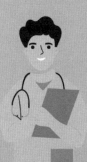
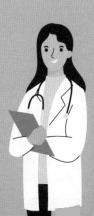
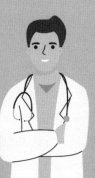
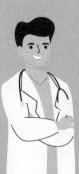

前言

《圖解中醫藥物學》不必死背，多多翻閱，即可直接活用於臨床。延續元朝李東垣（1180－1251年）《藥性賦》、明朝李時珍（1518－1593年）《本草綱目》、清朝汪昂（1615－1695年）《本草備要》傳承命脈。

《本草綱目》與《本草備要》都是撰寫本草的藥書，《本草綱目》是繁本，相對龐雜但完整，收錄了有些現代看來匪夷所思的「藥物」，如寡婦床頭塵土、樑上塵之類。李時珍所以「從繁」介紹，是：「天地品物無窮，古今隱顯亦異，用舍有時，名稱或變，豈可以一隅之見，而遽譏多聞哉？」因此，「不可以今之不識，便廢棄不收」。

《本草備要》是簡本，從《本草綱目》中選擇臨床常用、療效肯定的藥物編撰成書，屬於從簡的寫法。汪昂重新審度《本草綱目》後，為了符合當代的用藥法則，加以修訂以備實用，這是《本草備要》書名的由來。

《本草綱目》係李時珍於明朝萬曆六年（1578年）撰成，為中國古代藥學史上部頭最大、內容最豐富的藥學著作。萬曆二十三年（1595年）在南京正式刊行，只可惜李時珍並未能看到自己的著作問世。當年，李時珍參考了800多種書籍，多次至各處實地考察，採集樣本。《本草綱目》調整了傳統的分類方法，糾正前人諸多錯誤之處，格式趨於一致，敘述精密，較符科學，對爾後動植物分類學的發展意義非凡，是部具有世界性影響力的博物學著作，在生物、化學、天文、地理、地質、採礦，乃至於歷學方面都有一定的貢獻。達爾文更稱讚它是「中國古代的百科全書」，是中國古代一部最完備優異的藥典，也是中國一部規模初具的博物學辭書。

《本草備要》為清朝（1683年）汪昂重新審度《本草綱目》，符合當代的用藥法則，加以修訂從簡以實用。1694年再行增訂。《本草備要》依其書名是指所記載的藥物學內容既「完備」又「扼要」實用。穿插與該藥療效相關的醫案、典故等，方便記憶，並簡述藥物產地、鑑別、炮製等相關內容，採集諸家本草剪輯而成，將藥、證、病因加以串聯歸納。

《本草備要》首論藥性總義，次以草、木、果、穀菜、金石水土、禽獸、鱗介魚蟲及人等八部分類，收載藥物470餘種，每藥：

1. 概述：(1)性味、歸經、(2)功用、(3)主治。
2. 大字重點突出：(1)功效特點、(2)主治範圍。

3. 小字隨文簡釋：(1)取效原理、(2)主治疾病特點、(3)臨床用藥技巧和方法、(4)同類藥物的作用比較等。

綜合前文所述，《圖解中醫藥物學》以草部領軍，第一味藥黃耆，第二味藥甘草與第三味藥人參，尤其是人參，資料太多，取捨不得，有如進退維谷，進退兩難。提醒重點是「大補肺中元氣而瀉火」，警告的重點是「肺中實熱者忌之」。人參黃潤緊實，似人形者良，生人參味甘苦性微涼，瀉火用生人參，補陽又能補陰。熟人參甘溫，大補元氣，煉膏服，能回元氣於無何有之鄉，有火者，用天冬膏對服。黃耆湯在第三味藥人參內文中，人參得黃耆、甘草，合甘溫以退大熱，補元氣而瀉火，合用名黃耆湯，是瀉火之聖藥。虛勞族群，初期症狀出現，宜黃耆湯；中後期症狀出現，宜補中益氣湯；初期症狀與中後期症狀的出現，於該說可能過勞死的族群，常常不知不覺，不知道自己已經深陷其中，虛勞內傷的族群，會時而發熱自汗，時而患痢，時而腹脹排便不順，時而倦極不堪。總覺得是一時疏忽而造成身體不適，休息一下或吃吃藥就好了。朱丹溪治病之先補後下法，強調：「補未至而下，則病者不能當；補已至而弗下，則藥反添藥。」臨床上，補法之益如補中益氣湯與腎氣湯，下法之清如加味逍遙散與半夏瀉心湯，柴胡桂枝湯與人參敗毒散則介乎其間。

最後人部的紫河車：

1. 河車蓯蓉飲治腎精不足，婚後久不受孕，常因腦下垂體前葉的黃體生成素、卵泡刺激生成素多有問題。壓診太衝穴與太溪穴，比較其僵硬、疼痛、塌陷程度。太衝穴區較弱者，宜晚餐後、睡前服用；太溪穴區較弱者，宜傍晚服用。

2. 河車肉丸治產後體虛，乳汁不足，多腦下垂體後葉、泌乳激素分泌等問題。壓診太衝穴與太白穴，太衝穴區較弱者，宜晚上6、7點服用；太白穴區較弱者，早晨醒來就服用。

3. 補腎膏治不孕不育、陽痿遺精，主治男性精子活動力不足，腦下垂體問題多。壓診太衝穴與三陰交穴，太衝穴區較弱者，宜三餐後酌服；三陰交穴區較弱者，宜三餐前酌服 。

在整理撰寫《圖解中醫藥物學》過程中，筆者參考宣化上人（1918－1995年）1975年於美國金山禪寺，白話解《藥性賦》：「我也是個醫生，我第一次讀藥書，先讀《藥性賦》……」全文四萬多字，我將其精華與實用部分穿梭於《圖解中醫藥物學》中。

宣化上人說：「中藥不是隨隨便便，亂七八糟地弄一大堆，collect（收集）

它這麼一 cook（煮），然後就去病。有的你弄錯了，非但不去病，而且還會殺人的。」

上人說：「官桂善能調冷氣」，官桂是一種月桂，或桂枝，或桂皮，或桂心；這個冷氣不是說傷風的冷氣，是人肚裏頭有的時候有寒氣（循環不好），有寒氣就覺得肚子裏常常涼。

宣化上人認為中國醫學是一個整個兒的，藥性、脈訣、扎針。

1. 會扎針，卻不會把脈；這個針就沒有正確的地方扎。

2. 會下藥，卻不會把脈；不知道是下什麼藥、走哪一經與藥效。

3. 會把脈，也會下藥；不會扎針，就不知道這是哪一經的病。

宣化上人說：「十二經脈與五臟六腑生息與共。學中醫是學習解決一個整個的問題。中醫講究診治『望、聞、問、切；神、聖、工、巧』四種密切關係，用藥要有『君、臣、佐、使』。五種藥性分寒、熱、溫、涼、平，五種藥味酸、苦、甘、辛、鹹。『大凡修合看順逆』哪一味藥和哪一味藥在一起，這叫修合。哪一味藥和哪一味藥是不是相反、是不是相畏，這叫順逆。人有人性，阿修羅有阿修羅性，畜生有畜生性，餓鬼有餓鬼性，地獄有地獄性，藥就有藥性；性，就是它本來具有的這種性質、這種習性。藥性有相生、相剋，中醫的五行相生相剋，是不可分割的兩個方面。沒有生就沒有發生和成長；沒有剋就不能正常的變化與發展。人身上心、肝、脾、肺、腎，也是金、木、水、火、土。用藥就是按五行相剋相生來治病的。」

又說：「《藥性賦》是元朝李東垣（1180－1251年。金元四大家之一，開創了補土派）作的；他學問非常之好，所以作出這個文章來也都很好的。寒性賦（六十六種）、熱性賦（六十種）、溫性賦（六十種）、平性賦（五十四種）等。李東垣『秋不食薑，令人瀉氣』是二十四節氣的養生起念。」

宣化上人教《藥性賦》一定先要學生no paper recite to me（不看書背給我聽）。Who don't come recite to me is out, go out.（誰不背給我聽，出去！）如：「寒性。諸藥賦性，此類最寒。犀角解乎心熱，羚羊清乎肺肝，海藻散癭破氣而治疝何難，聞之菊花能明目清頭風，薏苡理腳氣而除風濕，藕節消瘀血而止吐衄，地骨皮有退熱除蒸之效，薄荷葉宜消風清腫之施。」古人讀書就這麼「子曰、子曰」；讀得不快，就是Waste your time!（浪費你們的時間！）

上人有這麼兩句話：「藥治不死病，醫遇有緣人。」藥是治不應該死的病；應該死的病，什麼藥也沒有法子治。又說：「有一樣藥可以治的，什麼藥呢？就是『甘露』；你若能得到甘露，死了也能不死，但是這甘露不容易得。」甘露泛

指心靈療癒，是無形的。將之延伸到「甘露醇」，是醫藥上良好的利尿劑（可降低顱內壓、眼內壓）、治療腎藥、脫水劑、食糖代用品、藥片的賦形劑、固體與液體的稀釋劑。天然的「甘露醇」，是昆布的精英。多蟲夏草的功效成分是蟲草酸，就是甘露醇（白茅根也有）。化學甘露醇是市面上便宜的化工產品，廣泛用於食品、藥物當中。直接口服甘露醇主要是起到對人體腸道的清理作用，口服甘露醇的「不良反應較少見」，但也有導致劇烈腹痛、腸梗阻、腸穿孔、低鈉性腦病，甚至「猝死」等嚴重不良反應的報告。甘露醇屬於高滲性瀉劑，很容易導致我們體內電解質跟水分流失。

十二經脈與五臟六腑生息與共。學中醫是學習解決整個身心的問題。中醫診治講究「望、聞、問、切；神、聖、工、巧」四種密切關係，用藥要有「君、臣、佐、使」之分，透過穴道的觸壓診比較，有助處方正確，更可以溯源明瞭單味藥物的價值。《圖解中醫藥物學》以經脈穴道貫穿全書，多看多比較，多瞭解多運用，巧妙自現。

現代人對阿斯匹靈、普拿疼、胰島素、類固醇……等，耳熟能詳，然而，對中藥多一知半解。「甘草中滿證忌之」是中藥用藥第一準則。好好認識中藥，藉此足以讓《圖解中醫藥物學》更便捷運用到生活中。

緒論

1. 藥之為用

 (1) 或地道不真，則美惡迥別。

 (2) 或市肆飾偽，則氣味全乖。

 (3) 或收採非時，則良楛異質。

 (4) 或頭尾誤用，則呼應不靈。

 (5) 或製治不精，則功力大減。

 (6) 用者不察，顧歸咎於藥之罔功。譬之兵不精練，思以蕩寇克敵，適以覆眾輿尸也。治療之家，其可忽諸！

2. 藥性與病情的互動關係

 (1) 味道（陰陽）：辛甘發散、淡味滲泄、輕清升浮為陽，陽氣出上竅；清陽發腠理實四肢。酸苦涌泄、鹹味涌泄、重濁沉降為陰。陰氣出下竅；濁陰走五臟歸六腑。

 (2) 氣味（升降浮沉）：酸苦甘辛鹹淡（旨），味也。寒熱溫涼平，氣也。氣為陽；味為陰。

 輕虛升浮；重實沉降。味薄升生。味厚沉藏。氣厚浮長。氣薄降收。味平化成。上升下降（量）輕浮重沉。漂浮沉墜（質）虛升實降。

 氣厚者陽中之陽；薄者陽中之陰。味厚者陰中之陰；薄者陰中之陽。

 氣薄則發泄；厚則發熱。味厚則泄；薄則通。氣厚味薄者浮而升；味厚氣薄者沉而降。氣味俱厚者能浮而沉；氣味俱薄者可升可降。酸鹹無升；甘辛無降。寒無浮；熱無沉。

 (3) 六味：酸者，能澀、能收。苦者，能瀉、能燥、能堅。甘者，能補、能和、能緩。辛者，能散、能潤、能橫行。鹹者，能下、能軟堅。淡者，能利竅、能滲泄。

 (4) 類從：上下內外各以其類相從，根之在土中者，半身以上則上升；半身以下則下降。藥之為枝者達四肢；為皮者達皮膚，為心為幹者內行臟腑。質之輕者上入心肺；重者下入肝腎。中空者發表；內實者攻裏。枯燥者入氣分；潤澤者入血分。

3. 藥物炮製

 火製四「煅、煨、炙、炒」；水製三「浸、泡、洗」；水火共製二「蒸、煮」。《千金》云：「凡藥須治擇熬泡畢，然後秤用。不得生秤，濕潤藥皆先增

分兩，燥乃秤之。」炮製功用：

(1) 酒製：升提。

(2) 薑製：溫散。

(3) 入鹽：走腎而軟堅。

(4) 用醋：注肝而收斂。

(5) 童便製：除劣性而降下。

(6) 米泔製：去燥性而和中。

(7) 乳製：潤枯生血。

(8) 蜜製：甘緩益元（可細分為蜜煎、蜜煮、蜜炙、蜜蒸、蜜浸、蜜焙）。

(9) 陳壁土製：借土氣以補中州。

(10) 麵裹麴製：抑酷性勿傷上膈。

(11) 黑豆、甘草湯漬：並解毒致令平和。

(12) 羊酥、豬脂塗燒：鹹滲骨容易脆斷。

(13) 去穰者：免脹。

(14) 去心者：除煩。

4. 十劑分類

　　「十劑」是宣、通、補、瀉、輕、重、滑、澀、燥、濕等十類，中醫藥物和方劑的總稱，臨床研究上，「宣通」以導引、「補瀉」以養護、「輕重」以緩急、「滑澀」以固本、「燥濕」以輕爽，臨床運用時，選藥用方，「宣通」以導引，「燥濕」以輕爽，應該可以琢磨之。「補瀉」以養護，「滑澀」以固本，更加凸顯其「輕重」以緩急。《圖解中醫藥物學》以臨床治療的望診用藥，讓讀者自由心證，從分而論之，讓處方用藥更精準，減少誤用，進而參而合之，《內經・師傳》所謂：「醫者之道，『順』之，『便』之，『治』之而已矣！」「順」患者之方「便」以「治」之。

　　(1) 宣劑「宣可去壅」（壅塞不通），用宣散踊越之品以開鬱除塞。氣鬱用香附、枳實、桔梗開之；火鬱用山梔、青黛散（發）之；濕鬱用蒼朮、厚朴升之，甚則用風藥勝之；痰鬱用南星、橘皮化之，甚則瓜蒂、藜蘆涌之；血鬱用桃仁、紅花行之；食鬱用山楂、神麴消之。宣可去壅，生薑、橘此之屬也。木鬱達之，火鬱發之，土鬱奪之，金鬱瀉之，水鬱折之。

　　(2) 通劑「通可去滯」（通是通利，滯是留滯），如通草、防己之類。產後氣血壅盛，乳汁不下，宜通草、漏蘆等藥以通竅下乳。濕痺宜防已、威靈仙等藥去留滯的濕邪。

(3) 補劑「補可扶弱」，用補益之品以治體倦神疲、正氣不足等證。

(4) 瀉劑「瀉可去閉」，用開瀉之品以治腑實便秘、肺實氣急等鬱閉證。又作瀉劑。指用苦泄藥物組成，具有通閉下行作用的方劑。實則瀉之，諸痛皆實，痛隨利減，芒硝、大黃、牽牛、甘遂、巴豆之屬，皆瀉劑也。其催生、下乳、磨積、逐水、破經、泄氣，凡下行者，皆下法也。

(5) 輕劑「輕可去實」，①用輕浮之品以治外感表邪，肌腠閉塞無汗之證，麻黃、葛根是也。②下劑之輕者，只用氣分藥；下劑之重者，兼用血分藥。

(6) 重劑「重可鎮怯」，①用重鎮之品以治心神浮越、驚悸不寧之證。②酸苦涌泄，下劑之輕者，芍藥、枳實為輕劑。鹹苦涌泄，下劑之重者，大黃、芒硝為重劑。

(7) 滑劑「滑可去著」，如用滑利之品以治膀胱、尿道等砂石凝著有形之證。

(8) 澀劑「澀可固脫」，用收澀之品以治自汗、盜汗、遺精、遺尿、腸滑泄痢、崩漏帶下、久病滑泄之證。

(9) 燥劑「燥可去濕」，用燥濕之品治水腫腹脹、小便不利等水濕內停之證。

(10) 濕劑「濕可去枯」（濕可潤燥），用滋潤之品治乾咳無痰、口舌乾燥等津液不足證。

第2章　草部（二）

第3章　草部（三）

第4章　木部

第5章　果部

第6章　穀菜部

第7章　金石水土部

導讀

　　《圖解中醫藥物學》承續《本草備要》記載的藥物學內容，完備、扼要、簡要實用，透過圖解與「小博士解說」及「知識補充站」，初學者可以逐階登堂入室；對資深醫者而言，抽絲剝繭於草、木、果、穀菜、金石水土、禽獸、鱗介魚蟲及人等八部各部，常常翻閱，自然而然能於八部穿針引線。《圖解中醫藥物學》延續《內經》、《傷寒論》、《金匱要略》的精神，讀者可確實運用於生活起居之間。《傷寒論》是人類史上，第一部「理、法、方、藥」已充備之醫典。其次是《金匱要略》穴道方面常被忽略，第20章「勞宮與關元」、第22章「期門」與第1章：「若人能養慎，不令邪風干忤經絡；適中經絡，未流傳臟腑，即醫治之。四肢才覺重滯，即導引、吐納、針灸、膏摩，勿令九竅閉塞；更能無犯王法、禽獸災傷，房室勿令竭乏，服食節其冷、熱、苦、酸、辛、甘，不遺形體有衰，病則無由入其腠理。」

　　《圖解中醫藥物學》導讀，以《傷寒論》苦酒湯與黃連阿膠湯等二方，引導讀者確實活用《圖解中醫藥物學》。中藥植物方面用的不外乎根（莖）、葉（枝）、花（蕊）、實（籽），再配合動物類禽獸蟲魚等，以及礦物類，多方面採集於天地的生化萬物，滋潤心肺、灌溉肝脾腎。《傷寒論》苦酒湯從《圖解中醫藥物學》的【草部】半夏，可以一窺究竟，黃連阿膠湯從【禽獸部】阿膠，可以一見曙光，最重要的是如何用於治療日常小毛病。

　　（一）《傷寒論》苦酒湯為例，是半夏、醋、蛋白組成，三者分別在【草部】與【穀菜部】和【禽獸部】，看著、想著如何防治過勞；苦酒湯治療口中瘡、不能說話。其中的蛋白近九成都是水分，蛋白質含量非常豐富，幾乎不含醣類與脂肪，熱量很低，最適合短時間過度勞累者。《圖解中醫藥物學》簡要實用，可以讓學習者獲得精彩生活。

　　《內經》的治療措施，多以針刺為主，對方藥的運用，僅提出了十三首方劑，我國方藥史上，有一定的歷史意義。《內經‧邪客》：「今厥氣客於五藏六府，則衛氣獨衛其外，行於陽不得入於陰，行於陽則陽氣盛，陽氣盛則陽蹻陷，不得入於陰，陰虛，故目不瞑。……飲以半夏湯一劑，陰陽已通，其臥立至。……去其滓，飲汁一小杯，日三稍益，以知為度。故其病新發者，覆杯則臥，汗出則已矣，久者三飲而已也。」對證下藥，立竿見影。

　　《圖解中醫藥物學》中的【草部】半夏，就是延續《內經》的治療措施，將方藥與穴道融合在一起。

1.半夏厚朴湯：半夏、茯苓各12克，厚朴、乾蘇葉各9克，生薑6克。治七情鬱結，咽中如有物阻，吐之不出、吞之不下，胸脇『滿悶』，或咳或嘔，舌苔白。膻中穴僵硬、痛。

2.小陷胸湯：栝蔞實30克、半夏12克、黃連6克，治痰熱互結，胸脘「痞悶痛」，或咳痰黃稠，舌苔黃膩。膻中穴滿、僵硬。

3.小半夏湯：半夏18克、生薑15克，治痰飲內停，心下「痞悶」，嘔吐不渴，及胃寒嘔吐，痰飲咳嗽。中脘穴至巨闕穴較僵硬。

4.半夏瀉心湯：半夏12克，黃芩、乾薑、人參、甘草炙各9克，大棗6克，黃連3克。治胃氣不和，心下「痞滿」，但滿不痛，或嘔吐或腸鳴下痢者。中脘穴至巨闕穴滿、僵硬。

5.大半夏湯：半夏9公克、人參6克、白蜜20毫升，治「胃反」嘔吐，朝食暮吐，或暮食朝吐。右天樞穴至右大橫穴較僵硬。

6.半硫丸：半夏、硫黃等分，生薑糊丸，治老人「虛秘」，臥不安。左天樞穴至左大橫穴較僵硬。」

【穀菜部】醋的知識補充站論及酒、醋無所不入，故製藥多用之。《傷寒論》：

1.苦酒湯：治咽中傷，生瘡不能語言，聲不出者。苦酒湯古煮法，今人難以照做，苦酒湯，半夏片20克，與蛋白5個一起放入米醋，煮滾即熄火去渣，蛋白已成稠泥狀，一口一口慢慢地含嚥。

2.烏梅丸：治久痢，精彩的是以五斗米與300粒醋泡過一夜的烏梅肉，一起蒸熟，少了這一段手續，就大失仲景立方之原意。

【禽獸部】雞子的例方：苦酒湯：半夏片20克、雞子清5個，放入米醋中，煮滾即熄火去渣，蛋清已成稠泥狀，慢慢含嚥。治少陰病，咽中傷、生瘡不能語言、聲不出者。蠡溝穴與間使穴多僵硬或脹痛。

（二）《傷寒論》黃連阿膠湯。最重要的高營養成分，雖然是雞子黃（蛋黃）與阿膠，但是得先從君藥黃連下手，再從阿膠看乾地黃與艾葉。

【草部】黃連知識補充站：黃連阿膠湯：黃連12克，阿膠9克，黃芩、白芍各6克，雞子黃2枚。上五味，以水1.2升，先煎三物，取600毫升，去渣，入阿膠烊盡，小冷，納雞子黃，攪令相得，溫服210毫升，日三服。治少陰病、得之二、三日以上，心中煩不得臥。改善睡眠障礙、情緒失調、諸出血症，肺炎、腸炎、丹毒、猩紅熱、腦膜炎、腦溢血、高血壓，乾癬、皮膚搔癢症。

【禽獸部】阿膠：

1. 炙甘草湯（復脈湯）：生地黃48克，麥冬、麻仁、甘草炙各12克，桂枝、生薑各9克。人參、阿膠各6克、大棗擘30枚。治氣虛血少、脈結代、心動悸、『胸悶氣短』。巨闕穴至中脘穴一帶多僵硬或塌陷、疼痛或脹痛。

2. 膠艾湯：白芍、乾地黃各12克，艾葉、當歸各9克，川芎、阿膠、甘草各6克。治婦人衝任虛損，崩漏下血、月經過多、淋漓不止，虛勞肺痿、乾咳無痰、或喀痰不爽、痰中帶血、「虛煩失眠」、脈虛數。石門穴至關元穴一帶較僵硬或脹痛。

【草部】乾地黃：

膠艾湯：白芍、乾地黃各12克，艾葉、當歸各9克，川芎、阿膠、甘草各6克。治婦人衝任方，降低毛細血管通透性，促進血凝，調節子宮機能，促進紅細胞生成，保胎。三陰交穴與太衝穴多較僵硬、疼痛。

【草部】艾葉：

1. 四生丸：生荷葉、生艾葉、生柏葉、生地各100克，丸劑。每服6至12克。或酌定用量作湯劑水煎服。治吐血、衄血。

2. 艾附暖宮丸：當歸、川芎、白芍、熟地黃、艾葉、香附各30克，醋製小丸，1次服10克，1日服3次。治不孕症、痛經。

3. 膠艾湯：白芍、乾地黃各12克，艾葉、當歸各9克，川芎、阿膠、甘草各6克。本方乃四物湯加阿膠、艾葉、甘草而成的，治衝任脈虛所致之經水淋漓，及胎前產後下血不止者。

四生丸用生地黃，艾附暖宮丸用熟地黃，膠艾湯用乾地黃。

（三）從《圖解中醫藥物學》【草部】半夏解說腹診穴道，可見前人「心痛」實指胃脘痛。所有的病痛與癌症，多來自於乳糜池（十二指腸區域）的慢性壅塞；醫聖仲景的藥方，多以改善腸道（胃脘）淋巴系統為職守。淋巴系統每天必須移除三百億個老舊細胞，身體內80%的淋巴系統位於腸道，淋巴與腸道息息相關，腸道區域是免疫活動最大的中心，四診所及最重要的是腹診要穴，按壓肚臍附近的區域，感受到或軟或硬的小結塊，多是淋巴水腫的現象，有時會如拳頭般大，像是胃中（胃脘）一顆石頭，這些石頭多是造成身體不舒適的元兇。古九種心痛都是從中脘穴（胃經脈）與巨闕穴（心經脈）開始，仲景的藥方中，腹診是巨闕穴（心經脈）最痛，宜半夏瀉心湯群，中脘穴（胃經脈）最痛，宜理中湯與小建中湯。

1. 半夏厚朴湯治咽中如有物阻，胸脇滿悶。膻中穴較僵硬。

2. 小陷胸湯治胸脘痞悶，按之則痛。膻中穴滿、僵硬。

3. 小半夏湯治心下痞悶。中脘穴至巨闕穴較僵硬。

4. 半夏瀉心湯治心下痞滿，但滿不痛。中脘穴至巨闕穴滿僵硬。

5. 大半夏湯治胃反嘔吐。右天樞穴至右大橫穴較僵硬。

6. 半硫丸治老人虛秘。左天樞穴至左大橫穴較僵硬。

《圖解中醫藥物學》除腹診之外，四肢以太衝穴與太溪穴為多，從穴道之診斷比較，更可提升藥方效益，更精準活用藥物。

1. 炙甘草湯（復脈湯）：治胸悶氣短。太衝穴與神門穴多僵硬或塌陷、疼痛。

2. 膠艾湯：治虛煩失眠。太衝穴與三陰交穴多僵硬或塌陷、疼痛、疼痛。

太衝穴是肝經脈最重要且最實用的俞穴，是肝經脈灌注肝臟的穴道；肝俞、魂門是肝經脈的背俞穴，是肝經脈灌注入肝臟的背部穴道；期門是肝經脈腹募穴，是肝經脈灌注入肝臟的胸腹部穴道，它們都是養護肝臟與消化器官的重要穴道，以太衝穴為首，是急救要穴。

《金匱要略》：「肝著，其人常欲蹈其胸上，先未苦時，但欲飲熱，旋覆花湯主之。」肝臟與橫膈膜、食道之間或是肝門靜脈循環出現任何問題，都可能有以上的症狀，除了旋覆花湯以外，針灸太衝穴是最快最有效的，導引按蹻太衝穴也是最方便快速的。

「腎著之病，其人身體重，腰以下冷痛，腹重如帶五千錢，甘薑苓朮湯主之。」下半身功能有問題或下腔靜脈循環不良，太衝穴與太溪穴因證針灸治療，大可大改善。太衝穴，在大拇趾與第二趾之間的腳背上，與脾經脈的太白穴，兩穴分別在第一蹠骨內側與外側。再三反覆刺激活絡太衝穴與太白穴，促進大隱靜脈回流到淺腹股溝鼠蹊部淋巴結，進而活絡肝、膽、脾、胃經脈相關的骨骼肌幫浦，讓相關靜脈順暢回流心臟，心臟也順利輸送動脈血養益肝、膽與胃，並可以提升睡眠品質。

（四）《圖解中醫藥物學》中，從《內經·九宮八風》之九分區腹診開始，抽絲剝繭，可約略掌握十二經脈與臟腑功能狀況，與淋巴系統的即時作業狀況；西醫腹診是觸及腹部內臟器病變狀況為主，中醫腹診是辨證虛與實，如「小腹硬滿」，考量「瘀血」，處方以大黃蟅蟲丸、桂枝茯苓丸、當歸芍藥散、桃核承氣湯、大黃牡丹湯等；「小腹較弱無力」有「虛弱」之狀，處方以薯蕷丸、小建中湯、八味腎氣丸、酸棗仁湯等。

消化性潰瘍的自覺症狀中，疼痛頻率最高的是胃潰瘍與十二指腸潰瘍，以心窩部疼痛為多，心窩部疼痛，為心下痞，宜小承氣湯、大黃黃連瀉心湯；心下硬

痛，宜大承氣湯（作用於下腔靜脈，特別是結腸與直腸部分）、大陷胸湯、大柴胡湯；十二指腸潰瘍空腹痛或夜間痛，宜附子粳米湯、小建中湯、大建中湯；潰瘍部位受到食糜擠壓而疼痛，宜半夏瀉心湯、大黃甘草湯。

「按之心下滿痛者，實也，當下之，宜大柴胡湯」與「心胸中大寒痛，……上下痛而不可觸近，大建中湯主之」，是實與虛的對比；「嘔不能飲食，腹中滿，上衝皮起，出見有頭足」，按中脘穴與關元穴不會疼痛，因為「上下痛而不可觸近」是大建中湯證之患者其疼痛是不能碰觸，此多為假象，若醫者緩和碰觸壓診，多能舒緩疼痛。大柴胡湯、大陷胸湯與半夏瀉心湯，對於治療心下的證候，壓診中脘穴與關元穴都會疼痛，只是疼痛程度與範圍大有差異。

大半夏湯治胃反嘔吐者，吐而渴欲飲水，相較於茯苓澤瀉湯治濕熱，是胃蠕動較快，手腳心都燥熱；大半夏湯治寒濕，是胃蠕動較慢，四肢冰冷。在王燾《外臺》，茯苓澤瀉湯加小麥一升，治消渴脈絕，胃反吐，以小麥加強療效；小麥性味甘微寒，亦用於治婦人臟躁症之甘麥大棗湯，同時也補脾氣。

大黃甘草湯治食已即吐與吐水，即上食道括約肌痙攣（賁門症候群）「病人欲吐者，不可下之」，治病因勢利導，上者越之，下者竭之。食已即吐之火，上食道括約肌緊張以致痙攣，大黃甘草湯緩中瀉火。大半夏湯亦治食入即吐之寒，與仲景大半夏湯治胃反嘔吐同義。在王燾《外臺》大半夏湯治嘔而心下痞硬者，與瀉心湯輩一樣具養護食道與胃之效。

大黃炮製方法不同，腸道吸收部位也不一樣。大黃附子湯約每五十分鐘服一次，透過下肢的靜脈回流，影響腹腔的肝門脈運作，加速胃腸的蠕動。大黃甘草湯治食已即吐，又治吐水，主治食道症候群，特別是下食道括約肌鬆弛症，兩方都用生大黃。大黃附子湯作用於下腔靜脈，影響肝門脈循環；大黃甘草湯作用於上腔靜脈，影響食道靜脈循環。

小承氣湯用生大黃，雖是下劑，仍以發汗為主。《傷寒論》小承氣湯初服當更衣（上廁所，排便），不爾者盡飲之，若更衣者，勿服之；小承氣湯可以作用於下腔靜脈，通暢腸道與上腔靜脈，發汗。大承氣湯用酒洗大黃，服法是分溫再服，得下勿服，即大便通利就止後服；小承氣湯大汗淋漓才止後服。大承氣湯作用於下腔靜脈，特別是結腸與直腸部分。調胃承氣湯用酒浸大黃，養益消化道。

（五）《圖解中醫藥物學》中，依據《內經‧五色》：「……明堂骨高以起，平以直，五藏次於中央，六府挾其兩側。……庭者，首面也；闕上者，咽喉也；闕中者，肺也；下極者，心也；直下者，肝也；肝左者，膽也；下者，脾也；方上者，胃也；中央者，大腸也；挾大腸者，腎也；當腎者，臍也；面王以上者，小腸也，面王以下者，膀胱子處也；顴者，肩也；顴後者，臂也；臂下

者，手也；目內眥上者，膺乳也；挾繩而上者，背也；循牙車以下者，股也；中央者，膝也；膝以下者，脛也；當脛以下者，足也；巨分者，股裏也；巨屈者，膝臏也。此五藏六府肢節之部也，各有部分。」顏面各部位有其相對應的臟腑肢節，並結合《內經·五閱五使》、《內經·風論》等篇章，望診所呈現顏色的良莠，辨證病變，提供適證藥方的面診示例，可於臨床上參酌運用。

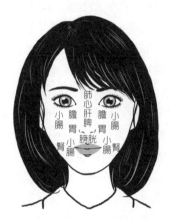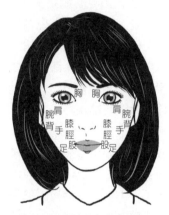

圖　《內經·五色》五臟六腑與肢節在顏面各有對應部位

　　學習中藥，最重要就是瞭解中藥的性味、歸經（穴道）、功能、主治、禁忌、配伍、炮製；懂得各藥的特性，才能掌握中藥，用藥自如，臻於至善。各藥的內容，從條理析義，上下關係、臨床方藥應用，提綱挈領，以深諳其精粹。臨床診治配合穴道，病證相似或混雜，依照臟腑經絡穴道比診，有確診的安全感。心臟血脈供應血液給發癰的部位或疼痛之處，四肢與體軀內的臟器，其相關的淋巴組織會隨之腫脹，最特別的部位是小腿與腳，尤其是時而麻木不仁，或無關痛癢時，病人常常會誤失救治契機。診治慢性疾病，除問診與脈診外，胃經脈（以足三里、上巨虛為代表）與膽經脈（以絕骨、光明為代表），以冷熱僵腫為主，肌膚滑澀瘡疹為輔，此為診治病證原發性消化功能問題，與繼發性消化器官問題的參考。胃經脈熱者，即小腿的上半部（足三里穴區）較熱，是胃經脈與消化器官問題，多飲食方面失調，宜以「動」保養肢體配合藥方養護。膽經脈熱者，小腿的下半部（絕骨穴區）較熱，是膽經脈與消化附屬器官問題，宜以「靜」保養肢體與藥方養護；多精神情緒面有障礙，宜多娛樂、度假，搭配藥方以解鬱開心。任何慢性疾病都一樣，尤其是糖尿病、高血壓、高血脂症患者，心肌梗塞機率大，是罹患腔室症候群的高危險群，持恆、充分的運動與腳底按摩都有助益。

第 1 章
草部（一）

1-1 黃耆

黃耆皮黃肉白，堅實者良，爲補藥之長，故名耆（俗作芪）。使茯苓，惡龜甲、白蘚皮，畏防風。

表旺者不宜用，陰虛者宜少用，恐升氣於表，而裏愈虛。

炮製方法：達表生用，入補中藥槌扁，蜜炙。蜜炙甘緩益元。

1. 黃耆紅棗茶：炙黃耆與紅棗去核（4：1）加水熬煮去渣當茶飲用。改善氣短懶言、面色清白、頭昏神倦、舌質淡。炙黃耆補氣生血，血充則肉長，補氣故能內托，固實肌表；癰疽不能成膿者，死不治，痘症亦然。

2. 黃耆湯：黃耆、人參、甘草（3：2：1），退大虛之熱，瀉火補元氣，是瀉火第一聖藥。宜虛勞族群，初期症狀出現者。

3. 保元湯：生黃耆 9 克，人參、炙甘草各 3 克，肉桂 1.5 克，加生薑 1 片，水煎，不拘時服。治虛損勞怯，元氣不足證，及小兒痘瘡。生黃耆大補陽虛自汗，表虛有邪，發汗不出者；加官桂、糯米，更助美容養顏。

4. 玉屏風散：益氣固表止汗，增強機體免疫作用，保護和恢復氣管黏膜正常結構，抑制流感病毒，抗疲勞，抗衰老。黃耆加防風，乃相畏而更以相使也。

5. 補中益氣湯：補氣藥多，補血藥從而補氣，補血藥多，補氣藥從而補血。黃耆補腎，補彼經而益及此經。鹽水浸炒黃耆以補腎及治崩帶淋濁，黃耆補中升氣，氣盛則無陷下之憂，腎受蔭而帶濁崩淋自止。

6. 當歸補血湯：從當歸所引而補血，氣藥多而補血者，氣能生血，有當歸爲引也。促進內皮細胞增殖，參與造血，預防血栓形成，增強免疫功能，改善血液流變性，最宜過勞族。

7. 補陽還五湯：降低血液黏稠度，改善紅血球變形，具抗凝血作用，特益於擴張腦動脈血管，防治血栓閉塞性脈管炎，特別是下肢血管；只宜暫用，不宜久服。

小博士解說

《內經·風論》顏面望診示例：

嘴巴紅赤（心風），循環系統將生病或心情不佳：補陽還五湯。

眉上蒼白（肺風），呼吸系統障礙或環境不潔或運動不足：玉屏風散。

黃耆是防治老化之寶，如當歸六黃湯，黃耆加一倍於他藥，治陰虛火旺盜汗證，與龜鹿二仙膠和腎氣丸等，都是治療更年期症候群的良方；龜鹿二仙膠富有膠質及鈣質，預防骨質疏鬆和關節退化。腎氣丸補腎養陰，改善更年期婦女的乾燥症。

當歸六黃湯黃耆加一倍於他藥；當歸補血湯黃耆五倍於當歸；補陽還五湯黃耆二十倍於當歸；適用於三藥方的患者的大拇指痿弱，一方比一方嚴重。

黃耆是癌症末期病患之至寶，如補中益氣湯重用黃耆與炙甘草，病熱甚黃耆加倍。補中益氣湯有調節免疫力、抗腫瘤、抗缺氧、護肝等作用，病久多氣血俱虛，即便是頭不痛，補中益氣湯仍是救命延壽首方。

黃耆之性味、歸經、功用與例方

藥名	黃耆
性味、歸經	甘溫，歸脾、肺經
功用	1. 生用： 　(1) 固表，無汗能發，有汗能止；實衛氣，是表藥 　(2) 溫分肉、實腠理、瀉陰火、解肌熱 2. 炙用： 　(1) 補中、益元氣、溫三焦、壯脾胃；益脾胃，是中州藥 　(2) 生血生肌、排膿內托、瘡癰聖藥 　(3) 痘證不起，陽虛無熱者宜之；補腎元，是裏藥
例方	1. 玉屏風散：用生黃耆，增強機體免疫作用，抗疲勞、抗衰老，改善初期慢性肺梗塞。間質性肺炎常是從肺底開始衰微，多食指痿弱，尤其是左食指（商陽）與右少商更加痿弱者 2. 補陽還五湯：用炙黃耆，改善血液流變性、血栓閉塞性脈管炎，改善初期間質性肺炎，尤其是左小指（少衝、少澤）痿弱者

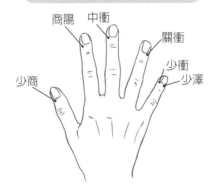

經常按摩手六經脈井穴
促進所屬經脈氣血循環

商陽　中衝
關衝
少衝
少澤
少商

+ 知識補充站

　　人體老化肺呼吸功能變差，常見慢性肺阻塞（COPD）與間質性肺炎，嚴重則造成死亡，年長者多器官衰退老化，末梢血液循環不良，五臟六腑累積病證，多會在手腳大拇指指甲透露訊息。半月瓣（血液活動與心臟功能）、指甲角度（反映氣血運作與肺臟功能）、指甲色澤（反映生命活力與營養狀況）、周圍肉質（反映生活態度與品質、活動情形）都可觀察。慢性肺梗塞常是從肺尖開始衰微，多大拇指痿弱，用生黃耆的玉屏風散增強機體免疫作用，改善初期慢性肺梗塞；間質性肺炎常是從肺底開始衰微，多食指痿弱，尤其是左食指，用炙黃耆的補陽還五湯調理血液流變性，舒緩血栓閉塞性脈管炎，改善初期間質性肺炎。

1-2 甘草

中滿證忌之。甘草外赤中黃，大而結者良。甘草使白朮、苦參、乾漆，惡遠志，反大戟、芫花、甘遂、海藻，亦有並用者，仲景十棗湯，芫花、甘遂、大戟等分，棗10枚，治心下有水氣喘咳，十棗湯加甘草治痰癖，與海藻治結核，蓮心飲與芫花治勞瘵。

甘草協和諸藥，使之不爭，有國老之稱。味濃氣薄，協和群品，有元老之功。入和劑、汗劑、涼劑、峻劑、潤劑等，能表能裏，有補有瀉，可升可降，藥中之良相。

炮製方法：1.補中炙用。2.瀉火生用。3.達莖中用梢。

1. 食道與氣管：
   (1) 甘草湯：生甘草一味，治少陰病，咽中痛；不差，與桔梗湯。
   (2) 桔梗湯：甘草、桔梗（1：2），臨床上多用生甘草，治少陰病咽痛、咽痛喉痺，肺癰吐膿，乾咳無疾，火鬱在肺。治慢性支氣管炎。
   (3) 梔子甘草豉湯：梔子、甘草、淡豆豉（9：6：4），治胸中悶，虛煩不得安眠。治慢性食道炎。
   (4) 大黃甘草湯：大黃、甘草（4：1），治食已即吐與吐水，治上食道括約肌痙攣（賁門症候群）。

2. 血脈與肢節：
   (1) 甘草乾薑湯：甘草、乾薑（2：1），治「厥逆，咽中乾，煩躁，讝語煩亂」（虛疲）。另，治肺痿。
   (2) 芍藥甘草湯：芍藥、炙甘草（1：1，臨床上多用生甘草），治「兩足當熱，脛尚微拘急（抽筋）」。
   (3) 桂枝甘草湯：桂枝、炙甘草（2：1），治「叉手自冒心，心下悸，欲得按」。
   (4) 乾薑附子湯：乾薑、附子（2：1）「晝日煩躁，不得眠，夜而安靜」。
   (5) 四逆湯：炙甘草、乾薑、附子（2：1：1），治「四肢厥逆，身體腹痛，下利清穀，脈沉或微」（脈微）。
   (6) 通脈四逆湯：炙甘草、乾薑、附子（2：3：1），治「面赤，或腹痛，咽痛，乾嘔，利止脈不出」。

3. 心臟與心情：
   心悸，為整體肝門靜脈與下腔靜脈影響心臟的跳動，沒有心悸，純屬下腔靜脈與下腸間膜靜脈循環滯礙。
   (1) 茯苓甘草湯：茯苓、炙甘草、生薑、桂枝（2：1：3：2），治「厥而心下悸，不渴者」。
   (2) 茯苓桂枝白朮甘草湯：茯苓、桂枝、白朮、炙甘草（4：3：2：2），治「心下逆滿，起則頭眩，身為振振搖者」。
   (3) 茯苓桂枝甘草大棗湯：茯苓、桂枝、炙甘草、大棗（4：2：1：1），治「臍下悸者，欲作奔豚」。

4. 疲勞與精疲：
   (1) 小建中湯《傷寒論》，治「心中悸而煩者」。
   (2) 炙甘草湯《傷寒論》，治「心動悸」。

甘草之性味、歸經、功用與例方

藥名	甘草
性味、歸經	味甘，生用氣平，炙用氣溫，歸心、肺、脾、胃經
功用	1. 生用氣平，補脾胃不足而瀉心火（火急甚者，必以此緩之） 2. 炙用氣溫，補三焦元氣而散表寒 3. 入和劑則補益（理中湯、小建中湯之類），入汗劑則解肌（白虎湯、瀉心湯之類），入涼劑則瀉邪熱（白虎湯、瀉心湯之類），入峻劑則緩正氣（加薑、附之四逆湯，恐其僭上；加硝、黃之承氣湯類，恐其峻下，皆緩之之意），入潤劑則養陰血（炙甘草湯之類）能協和諸藥，使之不爭 4. 生肌止痛（土主肌肉，甘能緩痛），通行十二經，解百藥毒
例方	1. 小建中湯：桂枝湯加芍藥、麥芽，助益膽囊、胰臟、十二指腸間的生理運作。小建中湯是心中悸而煩躁，壓診中脘穴較悶痛 2. 炙甘草湯：桂枝湯去芍藥，加阿膠與麻子仁、麥門冬、人參、生地等，用清酒七升與水八升煮藥。炙甘草湯又名復脈湯，養益心臟，助益血脈循環。炙甘草湯是心動悸，心悸多於煩躁，壓診巨闕穴較悶痛

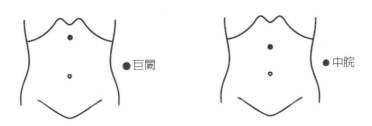

胃潰瘍、胃下垂者多按巨闕穴緩解疼痛
消化吸收不良、心下悶痛者多按中脘穴

●巨闕　　　●中脘

✚ 知識補充站

　　甘草甘令人滿，亦有生用為瀉者，以其能引諸藥至於滿所。經云：「以甘補之，以甘瀉之是已」，仲景治痞滿，有甘草瀉心湯。甘草得茯苓，則不資滿，而反瀉滿，脾健運則除滿。仲景有甘草湯、桔梗湯、梔子甘草豉湯、大黃甘草湯、甘草乾薑湯、芍藥甘草湯、桂枝甘草湯、四逆湯、通脈四逆湯、茯苓甘草湯、茯苓桂枝白术甘草湯、茯苓桂枝甘草大棗湯、小建中湯與炙甘草湯等。從一味甘草湯治微惡的咽痛，到十味藥的炙甘草湯治精疲的心動悸。甘草是治小感冒到療心臟大病的妙藥。

1-3 人參

大補元氣，瀉火。黃潤緊實，似人形者良，去蘆用。補劑用熟，瀉火用生。煉膏服，能回元氣於無何有之鄉（有火者，天冬膏對服）。忌鐵。茯苓為使。畏五靈脂。肺中實熱者忌之；感冒、失眠、氣喘、高血壓等亦不合適。不能同時吃蘿蔔、茶及酸性西藥以免降低療效。

肺主氣，肺氣旺，則四臟之氣皆旺，精自生而形自盛。十劑曰補可去弱，人參羊肉之屬是也；人參補氣，羊肉補形。人參益土健脾、生金補肺。明目，開心益智、添精神、定驚悸，邪火退正氣旺，則心肝寧而驚悸定、除煩渴、瀉火故除煩、生津故止渴，通血脈，氣行則血行，古方解散藥、行表藥多用之，皆取其通經而走表也，破堅積，氣運則積化，消痰水，氣旺則痰行水消。

參生時背陽向陰，不喜風日，宜焙用，交泰丸理脾胃瀉陰火，用人參、皂莢，是惡而不惡；四物湯療月閉，加人參、五靈脂，是畏而不畏。人參、藜蘆同用療痰在胸膈，取其涌越，是激其怒性也。

人參能涌吐痰涎，體虛人用之，以代瓜蒂。痰在膈，在經絡，非吐不可，吐中就有發散之義。因怒病呃，昏不知人，形氣俱實，痰因怒鬱，氣不得降，非吐不可。以參蘆煎服，吐頑痰大汗昏睡而安。

1. 補中益氣湯，治虛勞內傷，發熱自汗，煩勞則虛而生熱，得甘溫以益元氣，而邪熱自退，故亦謂之瀉。人參得升麻補上焦，瀉肺火；人參得黃耆、甘草，乃甘溫退大熱，瀉火之聖藥，合用名黃耆湯。

2. 生脈散，治一切血證、中風、中暑。人參得麥冬瀉火而生脈；生脈散、炙甘草湯（復脈湯）用人參，通經活血而生脈，治胸脅逆滿，中氣不足作脹，補之脹自除，塞因塞用。少服反滋壅，多服則宣通，補之，正所以導之也。

3. 附子湯與四君子湯，以人參得茯苓補下焦，瀉腎火。

4. 理中湯，以白朮健脾燥濕為君；乾薑辛熱，溫脾胃而祛寒邪；人參大補元氣，健脾助運；炙甘草補氣和中，調和諸藥。治腹痛不渴，或吐或利，癥瘕滑瀉，淋瀝脹滿。

5. 半夏瀉心湯，以黃連配伍人參清肝火，溫中祛裏寒，改善自律神經失調之胃食道逆流。治嘔噦反胃，虛咳喘促，多夢紛紜。

6. 獨參湯，隨時細細服。攝血固腎、益氣固脫，治諸般失血與瘡瘍潰後，氣血俱虛、面色蒼白、惡寒、元氣離脫、目無所見，生命垂危者。凡虛勞吐血，能受補者易治，不能受補者難治。

小博士 解 說

《內經·五色》顏面望診示例：

眉眼之間（肺、心）蒼白、鼻軟骨（肝、脾）青黯：補中益氣湯。

眼鼻之間（心、肝）灰黯、鼻（脾、胃）唇紅或微紫：半夏瀉心湯。

鼻（脾、胃）蒼白灰黯、下唇淡紅腫（胃）：理中湯。

人參之性味、歸經、功用與例方

藥名	人參
性味、歸經	生甘苦，微涼；熟甘溫。歸心、肺、脾經
功用	1. 大補肺中元氣，瀉火、益土、生津、明目、開心益智 2. 添精神、定驚悸、除煩渴、通血脈、破堅積、消痰水
例方	1. 為治療中焦虛寒代表方，《金匱要略》治胸痹證名人參湯。溫中袪裏寒，補氣而健脾胃，運化復常故諸證自癒。心下中脘穴輕壓痛，稍重壓則不痛，甚至感覺舒服 2. 半夏瀉心湯為改善胃食道逆流之要方，治嘔噦反胃、虛咳喘促。心下中脘穴輕壓痛，稍重壓更痛

每天按勞宮穴紓解壓力、消除疲勞
常按液門穴降火消炎、增強抗病力

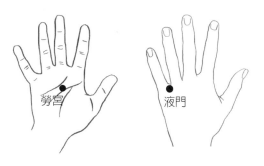

勞宮　　　液門

✚ 知識補充站

　　治虛勞內傷，傷於七情、六欲、飲食、作勞為內傷，傷於風、寒、暑、濕為外感。二者對人參的適用性有別：

1. 內傷：發熱時熱時止；惡寒得暖便解；頭痛乍痛乍歇；手心（勞宮穴）熱而口淡無味；多屬不足，宜溫、宜補、宜和；可多用人參。
2. 外感：發熱熱甚無休，惡寒絮火不除，頭痛連痛無停；手背（液門穴）熱而口燥熱，鼻塞不通，多屬有餘，宜汗、宜吐、宜下；多不可用人參。

　　人參藥理成分以人參皂甙為主，花蕾及果肉含量比人參根高，參鬚、參葉、參莖、種子等也高。人參興奮神經系統，滋補強壯，提高腦力和體力，安神定志，提高機體抵抗力。人參作為每日養生的食品，要從少量開始，把握長期服用的原則。服用的最佳時機為早晨起床後，或飯前一小時。

1-4 沙參

似人參而體輕鬆，白實者良；生沙地者長大，生黃土者瘦小。畏防己，反藜蘆。寒客肺中作嗽者勿服。

補陰，瀉肺火，能療胸痺、心腹痛、邪熱結，去皮膚遊風、疥癬、惡瘡、疝氣、崩帶。人參補五臟之陽，沙參補五臟之陰，肺熱者用之，以代人參。

南沙參是桔梗科，稱大沙參、空沙參，其形粗大，質地空疏，無臭，含黃酮、皂甙等，具祛痰、強心作用；專入「肺」，偏於清肺祛痰止咳。補肺、脾之氣，適用於脾肺氣虛，倦怠乏力，食少，自汗，舌淡，脈弱者。

北沙參是傘形科，又稱北條參、細條參，其形細長，質地堅實，氣特異，含生物鹼、揮發油等，具降低體溫、鎮痛、強心作用；專入「胃」，偏於養陰生津止渴。善養肺胃之陰，適用於熱病後期或久病陰虛內熱。舌紅少苔，脈細數者。

1. 益胃湯（南沙參9克，麥冬、細生地各15克，玉竹5克，冰糖3克），水五杯（1200cc），煮取二杯（約500cc），分二次服。滋養胃陰，治溫病下後，胃陰受傷者，欲成乾咳、身熱之證。

2. 沙參麥冬湯（北沙參、麥冬各9克，玉竹6克，冬桑葉、生扁豆、花粉各4.5克，生甘草3克），水五杯（1200cc），煮取二杯（約500cc），日再服。清養肺胃、生津潤燥，治燥傷肺胃陰分，咽乾口燥、或身熱、或乾咳少痰，舌紅少苔，脈細數者。

3. 一貫煎（北沙參、當歸、麥冬各10克，枸杞子、生地各15克，川楝子5克）。每日1劑，水煎服。滋陰疏肝，治慢性肝炎、抑鬱不舒，對肝腎陰虛、兩脇作痛、吞酸吐苦、口乾舌燥者有較好療效；並治疝氣瘕聚。

4. 沙參麥冬甘草湯：南沙參9克、麥冬6克、甘草3克，以滾熱開水沖泡，代茶飲服，有養肺、止咳作用，舒緩肺結核、乾咳無痰。

5. 沙參麥百湯（南沙參、百部、麥冬各5至10克）。每日1劑，水煎服，治百日咳。

6. 沙參麥桔湯（南沙參、麥冬、甘草、桔梗、金銀花、連翹各100克，胖大海50克，共為蜜丸）。每次1至2丸，日服3至5次，空腹嚥著含化，治療慢性食道炎、吞咽困難，且復發率低。

7. 沙參玉天湯（南沙參、玉竹、天花粉、扁豆、大青葉等量，各3至6克）。水煎服，每日1劑。一般服藥2至5劑，治小兒慢性口瘡潰瘍。

小博士解說

《內經・五色》顏面望診示例：

鼻（脾）黯唇紅或微腫：益胃湯。

兩眉之間（闕中，肺）蒼白帶粉紅：沙參麥冬湯。

鼻樑（肝）乾枯脫屑或黯濁：一貫煎。

沙參之性味、歸經、功用與例方

藥名	沙參
性味、歸經	甘苦微寒。味淡體輕，入肺、胃經
功用	專補肺氣，清肺養肝，兼益脾腎 久嗽肺痿，金受火剋克者宜之
例方	1. 沙參麥冬湯治慢性支氣管炎，如空氣品質不良或冬天較易咳嗽、咳痰，咳嗽加劇，痰呈泡沫黏液狀。尺澤穴至孔最穴膚質較枯澀 2. 益胃湯治溫病下後，急需養護胃陰，恐液虧燥起，而成乾咳身熱之怯證；多胃口不好，還未成乾咳身熱。曲池穴至手三里穴膚質枯澀或黯沉

經常按摩尺澤、孔最一帶，促進肺呼吸功能，防治流感

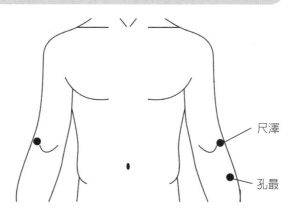

尺澤

孔最

經常按摩曲池、手三里一帶，改善肩頸痠痛、手臂麻痺

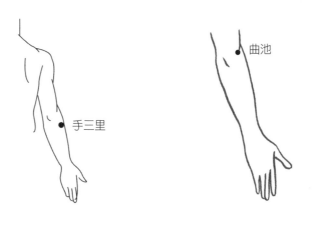

曲池

手三里

1-5 丹參

補心、生血、去瘀，治風痺不隨：手足緩散，不隨人用。經曰：「足受血而能步、掌受血而能握」，丹參養神定志、通利血脈。出血性疾病忌用。畏鹹水。忌醋，反藜蘆。

丹參抗心腦血管疾病之效僅次於人參，有「東方維他命」之稱，主要成分丹參酚酸 B 鎂鹽能迅速分解代謝抗氧化合物；丹參能擴張冠狀動脈改善心臟功能，降血脂促進肝細胞再生，改善奇靜脈、上腔靜脈（心經脈、肺經脈、胃經脈與腎經脈）與下腔靜脈（胃經脈與腎經脈）變異造成的相關病證，助益奇靜脈蒐集從腹部到胸部回流心臟的血液。丹參又能保護腦神經及血管循環機能，修補並加強系統運作，有效幫助心肌收縮、放鬆而不會阻擋細胞正常運作，還可預防產生相關病證；尤其是 40 歲以上的人，以上系統多數處於亞健康狀態。如常有胸悶、疲倦、耳鳴、頭痛、失眠、呼吸急促等癥兆出現，更應防範於未然。

丹參可增加微血管循環，促進血液循環，並改善不孕問題，但為避免干擾胚胎的著床，以及孕期胚胎在母體內的正常發育，懷孕時應避免使用丹參。同時，使用類固醇類的強心劑時，要避免同時使用丹參製品。

丹參活血化瘀，對現代人而言，比人參更重要。《神農本草經》更將丹參列為上品藥材，經常服用可強身防老。日常生活可活用「丹參苦瓜湯」活血去瘀，「丹參菊花茶」清熱瀉火，「枸杞明決丹參茶」清肝明目，「山查丹參茶」消食健胃，「丹參紅棗粥」養血安神助眠。中長期食用能降低血壓、血脂及血糖，適合有冠心病、動脈硬化及肥胖等症的族群用以預防及保健。

丹參飲（丹參 30 克，檀香、砂仁各 5 克）水煎服，活血祛瘀，行氣止痛。具有抗炎、抑菌、鎮痛、抗凝血、擴張冠狀動脈及周圍血管之作用，改善血液循環，改善血瘀氣滯，心胃諸痛、慢性胃炎、胃及十二指腸潰瘍、胃神經官能症。心絞痛、膽囊炎、慢性胰腺炎亦適用。丹參具活血作用，其用量大，與阿斯匹靈 (Aspirin) 一樣有擴張血管作用。有出血性疑慮或出血性疾病者忌用。

小博士解說

《內經·五色》顏面望診示例：

眉鼻之間（心）紫灰黯濁：丹參飲。

眉鼻之間（心）蒼白黯濁：丹參散。

丹參之性味、歸經、功用與例方

藥名	丹參
性味、歸經	氣平而降，味苦性微寒，色赤。入心經與心包絡
功用	為女科要藥。破宿血、生新血、安生胎、墮死胎、調經脈、除煩熱，功兼四物（一味丹參功同四物湯） 治冷熱勞、骨節痛、風痺不隨、腸鳴腹痛、崩帶癥瘕、血虛血瘀之候。排膿生肌，又治目赤、疝痛、瘡疥、腫毒
例方	1.「丹參苦瓜湯」、「丹參菊花茶」、「枸決丹參茶」、「山查丹參茶」、「丹參紅棗粥」等養生茶、粥，每人每天選用丹參 5 至 10 克，因證斟酌。多見勞宮穴，甚至少府穴長疹 2. 丹參飲治血瘀氣滯，心胃諸痛，與服熱藥而無效者，婦人更效。多見神門穴長疹或痠痛，壓診巨闕穴多很痛

心悸、胸痛、心律不整者多按少府穴
更年期失眠、煩躁、憂鬱多按神門穴

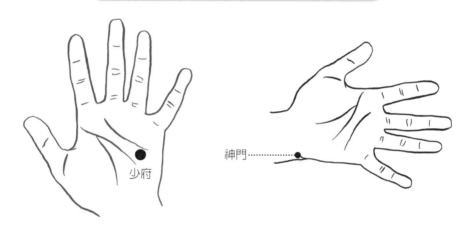

少府

神門

✚ 知識補充站

　　現代醫學臨床測試證明，水溶性丹參產品長期在人體使用，幾乎不會產生副作用，還可令大部分亞健康人群的身體機能恢復正常。原因是丹參的主要化合物丹參酚酸 B 鎂鹽，基本上就是既安全又強力的水溶性抗氧化劑；再加上它快速代謝及節省耗能的特性及作用，不但能長期服用，還有保健及治療功能。丹參萃取物或複方丹參的配方，具有利尿和微循環功效，對於因藥物或毒物所導致的急性或慢性腎衰竭，也有一定的保護作用。

1-6 玄參（元參）

玄參不具有人參的功效，空具「參」名，與參的作用不同，其色黑又有黑參之稱；具清熱涼血，瀉火解毒，滋陰等作用。補水，瀉無根之火，散無根浮遊之火，腎水受寒，眞陰失守，孤陽無根，發爲火病，腎藥而治上焦火證，壯水以制火治喉痺咽痛。腎脈貫肝膈，入肺中。循喉嚨，繫舌本；腎虛則相火上炎，此喉痺、咽腫、咳嗽、吐血之所由來也。潮熱骨蒸，亦本於此，與黃耆能治下焦帶濁崩淋同義。

脾虛泄瀉者忌用。蒸過焙用，勿犯銅器。惡黃耆、山茱萸、薑、棗，反藜蘆。

玄參養陰又清熱，治陰虛內傷之發熱，也用於外感發熱。玄參常與生地同用，《本草綱目》：「玄參與生地同功，滋陰降火。」玄參與生地功效類似，藥力不如生地。生地滋養五臟之陰，以肝腎爲主；玄參滋養肺胃之陰，以喉肺爲主。《本草綱目》：「滋陰降火，解斑毒，利咽喉，通小便血滯。」人體虛弱需調理補益時，大多以健脾益腎爲主。玄參以調理肺胃爲主，肺胃之陰不足的病證多爲慢性炎症引起，常有實熱、虛火夾雜。玄參重在清火，兼以滋陰；生地重在滋陰，兼以降火。

玄參能解熱、擴張血管、調節免疫作用，治療上呼吸道感染、發熱、咽痛、咽喉炎、扁桃體炎、閉塞性脈管炎，對腎性高血壓有降壓作用，同時亦可降血糖，對綠膿桿菌有較強的抑制作用。

1. 鼠粘子解毒湯：鼠粘子、桔梗、青皮、升麻、黃芩、花粉、生甘草、元參、生梔子、黃連、連翹、葛根、白朮、防風、生地等分。清熱解毒，利咽消腫，治酒毒喉閉、急喉痺風。

2. 菊花玄參茶：玄參 15 克，菊花、金銀花各 10 克，甘草 3 克。治睡眠不足，虛火上炎。

3. 玄參桔甘茶：玄參、麥冬各 10 克，桔梗、甘草各 5 克。治咽喉腫痛，聲音嘶啞、乾咳無痰，大便燥結者，療效甚佳。

4. 玄參桔甘茶：玄參 15 克，麥冬、甘草、桔梗各 6 克、冰糖適量。治急、慢性咽炎、扁桃體炎等。

5. 玄參保腎茶：山藥、枸杞各 15 克，玄參、菊花各 6 克。滋腎陰，增活力。

6 生地玄參湯：生地 40 克，玄參、酸棗仁、夏枯草各 10 克，紅棗 3 粒降低血壓，治婦女病，睡眠不足導致勞累、憂慮、憤怒而引起高血壓、月經不通，及產前產後的補血強壯劑。

7. 玄參豬肝末：玄參爲末，以米泔煮豬肝，日日蘸食之，治赤脈貫瞳。

小博士解說

《內經·五色》顏面望診示例：
眼鼻之間灰黯，下唇絳紅、腫：增液湯。
眉鼻之間灰黯，上唇紅紫：玄參升麻湯。

玄參（元參）之性味、歸經、功用與例方

藥名	玄參（元參）
性味、歸經	苦鹹微寒，入肺、腎經（色黑入腎）
功用	1. 能壯水以制火、散無根浮遊之火 2. 益精明目、利咽喉、通二便 3. 骨蒸傳屍，傷寒陽毒發斑，懊憹煩渴、溫瘧洒洒、喉痺咽痛 4. 瘰癧結核，癰疽鼠瘻
例方	1. 增液湯：玄參 30 克，麥冬、細生地各 24 克，水 2000cc，煮取 750 cc，治「不大便」，溫病體虛之當下者，陽明溫病，無上焦證，數日不大便，當下之，若其人陰素虛，不可行承氣者。口乾則與飲，令盡，不便，再作服。復溜穴、交信穴區較塌陷或僵硬，壓之甚痛 2. 玄參升麻湯：玄參、升麻、炙甘草各 15 克，銼碎。每服 15 克，用水 220cc，煎至 160cc，去渣服。清熱解毒化斑，治傷寒發汗吐下後，毒氣不散，表虛裏實，熱發於外，故身斑如錦文，甚則煩躁譫語，兼治喉閉腫痛。然谷穴、照海穴區較塌陷或僵硬，壓之甚痛

便秘、腸躁、痔血者常按
復溜穴、交信穴

心煩氣躁、情緒失調者常按
然谷穴、照海穴

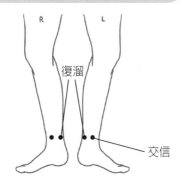

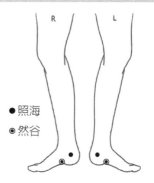

➕ 知識補充站

增液湯，玄參與生地、麥冬同用，能調節免疫功能，增強細胞免疫力。

1. 玄參配麥冬養陰潤肺，生津止渴。
2. 玄參為主，配生地，清熱、涼血、解毒，治狂亂譫語、斑疹顯露，或吐血、衄血、舌絳苔少等。
3. 生地為主，配玄參，養陰生津，治熱病後期，津液損傷、心煩口渴、大便秘結或腎陰虧損，虛火上炎之咽喉痛腫、口乾舌燥。

1-7 白朮

苦燥濕（脾苦濕，急食苦以燥之），甘補脾，溫和中。補脾燥濕，用糯米泔浸（借穀氣以和脾）、陳壁土炒（借土氣以助脾）或蜜水炒，人乳拌用（潤以制其燥）。能生膿作痛，潰瘍忌之。

血燥無濕、陰虛燥渴、鬱結氣滯、積聚脹悶、壅塞吼喘、胃痛由火、癰疽多膿、黑瘦人氣實作脹，皆忌用。服用白朮不得當，易引起血壓急劇下降，會導致白細胞減少，久之，身體各項功能會降低。《千金方》：「有人病牙齒，艱於飲食，名髓溢，單用白朮瘥。」髓溢與現代的腦溢、腸溢，都與腦脊髓液的問題相關。

1. 四君子湯：人參 15 克、茯苓 10 克、白朮 10 克、甘草 5 克。治脾胃氣虛，面色痿白、語聲低微、氣短乏力、四肢無力、食少便溏。

2. 苓桂朮甘湯：茯苓 12 克、桂枝去皮 9 克、白朮 6 克、甘草炙 6 克。治心下痰飲；證見胸脅脹滿，眩暈心悸，短氣而咳。

3. 玉屏風散：防風 10 克、黃耆 10 克、白朮 20 克、生薑 5 克。治表虛自汗，易感風邪，汗出惡風，面色晄白。

4. 防己黃耆湯：防己 12 克、黃耆 15 克、白朮 9 克、甘草炙 6 克、生薑 3 片、大棗 3 枚。治外感受風邪，水濕鬱於肌表經絡之間，汗出惡風，身重，小便不利。

5. 五苓散：豬苓 9 克、澤瀉 15 克、白朮 9 克、茯苓 9 克、桂枝 6 克。治外有表證，內有停濕，頭痛發熱，煩渴欲飲，或水入即吐，小便不利，水腫泄瀉，霍亂吐瀉，臍下動悸，吐涎沫而頭眩，或短氣而咳者。

6. 真武湯：茯苓 9 克、芍藥 9 克、白朮 6 克、生薑 9 克、附子炮 12 克。治脾腎陽衰微，水氣內停，小便不利，四肢沉重疼痛，腹痛下利，或肢體浮腫，發熱，心下悸，頭眩，身瞤動振振欲擗地者。

7. 參苓白朮散（四君子湯加山藥 12 克，薏苡仁、蓮子肉、桔梗、砂仁各 6 克、扁豆 9 克、大棗 3 枚。治脾虛夾濕，食少便溏或瀉或吐、四肢乏力、形體消瘦、飲食不化、胸脘痞悶、面色痿黃、腸鳴泄瀉、胸脘悶脹、面色萎黃，舌淡苔白膩，脈虛緩。

8. 升陽益胃湯：四君子湯加陳皮 12 克、半夏 30 克、黃耆 60 克、黃連 3 克，澤瀉、柴胡各 9 克，防風、羌活、獨活、白芍各 15 克，薑 5 片、棗 2 枚。治脾胃虛弱，濕熱滯留中焦，怠惰嗜臥，四肢不收，肢體痠重疼痛、口苦舌乾、心不思食、飲食無味、大便不調、小便頻數，兼見肺病，洒淅惡寒，慘慘不樂，面色不和。

9. 實脾飲：厚朴、白朮、木瓜、木香、附子、白茯苓、大腹皮、乾薑各 10 克，草果 3 克、炙甘草 5 克。治氣滯水氣內停，半身以下腫甚，胸腹脹滿，身重食少，手足不溫，口中不渴，小便短少，大便溏薄。

10. 補中益氣湯：白朮、當歸各 10 克，黃耆、人參、炙甘草各 15 克，陳皮、升麻各 6 克，柴胡 12 克、生薑 9 片、大棗 6 枚。治脾胃氣虛，渴喜溫飲、少氣懶言、體倦肢軟、面色晄白、大便稀溏、脫肛、子宮下垂、久瀉、久痢、久瘧。

白朮之性味、歸經、功用與例方

藥名	白朮
性味、歸經	苦，燥濕；甘，補脾；溫，和中。歸脾、胃經
功用	1. 在血補血，在氣補氣，同血藥則補血，同氣藥則補氣，無汗能發，有汗能止，濕從汗出，濕去汗止 2. 燥濕，則能利小便，生津液，止泄瀉，消痰水腫滿，黃膽濕痹 3. 補脾，則能進飲食，祛勞倦，止肌熱，化癥瘕 4. 和中，則能已嘔吐，定痛安胎
例方	1. 白朮散（白朮、黃芩等分，為散）每服 9 克，用水 300 毫升，加生薑 3 片，大棗 1 枚，煎至 200 毫升，溫服。治妊婦胎動不安。太衝穴、行間穴區多塌陷或僵硬 2. 枳朮丸（白朮、枳實等分，荷葉燒飯為丸）治脾虛積滯，脘腹痞滿。內庭穴、陷谷穴區多僵滯

孕婦按摩太衝穴、行間穴
有安胎之效

按摩內庭穴、陷谷穴消積
解脹氣腹滿

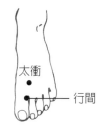

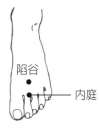

＋ 知識補充站

　　《內經・五色》顏面望診示例：

兩眉之間（肺）青灰、眼鼻之間（心、脾、胃）灰黯：五苓散。

眼鼻之間（心、肝）青灰、唇頰（脾、腎）蒼白：真武湯。

　　1.「脾虛水停」，而為痰飲、水腫，治痰飲，配桂枝、茯苓等以溫脾化飲，如苓桂朮甘湯；治水腫，配茯苓、澤瀉等以健脾利濕，如五苓散。

　　2.「脾胃氣虛」，運化無力，食少便溏，脘腹脹滿，肢軟神疲等證。白朮補氣健脾，如升陽益胃湯。「脾胃虛寒」，腹滿泄瀉，常配人參、乾薑等，以溫中健脾；如理中湯。

　　3.「脾氣虛弱」，食少神疲，常配人參、茯苓等，以益氣補脾，如四君子湯。「脾虛氣弱」，肌表不固而汗多。白朮補脾益氣，固表止汗；可單用為散服，或配黃耆、浮小麥等同用，如玉屏風散。「脾虛氣弱」，胎動不安，白朮有補氣健脾和安胎之功，常配黃芩、砂仁同用，如白朮散。

1-8 蒼朮

白朮、蒼朮主治略同，補脾燥濕、升陽散鬱、消腫滿，辟一切嵐瘴、邪惡、鬼氣。暑濕月，焚之佳。有止汗發汗之異。糯米泔浸焙乾，同芝麻炒，以制其燥。二朮皆以防風、地榆爲使。出茅山堅小有朱砂點者良。

陰虛內熱，氣虛多汗者，燥結多汗者忌用，血虛怯弱及七情氣悶者愼用。誤服耗氣血，燥津液，虛火動而痞悶愈甚。肝腎有動氣者勿服。

1. 蒼朮丸：蒼朮 30 克、神麴 15 克，將兩味研爲粉末，煉蜜爲丸。每日服用 3 次，每次 9 克，用溫開水或米湯送服。治腹中虛冷、不思飲食。

2. 蒼朮粥：粳米 50 克、白糖 15 克、蒼朮粉 5 克，將三味一同放入鍋中，加水熬煮成粥，每日早晚食用。

3. 二妙散（黃柏、蒼朮等分）治痛風性關節炎。

4. 三妙散（黃柏、蒼朮各 10 克，牛膝 9 克）治急性風濕性關節炎。

5. 四妙丸（黃柏、蒼朮各 10 克，苡仁 20 克、牛膝 9 克）治丹毒。

後三方皆具抑菌、鎮痛抗炎、解熱等作用，三方治療效果輕重程度不同。

四妙丸，清熱利濕，兼強腰膝，具有抑菌、鎮痛、鎮靜、抗炎、解熱等作用，改善濕熱下注致兩足麻木，痿腫痛及足脛濕疹癢痛；丹毒、痛風性關節炎、小兒急性腎炎、濕疹、骨髓炎、脊髓灰質炎都適合因證處方以四妙丸；亦可舒緩急性多發性神經炎、急性風濕性關節炎、坐骨神經痛、小兒麻痺後遺症。

6. 當歸拈痛湯（蒼朮、人參、苦參、升麻、葛根各 2 克，白朮 1.5 克，防風、知母、澤瀉、黃芩、豬苓、當歸身各 3 克，炙甘草、茵陳、羌活各 5 克）利濕清熱，疏風止痛；濕熱內蘊，外受風邪濕熱相搏，外受風邪，證見遍身肢節煩痛，或肩背沉重，或腳氣腫痛，腳膝生瘡。

四妙丸與當歸拈痛湯都治風、濕和熱之痺，輕重緩急因證施治，皆可治《內經》之「風寒濕三者合而爲痺」與《金匱要略》之「濕熱則痺」。

7. 平胃散（蒼朮、厚朴、薑汁、陳皮、甘草）治濕滯脾胃，脘腹脹滿、不思飲食、口淡無味、嘔吐噁心、噯氣吞酸、肢體沉重、怠惰嗜臥、常多自利。

8. 藿香正氣散，加生薑 3 片、大棗 1 枚，煎後溫熱服用。藿香正氣散製成了丸劑，有蜜丸、水丸兩種，稱爲藿香正氣丸。藿香正氣丸主要成分有蒼朮，治濕滯滿悶，藿香正氣散爲白朮，治內傷乏力。

小博士解說

蒼朮能明目，治夜盲及眼目昏澀，可單用，或配伍應用，如與羊肝蒸煮同食。蒼朮有保肝、抗潰瘍與抑制腺體的作用，對動物的胃液量、總酸度、總消化能力均有顯著的抑制作用；蒼朮揮發油有鎮靜作用，能抑制唾液腺、腸腺的分泌，使唾液、腸液分泌減少，可減輕泄瀉。

蒼朮之性味、歸經、功用與例方

藥名	蒼朮
性味、歸經	辛苦（甘）、溫、辛烈。歸脾、胃經
功用	1. 燥胃強脾，發汗除濕，能升發胃中陽氣 2. 止吐瀉，逐痰水，消腫滿，辟惡氣 3. 散風寒濕，為治痿要藥 4. 總解痰、火、氣、血、濕、食六鬱 5. 解脾濕下流，腸風帶濁
例方	1. 越鞠丸（香附、川芎、蒼朮、神麴、梔子等分）為末，水泛為丸如綠豆大，每服 3 公克，溫開水配服，亦可作湯劑。行氣解鬱，抑制胃腸蠕動，減少胃液分泌，抑制血小板凝聚，改善冠脈循環，收縮子宮平滑肌，利膽，減輕肝損害。治胸膈痞悶，脘腹脹痛，噯腐吞酸，噁心嘔吐，飲食不消。三焦經脈的外關穴、陽池穴區多塌陷或僵硬 2. 藿香正氣散（藿香、大腹皮、白芷、紫蘇、茯苓、半夏、白朮、陳皮、厚朴、桔梗、甘草等分）具抗過敏、解痙、鎮痛、鎮吐、增強細胞免疫功能；治外感風寒，內傷濕滯，山嵐瘴瘧，霍亂吐瀉。大腸經脈的合谷穴、陽溪穴區多塌陷或僵硬

> 網球肘、五指痛不能握物多按外關穴；手腳冰冷者按陽池穴可暢通血液循環；習慣性頭痛、胃痛常按合谷穴能止痛；媽媽手、滑鼠手按陽溪穴可紓解痠麻

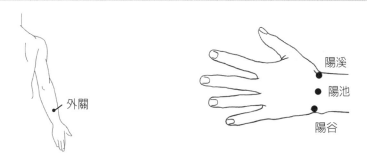

外關

陽溪
● 陽池
陽谷

+ 知識補充站

　　越鞠丸與藿香正氣散，都是紓解旅途中水土不服的要方。越鞠丸治胸膈痞悶、脘腹脹痛、噯腐吞酸、噁心嘔吐、飲食不消，是舒緩情緒起伏大者的良方。藿香正氣散治外感風寒、內傷濕滯、山嵐瘴瘧、霍亂吐瀉，是調理飲食方面問題的良方。

　　許學士酒滯丸，蒼朮粉 600 克、生麻油 20 克、大棗 15 枚，調合製成小丸，每天服用 50 粒，逐漸增加劑量，每日服用 100 至 200 粒。服藥數月後，許學士（許叔微，1079 年－1154 年，南宋中醫學家）自身的怪病逐漸減輕，直至獲得痊癒。許學士深知濕邪性黏膩而滯，不易速去，只有堅持長期服藥並逐漸加大劑量，才能增加藥力在體內的積蓄，最終攻克濕邪。蒼朮善發汗，通常，不宜長期服食，當依醫生辨證處方服用。

1-9 葳蕤、黃精、狗脊、石斛

葳蕤

葳蕤平補而潤，去風濕，治風淫濕毒、目痛爛、寒熱瘡，中風暴熱、不能動搖，頭痛腰痛挾虛、挾風濕者，莖寒自汗，一切不足之證。用代參耆，不寒不燥，大有殊功。葳蕤溫潤甘平，中和之品。若蜜製作丸，服之數斤，自有殊功。與服何首烏、地黃者，同一理也。若僅加數分於煎劑，以為可代參耆，則失之遠矣。大抵此藥性緩，久服方能見功。而所主者，多風濕、虛勞之證。故仙以之服食，南陽用治風溫。若急虛之證，必須參耆方能復脈回陽，斯時即用葳蕤斤許，亦不能敵參耆數分也。

似黃精而差小，黃白多鬚（二藥功用相近，而葳蕤更勝）。竹刀刮去皮、節，蜜水或酒浸蒸用。畏鹹鹵。玉竹、黃精，用以調脾肺最合宜，皆潤不助濕，燥不礙肺。

黃精

黃精味甘而能「作食充饑」，又被稱之為「救窮草」，俗名山生薑，九蒸九曬用；能補腎潤肺、益氣滋陰，治脾虛面黃、肺虛咳嗽、筋骨痿痺無力，及產後氣血衰弱，為防老抗衰、延年益壽的珍貴中藥，杜甫有詩云：「掃除白髮黃精在，君看他年冰雪容。」

黃精適用於肺陰虧虛致乾咳痰少、胸中隱痛，腎陰不足致腰膝痠軟、頭暈乏力，脾胃虧虛致納差食少等；咳嗽多痰者則不宜。黃精質潤多液，性較滋膩，易助濕邪，脾虛有濕者不宜服之，恐其膩膈。肺結核病人在常規化療的同時，服用黃精粥，可舒緩化療的副作用。

狗脊

狗脊苦堅腎，能強汗，溫養氣。治腎虛、腳弱、腰痛、寒濕、周痺。《內經·周痺》：內不在臟腑，而外未發於皮，獨居分肉之間，眞氣不能周，命曰周痺。除風虛，強機關、利俯仰（滋腎益肝，則骨健而筋強）。有黃毛如狗形，故曰金毛狗脊。去毛，切，酒拌蒸。萆薢為使。熬膏良。

石斛

甘，微寒。歸胃、腎經。養陰清熱，益胃生津。惡巴豆，畏僵蠶。

石斛療風痺腳弱、發熱自汗、夢遺滑精、囊澀餘瀝。石斛石生之草，體瘦無汁，味淡難出。置之煎劑，猝難見功，必須熬膏，用之為良。光澤如金釵，股短而中實，生石上者良，名金釵石斛。長而虛者名水斛，不堪用。去頭、根，酒浸用。細銼水浸，熬膏更良。

小博士 解說

《內經·五色》顏面望診示例：
兩眉之間（肺）蒼白，唇頰灰紫黯（脾腎）：加減葳蕤湯。
耳前（手足）與下巴兩頰（腎）青灰：狗脊丸。
兩眉（肺）及鼻翼（脾、胃）蒼白灰黯：黃精粥。
眼鼻之間枯黯：石斛夜光丸。

葳蕤、黃精、狗脊、石斛之性味、歸經、功用與例方

藥名	性味、歸經	功用	例方
葳蕤	甘平，入脾、肺經	1. 補中益氣、潤心肺 2. 悅顏色、除煩渴	加減葳蕤湯：葳蕤 9 克、蔥白 10 克、桔梗 5 克、白薇 3 克、淡豆豉 12 克、薄荷 5 克、炙甘草 2 克、紅棗 2 枚，水煎服。滋陰發汗，治頭痛身熱、微惡風寒、咳嗽咽乾、痰稠難出、無汗或有汗不多、口渴心煩、舌赤脈數者；老年人及婦女產後感冒，以流行性感冒與急性扁桃腺炎為主。三陰交穴、復溜穴區較塌陷或僵硬
黃精	甘平，入脾、肺、腎經	1. 補中益氣、安五臟、益脾胃、潤心肺 2. 填精髓、助筋骨、除風濕、下三蟲	黃精粥：黃精 25 克（或鮮黃精 50 克），白米 100 克，加水煮粥，鹹、甜皆宜，溫熱食用。老年人常食，延緩衰老，防範心血管疾病發生。葳蕤、黃精皆平補而潤，以脾、肺、腎經為主。三陰交穴、築賓穴區較塌陷或僵硬
狗脊	苦甘溫，入肝、腎經	1. 堅腎益血、溫養氣，暖腎臟虛冷 2. 除風虛、強機關、利俯仰	狗脊丸：狗脊 60 克，木香、薯蕷、桂心、炮附子、蛇床子、牛膝各 30 克，檳榔、白茯苓、五味子、覆盆子、獨活各 45 克，熟乾地黃 90 克，搗為末，蜜丸如梧桐子大。每次 30 丸，空腹時以溫酒送服，1 日 2 次。治腎虛，腰胯痠痛，羸弱無力。築賓穴、復溜穴區較塌陷或僵硬
石斛	甘淡鹹平，入脾、腎經	1. 除虛熱、澀元氣 2. 益精強陰、暖水臟 3. 平胃氣、補虛勞、壯筋骨	石斛夜光丸：天冬、人參、茯苓、麥冬各 60 克，生地黃、熟地黃各 30 克，山藥、草決明、杏仁、菊花、菟絲子各 25 克，枸杞子、牛膝、石斛、羚羊角、肉蓯蓉各 15 克，五味子 1 克，製小丸，1 次服 15 公克，1 日服 3 次，淡鹽湯送服。治內障初起、視覺微昏、眵淚眊躁、飛蚊症等。水泉穴、復溜穴區較塌陷或僵硬

月經失調、痛經經閉常按水泉穴舒經通絡
腳氣水腫、踝骨腫痛多按復溜穴消腫止痛
婦科諸證、糖尿病下肢腫者多按三陰交穴
足部水腫、手腳冰冷、宿醉者多按築賓穴

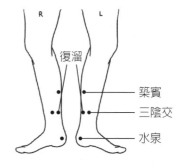

1-10 遠志、石菖蒲、牛膝

遠志

遠志交心腎，補心腎，安神益智、祛痰、消腫，治心腎不交引起的失眠多夢、健忘驚悸、神志恍惚、咳痰不爽、瘡瘍腫毒、乳房腫痛、一切癰疽（酒煎服），並善豁痰。

去心，甘草水浸一宿用。畏眞珠、藜蘆，得茯苓、龍骨良。心腎有火，陰虛陽亢者忌服。

1. 遠志粉：每服 3 克，每日二次，米湯沖服，治健忘心悸、多夢失眠。
2. 遠志湯：遠志、菖蒲，粗搗篩，每服 9 克，水一盞，煎至七分，去渣，不拘時溫服，治久心痛。
3. 遠志酒：遠志爲末，酒一盞，調末 3 克，遲頃，澄清飲之，以渣敷病處，治癰疽發背、癤毒。
4. 遠志散：遠志去心，搗細羅爲散，每用 3 克，先含水滿口，即擤藥入鼻中，仍揉痛處，治腦風頭痛不可忍。
5. 遠志棗仁粥：粳米 50 克，遠志肉、酸棗仁各 10 克。清水煮粥，開鍋後放入遠志、酸棗仁，煮熟即可，晚間食用；寧心安神，治心血不足，痰擾於神的驚悸健忘、不寐多夢等證。

石菖蒲

秦艽、秦皮爲之使。惡地膽、麻黃；忌飴糖、羊肉；勿犯鐵器，令人吐逆。

陰虛陽亢、煩躁汗多、咳嗽、吐血、精滑者愼服。

《仙經》稱菖蒲爲水草之精英、神仙之靈藥。用泔浸飯上蒸之，借穀氣而臻於中和，眞有殊常之效。芳香利竅，心脾良藥，能佐地黃、天冬之屬，資其宣導，若多用、獨用，亦耗氣血而爲殃。參苓白朮散加菖蒲、米飲下，療噤口毒痢。菖蒲黍米酸酒，治一切風。

牛膝

懷牛膝和川牛膝功效相同，懷牛脈偏補肝腎、強筋骨，川牛膝偏活血祛瘀。土牛膝，性味、歸經、功效與牛膝相似，長於清熱利咽、活血通淋。治咽喉腫痛、白喉、口舌生瘡、癰腫丹毒及淋病等。

孕婦及月經過多者忌用。腎虛滑精，脾虛溏泄者，因而腿膝腫痛者禁用。惡龜甲，畏白前，忌羊肉。

1. 三妙丸（加蒼朮、黃柏）治濕熱成痿、足膝痿軟。
2. 牛膝湯（加多葵子、瞿麥、滑石等）治熱淋、血淋、砂淋。
3. 濟生腎氣丸（加地黃、澤瀉、車前子等）治水腫、小便不利。
4. 鎮肝息風湯（加代赭石、牡蠣等）治肝陽上亢之頭痛眩暈、目赤。
5. 玉女煎（加地黃、石膏、知母、麥冬等）治胃火上炎、齒齦腫痛、口舌生瘡。

小博士解說

《內經・五色》顏面望診示例：

眼鼻之間枯灰黯：菖蒲丸。

下巴兩頰與耳之間（腰腎）蒼灰無光澤：三妙丸。

遠志、石菖蒲、牛膝之性味、歸經、功用與例方

藥名	性味、歸經	功用	例方
遠志	苦溫辛，入心、腎經	寧心安神、祛痰開竅、消散癰腫	遠志丸：遠志 300 克，茯神、益智仁各 75 克，為細末，酒煮麵糊為丸，如梧桐子大，每服 50 丸，臨臥棗湯送下。治小便赤濁。太溪穴、大鍾穴區多塌陷或僵硬
石菖蒲	辛苦而溫，芳香而散，入心、肝經	1. 補肝益心、開竅寧神 2. 化濕和胃、除痰消積	菖蒲丸：天門冬、麥門冬各 30 克，人參 15 克，赤石脂 9 克，石菖蒲、丹參各 6 公克，上同為細末，煉蜜丸如綠豆大，或如麻子大。每次用溫水下 5 至 20 丸，日服 3 至 4 次。治心氣不足，五、六歲不能言。太白穴、太衝穴區多塌陷或僵硬
牛膝	苦酸而平，酒蒸則甘酸而溫，入肝、腎經。引諸藥下行	1. 活血通經、補肝腎、強筋骨 2. 利水通淋、引火下行	牛膝丸：牛膝、肉蓯蓉、川芎、羌活、當歸、杜仲、芍藥、木香、沒藥、乳香、木瓜、附子、萆薢、大腹皮、五加皮、薏苡仁、續斷等分。上藥為細末，煉蜜為丸，如梧桐子大。每服 30 丸，空腹時用溫酒送下。治諸風濕痺、四肢拘攣、腳膝疼痛，及腳氣。太溪穴、太白穴、太衝穴區多塌陷或僵硬

> 經常按摩太溪穴、大鍾穴、太白穴、太衝穴區，
> 補陽滋陰、疏肝解鬱、提神解憂

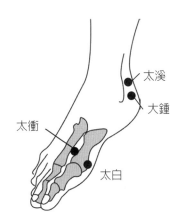

1-11 甘菊花、五味子

甘菊花

　　以單瓣、味甘者入藥。白朮、枸杞、地骨皮為使。黃者入陰分，白者入陽分，紫者入血分。可藥可餌，可釀可枕，仙經重之。與枸杞相對，蜜丸久服，永無目疾。

1. 桑菊飲：桑葉 10 克，杏仁、桔梗、蘆根各 8 克，連翹 6 克，菊花 4 克，薄荷、甘草各 3 克。水二杯，煮取一杯，日二服。或製成散劑。治風熱感冒，或溫病初起，溫邪犯肺，發熱、頭痛、咳嗽、口微渴、苔薄白、脈浮數。
2. 杞菊地黃丸（配枸杞子、熟地黃、山萸肉等）治肝腎不足、目暗昏花。
3. 羚角鉤藤湯（配羚羊角、鉤藤、白芍等）治痙厥、抽搐。
4. 甘菊湯（配金銀花、生甘草等）治疔瘡腫毒。

五味子

　　嗽初起脈數有實火者忌用。補肺腎，澀精氣。北產紫黑者良；入滋補藥蜜浸蒸，入勞嗽藥生用，俱槌碎核。南產色紅而枯，若風寒在肺宜南者，蓯蓉為使。惡葳蕤。熬膏良。

1. 生脈散：人參 8 克、麥冬 10 克、五味子 3 克。一日一劑，水煎服。治低血壓（氣陰兩虛）與中暑，夏月宜常服。

2. 小青龍湯：白芍藥、桂枝、法半夏各 12 克，乾薑、麻黃各 8 克，五味子 5 克、炙甘草 6 克、細辛 4 克。治支氣管炎、過敏性鼻炎。
3. 加味麥味地黃丸：生地 30 克、麥冬 25 克，山藥、山萸肉各 15 克，澤瀉、牡丹皮各 12 克，北五味子、骨碎補各 10 克，茯苓 1 克。水煎，飯後分三次服，禁食油炸物。治牙周病、慢性支氣管炎，肺氣腫，氣喘，肺結核等。
4. 耳聾左慈丸：生地 30 克，五味子、山藥、山萸肉各 15 克，茯苓、澤瀉、牡丹皮、石菖蒲、磁石各 12 克。治腎虛精脫、耳鳴、耳聾、目眩。
5. 都氣丸：生地 30 克，山藥、山萸肉各 15 克，茯苓、澤瀉、牡丹皮、北五味子各 12 克。治腎虛咳嗽、呃逆、慢性支氣管炎，肺氣腫、氣喘等。
6. 龍牡固精湯：龍骨、牡蠣各 30 克，熟地 15 克，金櫻子、蓮子肉、芡實各 12 克，山萸肉、菟絲子各 10 克，五味子 6 克、肉桂 3 克。治無夢滑精、陽痿早洩、形寒肢冷、腰膝痠軟、精神萎靡、頭暈耳鳴、動則氣喘。
7. 玉竹散：熟地 40 克、玉竹 20 克、山萸肉 15 克，淮山、玄參、川芎、當歸各 12 克，麥冬、五味子各 10 克。治腎虛頭暈昏痛、小便頻數、虛損失精。

小博士 解說

　　《內經・五色》顏面望診示例：

兩眉之間（肺）蒼白：小青龍湯。

鼻軟骨（肝、脾）與下巴兩頰（腎）蒼灰無光澤：杞菊地黃丸。

額頭、眉與下巴兩頰（腎）蒼白灰黯：明目地黃丸。

鼻棘、人中與下巴（腎）乾枯蒼白：龍牡固精湯。

甘菊花、五味子之性味、歸經、功用與例方

藥名	性味、歸經	功用	例方
甘菊花	味兼甘苦，性稟平和，備受四氣，冬苗、春葉、夏蕊、秋花。入肺、肝經	1. 疏散風熱、平肝明目、清熱解毒 2. 疏散風熱多用黃菊花（杭菊），平肝明目多用白菊花（滁菊）	杞菊地黃丸：熟地黃 160 克，山萸肉、山藥各 80 克，茯苓、澤瀉、牡丹皮各 60 克，枸杞子、菊花各 40 克，治老年性白內障。杞菊地黃丸與明目地黃丸，都治肝腎陰虛引起目暗昏花。行間穴、太衝穴區較塌陷或僵硬
五味子	性溫，五味俱備。入肺、腎經	1. 益氣生津、補虛明目 2. 強陰澀精、寧嗽定喘 3. 除煩消腫、寧心安神	明目地黃丸：生地 30 克，山藥、山萸肉各 15 克，茯苓、澤瀉、牡丹皮、北五味子、當歸各 12 克，柴胡 10 克，治球後視神經炎、視神經萎縮、中心性視網膜炎。太溪穴、大鍾穴區較塌陷或僵硬

視覺昏暗、虛煩萎弱者多按摩太溪穴、大鍾穴

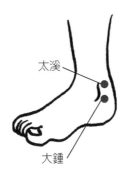

太溪

大鍾

肝腎不足、老眼昏花者常按摩行間穴、太衝穴

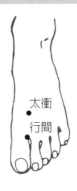

太衝

行間

1-12 天門冬、麥門冬

天門冬

瀉肺火，補腎水，潤燥痰。治吐膿吐血（苦瀉血滯，甘益元氣，寒止血妄行），痰嗽喘促，消渴嗌乾（煩渴引飲，多食善饑，為消渴，由火盛津枯），足下熱痛，虛勞骨蒸，陰虛有火，肺痿腫癰之證。

性冷利，胃虛無熱及瀉者忌用。地黃、貝母為使，惡鯉魚。取肥大明亮者，去心皮，酒蒸。

1. 活血潤燥生津湯：當歸、白芍、熟地黃各6克，天冬、麥冬、栝蔞仁各5克，紅花、桃仁各3克，水煎服。滋陰生津、活血潤燥，治內燥、津液枯少。

2. 二冬二母湯：麥冬、天門冬、知母、川貝母等分。治內傷燥痰、咳嗽喘逆、時咳時止、痰不能出，脈兩尺沉數；或肺熱身腫、燥咳煩悶，脈右寸洪數者。是治乾咳虛煩專方。

3. 固本膏子藥：天門冬、炙黃柏各75克，菖蒲、知母各50克，當歸身、白芍各40克，甘草、麥門冬各20克，白朮15克。用水兩大碗，熬至一碗，去渣，再熬成膏。每服兩匙，食前白湯調下。治陰虛百證。

麥門冬

補肺、清心、瀉熱、潤燥，行水生津，治消渴、胃火上衝嘔吐、肺熱葉焦發為痿蹶。性寒而瀉，氣弱胃寒人禁用。

肥大者良，去心用。入滋補藥酒浸（制其寒）。地黃、車前為使。惡款冬花、苦參、青葙、木耳。

1. 竹葉石膏湯：石膏30克，竹葉、麥冬、粳米各15克，半夏洗10克，人參、甘草炙各6克，用水1升，煮取600毫升，去渣，納粳米，煮米熟，湯成，去米，溫服200毫升，日三服。清熱生津、益氣和胃，治身熱多汗、虛羸少氣、氣逆欲吐、煩渴喜飲，或虛煩不得眠，舌紅少苔，脈虛數。

2. 生脈散：人參8克、麥冬10克、五味子3克。治熱暑傷元氣，肺痿。

3. 麥門冬湯：麥門冬40克，人參10克，半夏、甘草各6克，粳米3克，大棗4枚。上六味，以水1.2升，煮取600毫升，分三次溫服。治肺痿羸弱、肺胃津傷、虛火上炎、咳唾涎沫、氣逆上喘、咽乾口燥，舌乾紅少苔，脈虛數者。

4. 炙甘草湯：桂枝湯去芍藥，加阿膠與麻子仁、麥門冬、人參、生地等，用清酒七升與水八升來煮藥。治心動悸。

5. 玉女煎：石膏15克，熟地黃15克，麥冬6克，知母4.5克，牛膝4.5克，用水500毫升，煎至200毫升，溫服或冷服。治胃火上炎、齒齦腫痛、齒鬆牙衄、口舌生瘡。

小博士解說

《內經・五色》顏面望診示例：
兩眉之間（肺）蒼灰，雙唇（胃腸）紅腫或紫：竹葉石膏湯。
雙唇（胃腸）紅腫或紫，下巴兩頰（腎）灰黯：玉女煎。
天庭（咽喉）、兩眉間（肺）及下巴（腎）枯黯或紅燥、脫屑：二冬二母湯。

天門冬、麥門冬之性味、歸經、功用與例方

藥名	性味、歸經	功用	例方
天門冬	甘苦大寒，入肺、腎經	1. 清金降火、澤肌膚、利二便 2. 滋腎潤燥、生津止渴消痰	易簡地黃飲子：人參、黃耆、生地黃、熟地黃、天門冬、麥門冬、枇杷葉、石斛、澤瀉、枳殼等分。治消渴、煩躁，咽乾面赤；糖尿病患者依證處方。外關穴、內關穴區多塌陷或僵硬
麥門冬	甘微苦寒，入心、肺經	1. 清心潤肺、強陰益精 2. 瀉熱除煩、消痰止嗽、行水生津	河間地黃飲子：熟地黃、巴戟去心、山茱萸、肉蓯蓉酒浸、附子炮、官桂、石斛、茯苓、石菖蒲、遠志、麥冬、五味子等分，入薄荷少許，薑、棗煎服。治風痱癱瘓，中風舌瘖不能言，足廢不能行，急發溫之。太溪穴、崑崙穴區多塌陷或僵硬

同時壓按外關穴、內關穴除煩解憂

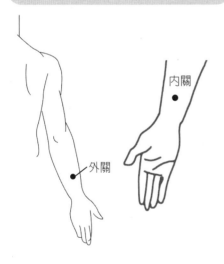

壓按太溪穴、崑崙穴緩解中風後遺症

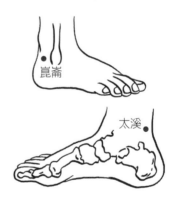

✛ 知識補充站

　　肺痿者始於風寒咳嗽，短氣鼻塞胸脹，久而成痿，有寒痿、熱痿二證。肺癰者，熱毒蘊結、咳吐膿血、胸中隱痛，痿重而癰稍輕。治痿宜養血、補氣、保肺、清火；治癰宜瀉熱、豁痰、開提、升散。癰為邪實，痿為正虛，不可誤治。二冬熬膏並良，天冬滋陰助元、消腎痰，麥冬清心降火、止肺咳。

1-13 款冬花、紫菀、旋覆花、百部

款冬花

十一、二月開花如黃菊，微見花、未舒者良，隆冬獨秀，先春開放，得腎之體，先肝之用，故爲溫肺理嗽之最，治咳逆上氣、喘渴、喉痺、肺痿肺癰、咳吐膿血，是治嗽要藥。

甘草水浸一宿，曝用。外感暴咳宜生用，內傷久咳宜炙用。得紫菀良。杏仁爲使。惡皂莢、硝石、玄參。畏黃耆、貝母、連翹、麻黃、青葙、辛夷；雖畏貝母，得之反良。

百花膏：百合、款冬花等分，蜜丸，食後臨臥薑湯下，或噙化。煎服亦可。治喘嗽不已，或痰中有血，虛人尤宜。

紫菀

潤肺、瀉火，治風寒咳嗽氣喘、虛勞咳吐膿血、喉痺（專治血痰，爲血勞聖藥），肺經虛熱，小兒驚癎（亦虛而有熱），小便不利。或云辛散性滑，不宜多用獨用。

有實熱者忌服。惡天雄、瞿麥、藁本、遠志。使款冬。畏茵陳。

根作節、紫色潤軟者良（人多以車前、旋覆根僞之，誤服誤人）。乾燥根及根莖去頭鬚，蜜水浸焙用。白者名女菀（時珍曰：紫入血分，白入氣分）。

紫菀花湯：紫菀、五味子、天門冬、升麻各 30 克，貝母 1 克。每服 10 克，水 1 盞，加生薑 3 片、大棗 1 枚，煎至 7 分，去渣溫服，不拘時候。治肺臟虛寒，痰逆咳嗽，胸滿多涕。

旋覆花

一名金沸草。瀉、下氣，消痰結堅痞、唾如膠漆、噫氣不除（噫，俗作噯。胸中氣不暢，故噯以通之，屬不足）。亦有挾痰挾火者，屬有餘。

旋覆代赭石湯：生薑 15 克、半夏洗 12 克，旋覆花、炙甘草各 9 克，人參 6 克、代赭石 3 克、大棗擘 12 枚，用水 1 升，煮取 600 毫升，去渣，再煎取 300 毫升，溫服一升，日三服。治胃氣虛弱，痰濁內阻、心下痞硬、噫氣不除。

百部

潤肺，殺蟲。治肺熱咳嗽（苦能瀉熱）。有小毒，殺蛔、蟯、蠅、虱，一切樹木蛀蟲（觸煙即死）。治骨蒸傳屍、疳積疥癬。（時珍曰：天冬寒，熱嗽宜之；百部溫，寒嗽宜之。）根多成百故名。取肥實者，竹刀劈去心皮，酒浸焙用。

百部散：石膏 60 克，百部、貝母、紫菀、葛根各 30 克，上藥爲散。每服 9 克，用水 150 毫升，加竹葉約 5 片，煎至 90 毫升，去渣。乳母食後溫服，嬰兒飲其乳汁。

小博士 解說

款冬花與紫菀均能潤肺下氣、消痰止咳，且溫潤不燥，寒熱虛實均宜。款冬花爲治咳常用藥，藥性功效與紫菀相似。紫菀長於化痰，凡唾膿血失音者，及風寒水氣盛者，多用紫菀；款冬花長於止咳，每同溫劑、補劑用者爲多。二者常相需而用。

款冬花、紫菀、旋覆花、百部之性味、歸經、功用與例方

藥名	性味、歸經	功用	例方
款冬花	辛溫純陽，入肺經	1. 瀉熱潤肺 2. 消痰除煩 3. 定驚明目	款冬花散：治肺氣不利、喉中呀呷作聲、鼻流清涕、頭痛眩暈、肢體倦疼、咽嗌腫痛
紫菀	辛苦溫，入肺經	1. 潤肺下氣 2. 補虛調中，消痰止渴 3. 開喉痺，取惡涎	紫菀花湯：是治血勞聖藥。宜肺臟虛寒、痰逆咳嗽、胸滿多涕。太淵穴、魚際穴區較塌陷或僵硬
旋覆花	鹹苦辛溫，入肺、大腸經	1. 鹹能軟堅 2. 苦辛能下氣行水 3. 溫能通血脈	旋覆代赭石湯：治胃氣虛弱、痰濁內阻、心下痞硬、噫氣不除、胃神經官能症。足三里穴、光明穴區較塌陷或僵硬
百部	甘苦微溫，入肺經	1. 潤肺 2. 殺蟲	百部散：治嬰幼兒咳嗽發熱。二間穴、三間穴區多見青絡浮現

經常感冒、過敏者多按太淵、魚際穴

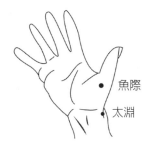

魚際
太淵

偏頭痛、視力減退常按光明穴

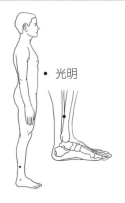

光明

多按二間穴、三間穴助消化、解便秘

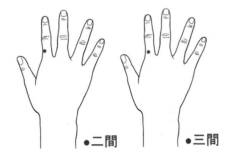

●二間　　●三間

1-14 桔梗、薺苨、馬兜鈴、白前、白芨

桔梗

宣通氣血、瀉火散寒。為諸藥舟楫，載藥上浮，能引苦泄峻下之劑，凡痰壅喘促、鼻塞、目赤、喉痺咽痛、齒痛（陽明風熱）口瘡、肺癰乾咳（火鬱在肺）、胸膈刺痛（火鬱上焦）、下痢腹痛、腹滿腸鳴（肺火鬱於大腸），並宜苦梗以開之。養血排膿，補內漏，故治肺癰。畏龍膽、白芨。忌豬肉。

1. 甘桔湯：甘草、桔梗（2：1，或1：2，或等分），治咽喉口舌諸病。《金匱》名桔梗湯，治少陰咽痛喉痺、肺癰吐膿、乾咳無痰、火鬱在肺，亦治心臟發咳，咳則心痛，喉中介介如梗狀。肺癰膿吐如米粥，始萌可救，膿成難治。

2. 枳桔湯：桔梗、枳殼等分，治胸中痞滿不痛，通肺利膈下氣。

3. 利膈湯：薄荷、荊芥、防風、桔梗、甘草、牛蒡子、人參，等分或為末，每服2克，或加殭蠶。治脾火熱，虛煩上壅，咽痛生瘡。

4. 清肺飲：杏仁、貝母、茯苓各4克，桔梗、甘草、五味子、橘紅各2克，加薑煎，食遠服。治痰濕氣逆而咳嗽。此為治肺之通劑。

薺苨

和中，解毒。治消渴強中、癰腫疔毒。似人參而體虛無心，似桔梗而味甘不苦。時珍曰：「薺苨即甜桔梗。」

薺苨枇杷葉湯：薺苨30至60克、枇杷葉15克，加水煎湯服。二藥配伍，清熱化痰、止咳，治痰熱咳嗽之輕證。

馬兜鈴

蔓生，實如鈴，去筋膜，取子用。體輕而虛，熟則口開象肺，入肺。

補肺阿膠散：阿膠12克、馬兜鈴10克、牛蒡子、杏仁各9克、糯米20克、甘草5克，水煎2作2次服，1日服2劑。用馬兜鈴清熱降氣，肺自安。其中阿膠、糯米，乃補肺正藥。清熱降氣，瀉之所以補之，若專一於補，適以助火而益嗽。治痰嗽喘促、血痔瘡。《千金》單服馬兜鈴治水腫，以能瀉肺行水也。

現代醫學研究，馬兜鈴含有馬兜鈴酸，具有腎毒性，是致癌物質；即使非常少量都可能大幅提高未來上泌尿道系統（包含腎臟）罹患癌症的風險；如果多量和長期服用恐造成無法逆轉的腎衰竭。

白前

瀉肺，降氣，下痰。治肺氣壅實，胸膈逆滿。虛者禁用。似牛膝、粗長堅直易斷者，白前也；去頭鬚，甘草水浸一晝夜，焙用。忌羊肉、餳（麥芽糖）。

白前湯：白前6克，紫菀、半夏各9克，大戟3克，以水1升，漬之一宿，明旦煮取600毫升，分三次服。治久咳唾血、咳逆上氣、體腫、短氣脹滿。

白芨

澀，補肺，逐瘀生新。紫石英為使。畏杏仁，反烏頭。

治跌打折骨（酒服6克）、湯火灼傷（油調末敷）、惡瘡癰腫、敗疽死肌；去腐逐瘀生新，除面瘡，塗手足皸裂，令人肌滑。白芨消腫生肌，收斂止血。三七散瘀止血，消腫止痛。三七以散為主，白芨以收為要；二藥配伍，一散一收，相互制約，消腫生肌、行瘀止血之力大為增強。

桔梗、薺苨、馬兜鈴、白前、白芨之性味、歸經及功用

藥名	性味、歸經	功用
桔梗	苦辛而平，入肺、心、胃經	開提氣血，表散寒邪，清利頭目、咽喉，開胸膈滯氣
薺苨	甘寒，入肺、胃經	寒利肺，去黃稠痰；甘解毒，治癰腫瘡毒；和中，止肺熱咳嗽
馬兜鈴	苦辛寒，入肺經	寒清肺熱，苦辛降肺氣
白前	辛甘微寒，入肺經	長於瀉肺降氣、下痰止嗽
白芨	味苦而辛，性澀而收，入肺經	止吐血，肺損者能復生；去腐逐瘀生新，除面上皯皰；塗手足皸裂，令人肌滑

利膈湯與清肺飲之比較

藥方	主治	治療穴道
利膈湯	治脾肺火熱、虛煩上壅、咽痛生瘡；咽痛、口瘡嚴重者，加僵蠶	漏谷穴、三陰交穴區塌陷或僵硬
清肺飲	化痰、潤燥，治痰濕氣逆而咳嗽，宜慢性支氣管炎、感冒咳嗽、慢性咽喉炎	太淵穴、魚際穴區較塌陷或僵硬

**性功能失調、不孕症、易流產者
經常按摩漏谷穴、三陰交穴一帶**

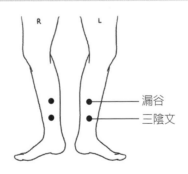

漏谷
三陰交

＋ 知識補充站

　　衛生署於 2003 年 11 月公告禁用含馬兜鈴酸的中藥材。馬兜鈴植物富含馬兜鈴酸，能降火、減肥、保肝、利尿；也存在於關木通、廣防己、青木香、天仙藤、朱砂蓮、尋骨風、青香藤、南木香、通城虎、假大薯、淮通、管南香、鼻血雷、白金骨欖、細辛、黃細辛、花臉細辛、苕葉細辛、杜衡、金耳環等。連續服用恐造成腎衰竭、腎病變，並易誘發膀胱、腎及輸尿管癌變。

1-15 半夏

燥濕痰、潤腎燥，宣通陰陽。孕婦忌之，陰虛勞損慎用；血家、汗家、渴家宜禁。柴胡、射干爲使。畏生薑、秦皮、龜甲、雄黃，忌羊肉、海藻、飴糖，惡皂角，反烏頭。

半夏類別有：

1. 法半夏：生半夏用白礬、甘草、石灰加工炮製後入藥者。化痰作用強，燥性較和緩，偏於燥濕化肺之痰。

2. 薑半夏：生半夏經水浸泡，漂至口嘗僅有麻辣味，與鮮薑、白礬同煮至透，晾至六七成乾，悶潤切片晾乾入藥。性偏溫燥，多用於化脾胃之痰。

3. 清半夏：生半夏用白礬加工炮製後入藥者。化痰作用增強，用於體弱多痰、寒濕較輕者。

4. 仙半夏：生半夏用甘草、五味子、青陳皮、枳殼、枳實、川芎、沉香等……14味中藥煎汁浸泡，待藥汁吸乾，再烘乾入藥，理氣化痰作用增強。

5. 青鹽半夏：清半夏用青鹽水浸拌，曬乾入藥者。清熱化痰作用增強，治梅核氣等。

6. 竹瀝半夏：清半夏用鮮竹瀝淋灑拌勻，待竹瀝被吸盡，曬乾入藥者。清熱化痰止咳作用增強，治胃熱嘔吐，或肺熱咳痰，或痰熱內閉、中風不語等。

7. 蘇半夏：清半夏再經加生薑、朴硝、甘草、皂角在水中浸泡取出，再用甘草、青鹽、黨參、川貝等進一步加工，晾乾入藥。降氣化痰平喘作用增強，治脾胃不和、夜臥不安。

8. 半夏麴：生半夏、法半夏各半，研成粉末。每600克用生薑300克洗淨搗碎絞汁，同麵粉300克，和溫開水調成稀糊，倒入半夏粉內揉搓成團，發酵後，以木製模型壓成小塊，晾乾。具化痰止咳、消食寬中作用。

半夏辛散，行水氣而潤腎燥，治咳逆頭眩、痰厥頭痛、眉稜骨痛。小柴胡湯、半夏瀉心湯，用半夏，氣順則火降而痰消。半夏合陳皮、茯苓、甘草、名二陳湯，能使大便潤、小便長，爲治痰之總劑。寒痰佐乾薑、芥子，熱痰佐黃芩、栝蔞，濕痰佐蒼朮、茯苓，風痰佐南星、前胡，痞痰佐枳實、白朮。

1. 小半夏加茯苓湯：半夏、茯苓各10克、生薑5克，水煎，溫服。治水飲內停，心下痞堅、嘔吐、心悸、眩暈。

2. 生薑半夏湯：半夏6克、生薑汁12克（薑汁倍於半夏），半夏先煎，入生薑汁，再煎片刻，稍冷分次服。治痰濕內結、胸中煩悶、頭眩眼花、痰壅作嗽、面目浮腫等。生薑半夏湯散停飲，薑汁辛烈氣較強，且方中用量較大，故需小冷分次服。半夏乾薑湯則溫胃止嘔，治胃中有寒、乾嘔吐逆。

《內經·五色》顏面望診示例：

兩眉之間（肺）與兩眼之間（心）灰黯：小陷胸湯。

鼻唇（脾胃腸）灰黯或微紅紫：半夏瀉心湯。

半夏之性味、歸經、功用與例方

藥名	半夏
性味、歸經	辛溫有毒，體滑性燥，入脾、胃、膽經
功用	1. 能走能散，能燥能潤。和胃健脾（去濕），補肝（辛散）潤腎，除濕化痰，發表開鬱 2. 下逆氣，止煩嘔，發音聲，利水道，救暴卒
例方	1. 半夏厚朴湯：半夏、茯苓各 12 克，厚朴、乾蘇葉各 9 克，生薑 6 克。以水 1400cc，煮取 800cc，分溫四服，日三夜一服。治七情鬱結，咽中如有物阻，吐之不出、吞之不下，胸脅滿悶，或咳或嘔，舌苔白。膻中穴區硬痛 2. 小陷胸湯：栝蔞實 30 克、半夏 12 克、黃連 6 克，以水 1200 cc，先煮栝蔞取 600 cc，去渣，再入諸藥，煮取 500 cc，去渣，分三次溫服。治小結胸病、痰熱互結、胸脘痞悶，按之則痛，或咳痰黃稠，舌苔黃膩，脈滑數者。膻中穴區滿、僵硬 3. 小半夏湯：半夏 20 克、生薑 10 克（半夏倍於生薑），用水 700 cc，煮取 300 cc，分兩次溫服。治痰飲內停、心下痞悶、反胃、嘔吐不渴、不寐，及胃寒嘔吐、痰飲咳嗽。中脘穴至巨闕穴區較僵硬 4. 半夏瀉心湯：半夏 12 克，黃芩、乾薑、人參、甘草炙各 9 克，大棗 6 克、黃連 3 克，治胃氣不和、心下痞滿、但滿不痛，或嘔吐或腸鳴下痢者。中脘穴至巨闕穴區滿、僵硬 5. 大半夏湯：半夏 9 公克、人參 6 克、白蜜 20 毫升，用水 1200 cc，和蜜揚之 240 遍，煮藥取 500 cc，溫服 200 cc，餘分再服。治胃反嘔吐、朝食暮吐，或暮食朝吐。右天樞穴至右大橫穴區較僵硬 6. 半硫丸：半夏、硫黃等分，生薑糊丸，治老人虛秘。《素問》：「胃不和，則臥不安。半夏能和胃氣而通陰陽。」左天樞穴至左大橫穴區較僵硬或塌陷、疼痛

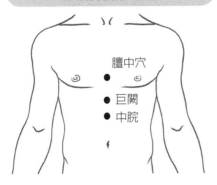

膻中穴、中脘穴、巨闕穴是
診治胸腹常用穴

膻中穴
巨闕
中脘

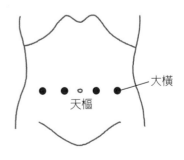

天樞穴、大橫穴診治腸系
消化吸收功能

大橫
天樞

1-16 天南星

　　燥濕、宣，袪風痰，治驚風、癲癇、暈眩、身強口噤、喉痺舌瘡、結核疝瘕、癰毒疥癬、蛇蟲咬毒、破結下氣、利水墮胎，性更烈於半夏。

　　根似半夏而大，形如虎掌，故一名「虎掌」；除去鬚根及外皮，曬乾，即生南星；用薑汁、明礬製過用，為製南星。或以礬湯或皂角汁浸三晝夜，曝用；或酒浸一宿，蒸，竹刀切開，至不麻乃止；或薑渣、黃泥和包，煨熟用。造麴法與半夏同。

　　造膽星法：臘月取黃牛膽汁，和南星末納入膽中，風乾，年久者彌佳。畏附子、乾薑、防風。

1. 玉真散：南星、防風、白芷、天麻、羌活、白附子等分為末，每服 6 克，用熱酒 200 毫升調服，更敷患處。若牙關緊急，腰背反張者，每服 9 克。袪風化痰、定搐止痙。治破傷風、刀傷、牙關緊急、角弓反張，甚則咬牙縮舌，亦治瘋犬咬傷；外治跌打損傷。

2. 星香散：木香 70 克、膽星 30 克為末服。治中風痰盛，體肥不渴者。

3. 活絡丹：川烏炮、草烏炮、膽星炮、地龍各 180 克，乳香、沒藥各 65 克，各研細末，混和研勻，酒調麵糊為丸，如梧桐子大。每服 20 丸，空心，日午冷酒送下，荊芥茶下亦得。亦可按此劑量水煎服用。治風寒濕邪侵襲經絡，肢體筋脈攣痛、關節伸屈不利、疼痛遊走不定；中風後手足不仁、日久不癒，經絡中有痰濕死血、腰腿沉重，或腿臂間作痛；跌打損傷，瘀阻經絡而疼痛者。

4. 清氣化痰丸：膽南星、半夏薑各 30 克，陳皮、杏仁、枳實、黃芩、栝蔞仁、茯苓各 20 克，薑汁糊丸，淡薑湯下。清熱化痰、下氣止嗽。治痰熱阻肺證、咳嗽痰黃、黏稠難咯，胸膈痞悶、舌苔黃膩、脈滑數。急慢性支氣管炎、上呼吸道感染、感冒、咳嗽都適宜。

5. 順氣消食化痰丸：半夏薑、膽星各 600 克，青皮、陳皮、萊菔子、蘇子、山楂、麥芽、神麴、葛根、杏仁、香附各 40 克，薑汁和蒸餅糊丸。治酒食生痰、胸膈膨悶、五更咳嗽。

6. 滌痰湯：膽南星、半夏各 11 克，橘紅、枳實、茯苓、生薑各 10 克，人參、石菖蒲各 5 克，竹茹 4 克，甘草 3 克，大棗 3 枚，水煎 2 次作 2 次服，1 日服 2 劑。鎮靜、抗驚厥、擴張血管，抑制血栓形成，治腦血管意外、中暑、低血糖休克、癲病、突然昏倒、舌強不能言、喉有痰聲，舌苔厚膩，脈弦滑者。

小博士解說

　　《內經・五色》顏面望診示例：

耳前（手、腳）與嘴旁（腎、大腸）灰黯無澤：活絡丹。

眉眼之間（心、肺）與鼻唇（胃、腸）灰黯無澤：順氣消食化痰丸。

額頭（腦）至眉眼間都黯濁無光、臉色蒼白：滌痰湯。

天南星之性味、歸經、功用與例方

藥名	天南星
性味、歸經	辛苦溫，入脾、胃、膽經
功用	1. 味辛而苦，能治風散血 2. 氣溫而燥，能勝濕除痰 3. 性緊而毒，能攻積拔腫 4. 補肝風虛，為肝、脾、肺三經之藥
例方	1. 三生飲：南星 30 克，川烏、附子各 15 公克，木香 7.5 克，上藥咬咀。每服 15 克，用水 600 毫升，加生薑 15 片，煎至 480 毫升，去渣溫服，不拘時候。治卒中昏憒、昏不知人、口眼喎斜、半身不遂、痰氣上壅、咽喉作聲、言語蹇澀，或六脈沉伏，或指下浮盛；兼治痰厥氣厥，及氣虛眩暈。鳩尾穴、巨闕穴區多僵硬或塌陷、疼痛 2. 三仙丹：南星麴、半夏麴各 150 克，香附 75 克，糊丸，薑湯下。為除痰之劑，治七情鬱結，氣滯生痰，中脘氣滯，痰涎不利。中脘穴、建里穴區多僵硬或塌陷、疼痛

胸悶呃逆、反胃腹脹多按摩鳩尾穴、巨闕穴

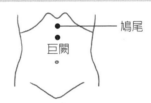

鳩尾
巨闕

食慾不振、呃逆嗌酸、胃常悶痛多按中脘穴、建里穴

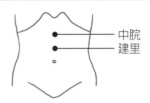

中脘
建里

＋ 知識補充站

　　生天南星為原藥材去雜質，洗淨曬乾，切片；毒性大，祛風止痛力強。製天南星又稱製南星、薑製天南星、薑南星；乃生南星用清水浸泡數日，至無白心、無麻辣感後，再與生薑片、白礬層層均勻鋪入容器內，加水浸泡 3 至 4 週後，煮透切片、曬乾，再拌入生薑汁，吸盡、晾乾；毒性及燥性降低，化痰作用增強。膽製南星又稱膽南星、膽星；為生天南星研末，與牛膽汁混合經發酵加工成小方塊或圓柱狀；性味苦涼，偏清熱化痰、息風定驚之功。

1-17 貝母、栝蔞仁、天花粉、夏枯草

貝母

宣、潤肺、散結、瀉熱、清火。治虛勞煩熱、咳嗽上氣、吐血咯血、肺痿肺癰、喉痺目眩、淋瀝、癭瘤、乳閉、產難；專長散結除熱、敷惡瘡、斂瘡口。貝母寒潤，主肺家燥痰；半夏溫燥，主脾家濕痰；風、寒、濕、食諸痰，貝母非所宜也，宜用半夏、南星。

川產開瓣者良，獨顆無瓣者不堪用。去心，糯米拌炒黃，搗用。厚朴、白薇為使。畏秦艽。反烏頭。

二母散：知母、貝母等分為細末，臨睡時用溫開水調服。治喘急咳嗽、痰涎壅盛。如喘急甚，加苦葶藶末；久嗽不止，加馬兜鈴末。

真人活命飲（仙方活命飲）：金銀花 9 克，陳皮、當歸各 4.5 克，防風、白芷、甘草、貝母、天花粉、乳香、沒藥各 3 克；二味另研候藥熟下，穿山甲剉蛤粉炒，去粉用 3 克，皂角刺 1.5 克，用好酒煎，毒在上飽服，在下飢服，喜飲者多飲酒以行藥勢。治瘡瘍腫毒初起，局部紅、腫、熱、痛，或身熱微惡寒，苔薄白或薄黃，脈數有力。為中醫藥外科第一方。

栝蔞仁

清熱化痰、寬胸散結、潤腸通便，具瀉火、潤肺、滑腸、止血之效。治熱痰、結胸胸痺、二便不通、酒黃熱痢。俗作瓜蔞。實圓長如熟柿子，扁多脂，去油用。枸杞為使，畏牛膝、乾漆。惡乾薑。反烏頭。瀉者忌用。

少陽證口渴者，小柴胡湯，以此易半夏。炒香酒服，止一切血（寒降火）。焙

研酒調或米飲下，治小便不通，通乳消腫。

栝蔞薤白半夏湯：栝蔞實搗 1 枚、薤白 9 克、半夏 24 克、白酒一斗。四味同煮，取四升，溫服一升，日三服。行氣通陽、祛痰散結，痰去陽復，氣機順暢則可愈胸痺。

天花粉

即栝蔞的乾燥塊根，瀉火、潤燥，畏惡同栝蔞。脾胃虛寒者禁用，有使孕婦流產之虞，忌服。澄粉食，大宜虛熱人。治熱狂時疾、胃熱疸黃、口燥唇乾、腫毒發背、乳癰瘡痔。對於降血糖具一定輔助作用，但非為單一的降血糖藥，須依醫生囑咐服用。

消渴方：黃連、天花粉、生地汁、藕汁、牛乳，將黃連花粉為末調服，或加薑汁蜂蜜為膏噙化。治消渴證。黃連苦寒以瀉心火，生地大寒以生腎水，花粉、藕汁降火生津，牛乳補血潤肺以去燥；火退燥除，津生血旺，則渴自止矣。

夏枯草

冬至生，夏至枯，故名，用莖葉。補陽、散結、消瘻。具清肝降壓、清泄肝火之效，常用於高血壓病屬肝熱、陽亢之證者。脾胃虛弱者慎用。

與菊花、決明子等同用，養肝明目，用於肝火上炎，目赤腫痛，頭痛眩暈，常與當歸、枸杞子等同用，治肝陰不足、目珠疼痛，至夜尤甚者。與大貝母、玄參、牡蠣同用，治瘰癧；與海蛤殼、昆布、海藻等配伍，治瘻瘤。

貝母、栝蔞仁、天花粉、夏枯草之性味、歸經、功用與例方

藥名	性味、歸經	功用	例方
貝母	苦辛微寒，歸肺、心經	1. 瀉心火、散肺鬱 2. 潤心肺、清虛痰	清肺飲：杏仁、貝母、茯苓各 4 克，桔梗、甘草、五味子、橘紅各 2 克，加薑煎，食遠服。治痰濕氣逆而咳嗽，此治肺之通劑。中府穴、雲門穴區較僵硬、疼痛
栝蔞仁	甘寒。歸肺、胃、大腸經	1. 補肺潤下、清火化痰 2. 寬胸散結、潤腸通便 3. 生津止渴、清咽通乳	栝蔞薤白白酒湯：栝蔞實搗 1 枚、薤白 12 克、白酒 700cc。上三味，同煮取 200cc，分二次溫服。通陽散結、行氣祛痰，治胸陽不振、氣滯痰阻、胸痹背痛、喘息咳唾、短氣。膻中穴區滿痛、僵硬
天花粉	甘、微苦，微寒。歸肺、胃經	1. 生津解渴、降火潤燥 2. 解毒消癰、行水通經	玉液湯：生山藥 30 克、生黃耆 15 克、知母 18 克、生雞內金搗細 6 克、葛根 4.5 克、五味子、天花粉各 9 克。水煎服。益氣養陰、生津止渴，治消渴。服藥期間，忌食甜物。玉堂穴區壓之疼痛
夏枯草	苦、辛，寒。歸肝、膽經	補肝血、清肝火、解內熱、散鬱結	夏枯草涼茶：夏枯草、茵陳蒿、北杏仁、大棗各 25 克，麥冬 20，加水淹過材料，煮茶、去渣，可加冰糖或蜂蜜調味，可涼飲。疏肝解鬱、清肝降火。右不容穴區壓之疼痛

中府、雲門、玉堂、膻中、不容等穴是治肩頸、胸部病證要穴

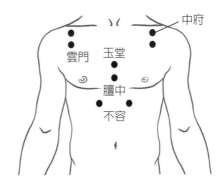

1-18 紫菜、海苔

紫菜

每年的 11 月份開始是紫菜的旺季，紫菜喜風浪大、潮流通暢、營養鹽豐富的海域，顏色分紅紫、綠紫和黑紫三種，乾燥後均呈紫色，因可入菜而得名紫菜。

紫菜，是海中互生藻類生物的統稱，與大部分藻類不同的是，紫菜是肉眼可見多細胞的生物，能夠進行光合作用而常誤認為是植物，然而在生物學分類上，紫菜並不屬於植物，因為它缺乏真正的根、莖、葉構造，此與海草不同。

紫菜是葉狀體，包埋於薄層膠質中的一層細胞組成，深褐、紅色或紫色，雌雄異體、繁殖過程較複雜，生長於淺海潮間帶的岩石上，外表通常呈綠色，偶爾呈紅色。

紫菜主要成分有約 50% 的碳水化合物，約 30% 的粗蛋白，富含維生素 A、B、C，並含碘、磷、鈣等，以及豐富的膽鹼和鐵質，具有散瘀化結功效，能增強記憶，治療婦幼貧血，促進骨骼、牙齒生長和保健；含有一定量的甘露醇，可為治療水腫的輔助食品。

紫菜含碘量很高（每 1000 微克乾紫菜含碘 180 微克，而成人每日碘攝取量上限為 1 微克），碘不足會罹患甲狀腺炎、甲狀腺腫、甲狀腺機能不足或亢進、乳頭狀甲狀腺癌等；攝取過量，甲狀腺機能反而受損，初期反應是血中促甲狀腺激素高於正常值；攝取量高達 750μg/d 時，促甲狀腺激素濃度明顯上升。換言之，紫菜含碘量很高，如有甲狀腺問題者須特別注意，應聽取專業醫師的囑咐，食用安全量。

海苔

海苔擁有許多促進健康的功效，含有多種維生素與人體不可缺少的營養素。它濃縮了紫菜中的 B 群各種維生素，核黃素和尼克酸的含量也十分豐富，還有不少維生素 A 和 E，及少量維生素 C。海苔中含有 15% 左右的礦物質，有維持正常生理功能所必需的鉀、鈣、鎂、磷、鐵、鋅、銅、錳等，其中含硒和碘尤其豐富，可以幫助人體維持酸鹼平衡，有利於兒童成長發育，並抗氧化，延緩老化衰退速度；還含有牛磺酸，常吃有護肝作用，減少體內低密度膽固醇，預防動脈硬化、心肌梗塞等心血管疾病；喝酒時，搭配含有海苔的下酒菜，可降低身體的負擔。海苔不等於紫菜，也不是乾紫菜，兩者的營養價值是有差異的。

海苔易受潮而影響風味，可以保鮮盒常溫密封保存，並儘快食用完畢。亦可冷凍或冷藏保存，裝密封袋冷凍，大約可以保存一年；冷藏，則大概可以保存 2、3 個月，當然是趁新鮮時吃最保有風味與品質。

小博士 解說

《內經‧五色》顏面望診示例：
兩眉眼之間（肺、心）與鼻唇（胃、腸）灰紫：紫菜金針湯。
鼻唇（胃、腸）與下巴兩頰（腰腎）灰黯：紫菜蛋花湯。

紫菜、海苔之性味、歸經、功用與例方

藥名	性味、歸經	功用	例方
紫菜 海苔	鹹 寒 ， 入肝 、 胃 、腎、肺經	1. 紫菜含多醣，促進淋巴細胞轉化、提高機體免疫力、降低血清膽固醇總含量 2. 紫菜有效成分可防治腦腫瘤、乳腺癌、甲狀腺癌、惡性淋巴瘤，以及心血管疾病 3. 紫菜入藥具化痰軟堅、清熱利水、補腎養心功效 4. 海苔低脂零膽固醇，減重者可搭配食用	1. 海苔：紫菜烤熟後，經過調味處理，添加油脂、鹽和其他調料，成了「海苔」。紫菜煮湯養胃滌蕩腸胃垢膩，可以海苔代替紫菜 2. 紫菜蛋花湯：紫菜 2 公克煮湯，雞蛋 1 個打成蛋汁，入湯中，不加佐料，養益胃腸、維護腰腳 3. 紫菜金針湯：紫菜 2 公克、金針乾 6 公克，香油 1/2 茶匙。水滾後放入金針煮開，再入紫菜及鹽調味，熄火前滴入香油即可。開心安魂，調節自律神經傳導功能

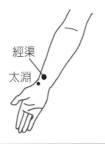

按摩太淵穴、經渠穴
清肺益氣、止咳化痰

經渠
太淵

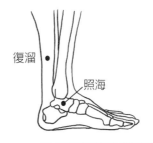

按摩復溜穴、照海穴
促進骨骼發育助成長

復溜
照海

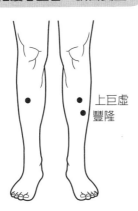

按摩上巨虛穴、豐隆穴
維護心血管、改善貧血

上巨虛
豐隆

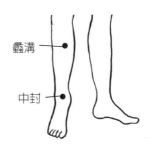

按摩蠡溝穴、中封穴
調節甲狀腺分泌功能

蠡溝
中封

1-19 海帶、昆布

海帶和昆布分類上皆屬於褐藻類，兩者品種不同，海帶是海帶科、海帶屬，昆布則是翅藻科、昆布屬。通常稱「昆布」，多數是指經過乾燥的乾品，尤其是日本昆布乾。《本草綱目》記載：「海帶可治瘦病（甲狀腺腫）與其它水腫證，有化痰、散結功能。」反甘草（東垣治療瘰癧、馬刀挾癭，海藻與甘草並用，蓋激之以潰堅也）。海帶是鹼性健康食物之一，味鹹、性寒，入肝、胃、腎、肺經；具軟堅散結、祛濕止癢、化痰平喘、通便排毒、消脂降壓、防止肥胖、抗老防衰等作用。

海帶、昆布的表面有黏稠的膠體，含多醣體，是腸道保健、增強免疫力的優質成分。昆布乾上有白霜似的白色粉末是甘露醇，在乾燥過程中釋出附在表面，是一種貴重的藥用物質，帶有甜味，是熬煮昆布時甘味的主要來源之一；現代科學研究證明，甘露醇具有降低血壓、利尿和消腫作用。

海帶、昆布中所含的昆布胺酸，是一種特殊的胺基酸，能降低血壓，預防高血壓和腦溢血；還含有大量不飽和脂肪酸EPA、黏液膠體海藻膠和膳食纖維，能降低膽固醇、減少人體對油脂的吸收、降低血液黏度、減少血管硬化機率；膠質促進體內放射性物質排出體外。所含岩藻多醣，是優質膳食纖維，減緩胃排空與食物通過小腸的時間，糖尿病患者食用後，即使胰島素分泌量減少，血糖也不會因此急速上升。常吃海帶、昆布預防心血管疾病，對於三高、脂肪肝、腎病、痛風等亦有預防與調理作用。

海帶、昆布中含有鉀、鈣、磷、鐵等多種礦物質，A、D、C、E、K等維生素，以及人體所需的錳、鋅、鈷、銅、鍶、鈦、釩等微量元素；且重要維生素如胡蘿蔔素、硫胺素 (B_1)、核黃素（B_2）、尼克酸（B_3）的含量也多。

海帶素是體內合成甲狀腺素的主要元素，常吃海帶美化髮質。碘可刺激腦下垂體，降低女性雌激素水平，維護卵巢正常機能，調整內分泌，消除乳腺增生之虞，並防治缺碘性甲狀腺腫。

海帶與昆布皆屬保健食品，但食用上亦有禁忌：

1. 罹患甲狀腺亢進、關節炎者，勿食。碘含量豐富，會加重病情；且含較多的尿酸，被人體吸收後容易在關節中形成尿酸結晶，加重關節炎症狀。
2. 孕婦和乳母不宜多吃，碘成分可隨血液循環進入胎兒和嬰兒體內，恐影響甲狀腺功能發育。

小博士 解說

海帶的正常顏色是褐綠色、深褐綠色，若顏色特別翠綠光亮，避免購買。新鮮海帶的海鮮味道較濃郁；經過特別處理的，其海鮮味減少，甚至出現藥水味。新鮮海帶觸摸起來又黏又滑、有韌性，如果缺乏黏性、韌性不佳，且厚度又厚，切勿購買。

海帶、昆布之性味、歸經、功用與例方

藥名	性味、歸經	功用	例方
海帶 昆布	鹹寒，入肝、胃、腎、肺經	1. 鹹潤下而軟堅，寒行水以瀉熱 2. 消癭瘤、結核、陰之堅癥積聚 3. 除痰飲、腳氣、水腫濕熱、消宿食 4. 治五膈、慢性支氣管炎、哮喘	1. 散腫潰堅湯：黃芩 30 克，知母、黃柏、龍膽草、花粉、桔梗、昆布各 20 克，柴胡、升麻、連翹、炙甘草、三稜、莪蒁各 10 克，葛根、歸尾、芍藥各 8 克，黃連 4 克。治熱毒痰瘀，壅結手足少陽經脈，致生馬刀瘡，從耳下延及缺盆或抵肩上、或連脇下，結硬如石。熱毒痰瘀，致生瘰癧，遍佈頸部，或至頰車，堅而不潰或潰破流膿水者。每服 6 至 7 克，先浸半日，煎，食後熱服，服後仰臥，取藥在上膈，另將半料蜜丸，留藥湯吞之，量虛實服。天容穴、缺盆穴區較僵硬或脹痛 2. 救苦勝靈丹：厚朴 12 克，黃耆、漏蘆、升麻、大麥芽、羌活、連翹各 4 克，柴胡 3 克，獨活、防風、炙甘草、葛根各 2 克，人參、牡丹皮、黨參、生地黃、熟地黃、白芍、鼠粘子、莪蒁、黃連、黃柏各 1.5 克，肉桂、益智仁、神麴末、昆布、三稜各 1 克，為細末，蒸餅為丸。每服 10 克。治瘰癧、馬刀挾癭，從耳下或耳後下頸至肩，或入缺盆中，乃手足少陽經分，其瘰癧在頸下或至頰車，乃足陽明經分受心脾之邪而作也。天牖穴、人迎穴區多僵硬或塌陷、疼痛 3. 橘核丸：橘核、海藻、昆布、海帶、川楝子、桃仁各 30 克，厚朴、八月瓜、枳實、延胡索、桂心、木香各 15 克，為細末，酒糊為小丸，每日服 1 至 2 次，每次 9 克，空腹溫酒或淡鹽湯送下。亦可按原方比例酌定用量，水煎服。治寒濕疝氣、睪丸腫脹偏墜，或堅硬如石、或痛引臍腹。氣街及關元穴區壓之疼痛

常按摩天容穴、天牖穴、人迎穴聰耳目、鬆肩頸、清咽喉

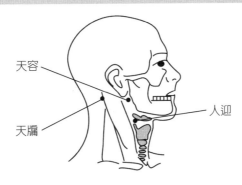

天容

人迎

天牖

1-20 裙帶菜

裙帶菜，俗稱「海帶芽」，是一種常見的食用海藻，屬褐藻門、海帶科的海植物、褐藻植物，亦稱海芥菜；葉綠呈羽狀裂片，外形像大破葵扇，也像裙帶，故取其名。含有多種營養成分，可防治多種疾病，被譽為海藻之王、綠色海參……等。

裙帶菜，含粗蛋白、精脂肪、醣類、灰質，含有維生素 A、B、C 和葉酸等多種維生素；還含有鈣、鐵、碘等人體所需礦物質，經常食用可保健強身。

其含碘量、粗蛋白質含量都高於海帶，加上富含胺基酸、粗纖維等微量元素，有利於兒童的骨骼、牙齒，以及智力發育。裙帶菜有營養高、熱量低、幾乎不含脂肪的特點，容易達到減肥、清理腸道、保護皮膚、延緩衰老的功效，是許多女性喜愛的菜餚，是為優質的減重減脂輔助食物。

含有十幾種人體必需的胺基酸，及鈣、碘、鋅、硒等礦物質；所含鈣質是補鈣之王牛奶的 10 倍，含鋅量是補鋅能手牛肉的 3 倍；0.5 公斤裙帶菜含鐵量等於 10.5 公斤菠菜，維生素 C 含量等於 0.75 公斤胡蘿蔔，蛋白質含量等於 1.5 個海參。對減緩老化、幫助體內紅血球及氧氣順利運輸，以及維護孕婦健康、維持胎兒正常發育，都具一定的營養價值。

裙帶菜的黏液中含有褐藻酸和岩藻固醇，能降低膽固醇，有利排出體內多餘的鈉離子，能清火安眠、排毒祛斑、強化血管、防止血液凝固、調節高血壓、防止動脈硬化、預防血栓發生、降低腦中風和心肌梗塞發生概率，也是抗細胞癌變的天然食品。

經常食用可提高人體的免疫功能，促進脂肪代謝、調節三高、增加心肌活力、促排泄排毒，對提高睡眠品質、預防糖尿病、內分泌失調等也有一定作用。有助紅血球、核酸與核蛋白形成，有助胎兒健康；對預防糖尿病、心血管疾病等也有一定作用。惟，脾胃虛寒、腹瀉便溏者不宜多食。

小博士 解說

在韓國，婦女產後坐月子會連續喝 3 個月的海帶類，包括裙帶菜的湯品，以滋補調理身體，而且他們認為有助排出污血。此外，韓國人為了紀念母親生育的辛苦，在生日當天會喝海帶湯。日本人稱海帶為「昆布」，由於日本四面環海，幾乎每一餐都會吃到新鮮的海產品，尤其是裙帶菜、海帶和海苔等類。裙帶菜已成為日本、韓國兒童和學生營養配餐的必備菜餚。

裙帶菜之性味、歸經、功用與例方

藥名	性味、歸經	功用	例方
裙帶菜 （海帶芽）	鹹寒，入肝、胃、腎、肺經	裙帶菜是提供膳食纖維、微量元素和礦物質的天然食材。 1. 助排泄排毒、控制體重、協助修復組織 2. 抗自由基、抗癌、防老化、抑制癌細胞活性 3. 慢性生活習慣病管理：降低三高疾病、改善血液循環 4. 維護孕婦、胎兒及嬰兒健康，促進胎兒神經發育、維護骨骼健康	1. 裙帶菜十全大補粥：熟地、當歸各 8 克，黨參、炙黃耆、白朮、白芍、茯苓各 5 克，炒川芎、炙甘草各 3 克，肉桂 1 克，10 碗水煮成 6 碗水，去渣，入半杯米煮粥，起鍋前，將 5 克海帶芽切小段放入，滾一下即可。改善老弱婦孺腸胃虛弱、排便不暢 2. 養胃裙帶菜料理：山藥、裙帶菜、洋蔥絲、木耳絲適量，煮味噌湯，或直接加蒜、薑清炒。改善暴飲暴食者腸胃脹氣 3. 開心涼拌裙帶菜：大蒜 3 粒切片，紅辣椒半根切圈、小黃瓜 1 條切薄片、海帶芽 50 克，糖 1 大匙、醬油 2 大匙、麻油 2 大匙、白醋 1 大匙半。海帶芽泡開，入滾水汆燙，撈出；麻油入鍋加熱，蒜片先炒香，加醬油、白醋和糖炒勻，熄火加入裙帶菜、小黃瓜片和紅辣椒圈拌勻放涼，入冰箱冷藏，入味即可。改善食慾不振、心煩氣躁，注意人迎穴至缺盆穴一帶的循環

胸悶鬱卒按缺盆穴、咽喉腫痛按人迎穴

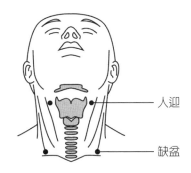

人迎

缺盆

1-21 獨活、羌活、防風、藁本

獨活

宣，搜風，去濕。有風不動，無風反搖，又名獨搖草（故治風）。治本經傷風頭痛，頭暈目眩（宜與細辛同用）、痙癇濕痺、奔豚疝瘕。血虛頭痛、遍身痛者，此屬內證，獨活、羌活並禁用。

羌活、獨活，古時不分。《本經》謂獨活一名羌活，所以《本經》、《別錄》只有獨活而無羌活。後世漸分用。以形虛大有臼如鬼眼，節疏色黃者爲獨活；色紫節密，氣猛烈者爲羌活；二者功效相似，然羌活氣濃烈，偏於發汗解表而走上；獨活則氣較淡，偏於祛風濕而走下。

羌活

宣，搜風，發表，勝濕。治風濕相搏，太陽、少陰頭痛（同川芎），凡頭痛多用風藥者，以巔頂之上，唯風藥可到也，督脈爲病，脊強而厥，剛痙柔痙，中風不語。

羌活勝濕湯：羌活、獨活各 3 克，藁本、防風、川芎、炙甘草各 1.5 克，蔓荊子 1 克，用水 300cc，煎至 150cc，去渣，溫服，空心食前。治外感風濕表證，頭痛頭重、腰背痠痛，或一身盡痛、難以轉側、苔白、脈浮。

防風

宣，發表，勝濕，散目赤、瘡瘍。若血虛痙急、頭痛不因風寒、泄瀉不因寒濕、火升發嗽、陰虛盜汗、陽虛自汗者，禁用。

黃潤者良。上部用身，下部用梢。畏萆薢。惡乾薑、白蘞、芫花。殺附子毒。

風藥皆能勝濕。防風乃風藥中潤劑，爲去風勝濕要藥。若補脾胃，非防風引用不能行。

瀉青丸：龍膽草、當歸各 12 克，川芎、梔子、大黃、羌活、防風各 10 克，將藥爲末，煉蜜爲丸，每次 5 至 9 克，每日 2 次，溫開水送服，或竹葉湯送下，小兒酌減。亦可改爲湯劑，以上藥 1/2 至 1 倍量水煎 2 次作 2 次服，1 日服 2 劑。治肝經鬱火上攻，實火蘊結、多怒易驚、夜寐不安、目赤腫痛、尿赤便秘，脈洪實，及小兒急驚、熱盛抽搐等。

瀉黃散：防風 150 克、甘草 110 克、藿香 30 克、石膏 20 克、梔子 40 克，上銼，同蜜酒微炒香爲細末，每服 5 至 7 克，水一盞，煎至五分，溫服清汁，無時。治脾胃伏火、熱在肌肉、口燥唇乾、口瘡、口臭、煩熱易飢或身黃肌熱。

藁本

宣，去風寒濕。爲膀胱經風藥。根紫色似芎而輕虛，氣香味麻。凡巔頂痛，宜藁本、防風、酒炒升、柴。治督脈爲病，脊強而厥；下行去濕，治婦人疝瘕、陰寒腫痛、腹中急痛（皆太陽寒濕）、胃風泄瀉（風濕客於胃也）；和白芷作面脂，消粉刺、酒齄。

藁本散：藁本、芎藭各 15 克，細辛、桂、雄黃各 7.5 克，搗研爲散。每用 3 克，敷瘡上。1 日 3 次。治口臭生瘡、唇瘡生肌、漏疳蟲蝕。

獨活、羌活、防風、藁本之性味、歸經、功用與例方

藥名	性味、歸經	功用	例方
獨活	辛、苦，微溫，入腎經、肝氣分	益肝腎、補氣血、祛風濕、止痹痛	獨活寄生湯：獨活 9 克，寄生、杜仲、牛膝、細辛、秦艽、茯苓、肉桂、防風、川芎、人參、甘草、當歸、白芍、熟地黃各 6 克，水煎服。治肝腎兩虧、氣血不足、腰膝痠痛、關節屈伸不利或麻木不仁
羌活	辛、苦，濕，氣雄而散，味薄上升。入膀胱、腎、肝經	瀉肝氣，搜肝風，小無不入，大無不通	大羌活湯：知母 9 克，防己、黃連、白术、羌活、防風、蒼术各 6 克，川芎、獨活、生地、黃芩、炙甘草各 3 克，細辛 2 克，水煎服。治風寒濕邪表證兼有裏證；頭痛發熱，惡寒，口乾煩滿而渴等證。壓診風府穴、風池穴區多刺痛
防風	辛、甘，微溫。歸膀胱、肝、脾經	1. 搜肝瀉肺，散頭目滯氣、經絡留濕 2. 發表散風、頭痛目眩、脊痛項強 3. 去風勝濕，止痛、止痙、止瀉	1. 玉屏風散：白术 20 克，防風、黃耆各 10 克、生薑 5 克，固表聖藥。治表虛自汗、惡風、面色蒼白、舌淡苔白、體虛易感風邪。壓診中府穴與中脘穴區多僵硬或塌陷、疼痛或脹痛 2. 防風通聖散：防風、荊芥、連翹、麻黃、薄荷、川芎、當歸、白芍炒、白术、山梔炒黑、大黃酒蒸、芒硝各 10 克，黃芩、石膏、桔梗各 20 克，甘草 40 克、滑石 60 克，加生薑、蔥白水煎服。治風熱壅盛、表裡俱實證，惡寒發熱、口苦而乾、大便秘結，亦治瘡瘍腫毒。壓診左天樞穴與關元穴區多僵硬或疼痛
藁本	辛、溫，入膀胱經	寒鬱本經、頭痛連腦者必用之	辛夷散：辛夷、白芷、升麻、藁本、防風、川芎、細辛、木通、甘草等分為末，每服 9 克，茶調下。治風寒鼻中壅塞，涕出不已，或鼻息不通，不聞香臭。壓診神庭穴、上星穴區多刺痛

✚ 知識補充站

　　大羌活湯組成中有羌活、防風與獨活，辛夷散則有藁本與防風，可以透過壓診比較，風府穴至風池穴區刺痛，宜大羌活湯；壓診神庭穴至上星穴區刺痛，宜辛夷散。以上辨診可為診治的重要參考。

1-22 葛根、升麻

葛根

　　輕，宣，解肌，升陽，散火。風藥多燥，葛根獨能止渴，以能升胃氣、入肺而生津耳。爲治脾胃虛弱泄瀉聖藥。療傷寒中風陽明頭痛，血痢溫瘧，腸風痘疹。生葛汁大寒，解溫病大熱，吐衄諸血。

　　多用升散太過，反傷胃氣。凡斑疹已見紅點，不可更服升葛湯，恐表虛反增斑爛。

1. 葛根湯：葛根 150 克，麻黃、生薑各 115 克，桂枝、芍藥各 75 克。發汗解升津疏經。治頭痛身疼、發熱無汗、惡風、項背強几几、或下痢或口噤不得語，欲作剛痙，苔薄白、脈浮。（太陽陽明合病）

2. 葛根蔥白湯：川芎 10 克，葛根、芍藥、知母各 7.5 克。水二鍾，生薑 7 片，蔥白 5 根，煎至一鍾，不拘時服。治感風熱，頭疼不止。

3. 葛根黃芩黃連湯：葛根 15 克，黃芩、黃連各 9 克，甘草 6 克，上藥四味，以水 800cc，先煮葛根，減至 600cc，納入諸藥，煮取 200cc，去渣，分溫再服。治外感表證未解、熱邪入裏、身熱、下利臭穢、肛門有灼熱感、心下痞、胸脘煩熱、喘而汗出、口乾而渴，苔黃，脈數。

4. 柴葛解肌湯：乾葛 15 克，白芍 10 克，柴胡、黃芩、羌活、白芷、桔梗各 5 克，甘草 3 克、生薑 6 克、大棗 2 枚、石膏 15 克。清熱解肌、緩急止痛。治太陽陽明合病，頭目眼眶痛、鼻乾不眠、發熱惡寒、無汗、脈微洪。適合感冒、流感、肺炎，及其他熱性病證。

升麻

　　輕，宣，升陽，解毒。治時氣毒癘頭痛（陽明頭痛，痛連齒頰）寒熱、肺痿吐膿、下痢後重、久瀉脫肛、崩中帶下、足寒陰痿、目赤口瘡、痘瘡斑疹、風熱瘡癘。發表透疹解毒宜生用，升陽舉陷固脫宜製用。陰虛火動者忌用。

　　裏白外黑，緊實者良，名鬼臉升麻，去鬚蘆用。或有參、補劑，須用升、柴，而又恐其太升發者，升麻、柴胡並用，蜜水炒之。

1. 元參升麻湯：玄參（元參）、升麻、炙甘草等分。治發斑咽痛。發斑者，陽明胃熱也；咽痛者，少陰相火也。

2. 升麻葛根湯：葛根、升麻、白芍、甘草等分，治麻疹未發或發而未透，證見發熱惡風，頭痛體疼、噴嚏、咳嗽、目赤流淚、鼻乾不得。口渴、舌紅苔乾、脈浮數。太陽初病頭痛者，不可服升，升陽散火湯發之，反引邪氣入陽明也。

3. 清震湯：升麻、蒼朮各 5 克，荷葉 1 枚。治雷頭風、頭面疙瘩腫痛、憎寒壯熱，狀如傷寒。

小博士 解說

　　《內經‧五色》顏面望診示例：
兩眉之間（肺）與顴骨（肩、臂）灰黯：葛根湯。
鼻唇（胃、腸）灰紫黯：柴胡升麻湯。

葛根、升麻之性味、歸經、功用與例方

藥名	性味、歸經	功用	例方
葛根	辛甘性平，輕揚升發。歸脾、胃經	1. 鼓胃氣上行，生津止渴 2. 開腠發汗、解肌退熱 3. 散鬱火、解酒毒、利二便、殺百藥毒	升陽散火湯：柴胡 30 克，葛根、升麻、羌活、獨活、人參、白芍各 20 克，炙甘草 10 克，防風、生甘草各 7.5 克，每服 20 克，加薑棗煎。治肌熱表熱、四肢發熱、骨髓中熱、熱如火燎、捫之烙手，此病多因血虛得之，及胃虛過食冷物，抑遏陽氣於脾土。壓診章門穴、中脘穴區多僵硬或塌陷、疼痛
升麻	甘辛微苦。入胃、脾經，亦入大腸、肺經	發表透疹、清熱解毒、升舉陽氣	柴胡升麻湯：赤芍、石膏各 40 克，荊芥、柴胡、前胡、黃芩各 25 克，升麻、葛根、桑白皮各 15 克，加薑 3 片，豉 20 粒，煎。治少陽陽明合病，傷風壯熱惡風、頭痛體痛、鼻塞咽乾、痰盛咳嗽、唾涕黏稠，及陽氣鬱遏、元氣下陷、時行瘟疫。壓診期門穴、風池穴區多僵硬或塌陷、疼痛

章門、中脘、期門三穴是診治胸腹部要穴

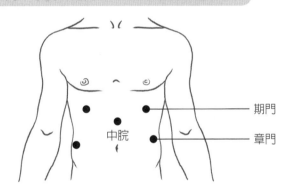

頭疼頭暈、頸瘕臉腫多按摩風池穴

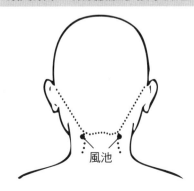

1-23 白芷、細辛

白芷

行手足陽明，入手太陰，爲陽明主藥；陽明之脈營於面，故治頭面諸疾。眉棱骨痛，因風熱與痰，同酒浸黃芩爲末，茶下。牙痛、鼻淵（鼻竇炎）、目癢、淚出、面皯、瘢疵、皮膚燥癢，三經風熱之病；及血崩血閉、腸風痔、癰疽瘡瘍，三經濕熱之病。

長期自律神經失調者，斟酌傍晚與清晨的頭痛，如產後多血虛頭痛（自眼尾上攻之偏頭痛，多在傍晚，宜四物加辛、芷）；過勞多氣虛頭痛（或額或巔，多在清晨，宜四君加芎、倍參），假以時日，效果很好。性升散，血熱有虛火者禁用。色白、氣香者佳，或微炒用。當歸爲使。惡旋覆花。

1. 芷芎牛腦湯：白芷、川芎各 10 克，擦牛腦上，加酒燉熟，熱食盡醉。治正、偏頭痛，最適合長期過勞，一累就頭痛欲裂者，用於早期，多可防範腦心血管疾病惡化。
2. 都梁丸：白芷蜜丸彈子大，每服一丸，荊芥點醋茶嚼下。食後常服，諸無所忌，只乾嚼咽亦可。治諸風眩暈；婦人產前產後乍傷風邪、頭目昏重及血風頭痛；暴寒乍暖、神思不清；陽明頭目昏暈。
3. 白芷湯：龍骨 75 克，白芷、鹿茸、訶黎勒、厚朴、牡丹皮、地榆、黃耆各 45 克，白朮、黃連、附子、代赭、桂各 40 克，黃芩 20 克，肉荳蔻 1 枚。爲粗末。每服 6 至 8 克，以水 1 盞，加生薑 3 片，煎取 7 分，去渣，食前溫服。治婦人血海虛冷，經行太過。
4. 白芷散：白芷 40 克、海螵蛸煆 2 個、胎髮煆 4 克，爲末，酒調下 6 至 8 克。治赤白帶滑脫不禁，或下元虛弱、經行不止。

細辛

宣散風濕，補肝潤腎。通精氣，利九竅，爲腎經本藥。祛風散寒、通竅、止痛、溫肺化飲，治耳聾、鼻淵、倒睫、便澀，並散結溫經、破痰下乳、行血發少陰之汗。

味濃性烈不可過用。味極辛，有小毒。惡黃耆、山茱。畏硝石、滑石。反藜蘆。陰虛陽亢頭痛，肺燥傷陰乾咳忌用。

小博士解說

1. 太陽病：(1) 脈浮、(2) 頸項強痛，開始發燒宜葛根湯、小青龍湯、柴胡桂枝湯，發燒很快，多超過 38℃。
2. 少陰病：(1) 脈微細、(2) 欲寐，血壓微高，宜真武湯、五苓散、麻黃附子細辛湯、當歸四逆湯，發燒較慢，多不超過 38℃。

頭痛脖子緊要發汗（桂枝、麻黃），累得想睡要休息，要和之、補之（附子、人參）；若無法改善建議前往醫院掛診，不宜亂服退燒藥或止痛藥。太陽病是免疫系統有狀況，或感冒，或腸胃有症狀，都需養護調理黏膜下相關淋巴組織。小青龍湯、葛根湯是治白天症狀的代表方；真武湯、麻黃附子細辛湯則是夜晚代表藥方。

白芷、細辛之性味、歸經、功用與例方

藥名	性味、歸經	功用	例方
白芷	辛溫、芳香。歸肺、胃經	1. 解表散風、除濕通竅、燥濕止帶 2. 活血止痛、消腫排膿 3. 生肌解毒，可作面脂	小青龍湯：法半夏、桂枝、白芍藥各 12 克，麻黃、乾薑各 8 克，炙甘草 6 克，五味子 5 克，細辛 4 克。為治飲在裏之表劑，用於痰飲咳喘或身體疼重、肢面浮腫，水飲內停、惡寒發熱、無汗、咳嗽、喘息。壓診中脘穴、肺俞穴多僵硬或疼痛
細辛	辛，溫。有小毒。歸肺、腎、心經；雖引心經，乃入腎經本藥	1. 祛風散寒，治諸風痺痛、咳嗽上氣、頭痛脊強者 2. 通竅止痛、溫肺化飲 3. 治膽虛驚癇、風眼淚下	麻黃附子細辛湯：附子 9 克，麻黃、細辛各 6 克，右三味，以水一斗，先煮麻黃，減二升，去上沫；內諸藥，煮取三升，去渣，溫服一升，日三服。治邪在裏之表劑，陽虛外感表寒證。惡寒較重，發熱，但欲寐、無汗、脈沉者。壓診關元穴、腎俞穴多僵硬或塌陷、疼痛

中脘穴診治心下水氣
關元穴診治小腹寒氣

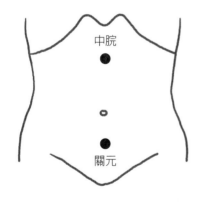

按肺俞穴滋陰補肺
按腎俞穴補養腎氣

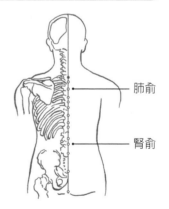

✚ 知識補充站

　　疾病的第一警覺線，不外乎體溫（發燒或低溫）、血壓（過高或過低）、血糖（食前、食後）之變化。

　　小青龍湯與麻黃附子細辛湯都治支氣管炎與過敏性鼻炎，不同的是治療飲在裏與邪在裏，其脈象不一樣。小青龍湯，脈浮，多心下中脘有水氣；麻黃附子細辛湯，脈細小多小腹關元有寒氣。

1-24 柴胡、前胡

柴胡

宣，發表和裏，退熱升陽。外感生用，內傷升氣酒炒用根，中及下降用梢，有汗、咳者蜜水炒。前胡、半夏為使。惡皂角。陰虛、火炎氣升者禁用。

治傷寒邪熱、痰熱結實、頭眩目赤、胸痞脇痛、口苦耳聾（皆肝膽之邪），婦人熱入血室、胎前產後諸熱、小兒痘疹、五疳羸熱、調整中樞神經系統。

1. 小柴胡湯：柴胡 24 克，黃芩、人參、半夏、甘草、生薑各 9 克，大棗 12 枚。上藥七味，以水 2400cc，煮取1200cc，去渣，再煎取 600cc，溫服200cc。日 3 服。治傷寒少陽證、往來寒熱、胸脇苦滿、不欲飲食、心煩喜嘔、口苦咽乾、脈弦而數、舌苔淡白者。婦人傷寒，熱入血室；及瘧疾、黃疸與內傷雜病，證見少陽證者。

2. 大柴胡湯：柴胡、生薑各 15 克，芍藥、黃芩、半夏、枳實各 9 克，大黃 6克，大棗 12 枚，上藥，以水 2400cc，煮取 1200cc，去渣再煎取 600cc，溫服 200cc，日 3 服。治少陽、陽明合病，往來寒熱、胸脇苦滿、嘔不止、口苦、鬱鬱微煩、心下滿痛或痞硬、大便不解或脇熱下利，舌苔黃厚，脈弦有力。

3. 復元活血湯：柴胡 15 克，大黃 12 克，當歸、栝蔞根、桃仁各 9 克，紅花、穿山甲、甘草各 6 克。治跌打損傷、瘀血滯留脇下，痛不可忍。

前胡

宣，解表，瀉，下氣。性陰而降，功專下氣，氣下則火降而痰消，能除實熱。皮白肉黑，味甘、氣香者良。半夏為使。惡皂角。忌火。無外感者忌用。

治風熱頭痛、風痰、痰熱哮喘、咳嗽嘔逆、胸膈滿悶、痞膈霍亂、小兒疳氣，有推陳致新之績。明目安胎。

柴胡、前胡均是風藥。但柴胡性升，前胡性降。肝膽經風痰，非前胡不能除。

前胡散：前胡、桑白皮、麥門冬、貝母各 5 克，杏仁 3 克、炙甘草 1 克、薑 3片，水一鍾半，煎七分，溫服。治心胸煩熱不利、咳嗽涕唾黏稠。

小博士解說

《內經‧五色》顏面望診示例法：
兩眉眼之間（肺、心）與鼻軟骨（肝）青灰黯：小柴胡湯。
鼻軟骨（肝）與鼻唇（胃、腸）青灰黯：大柴胡湯。

虛勞肌熱，若勞在肝、膽、心、心包等，皆有熱，則柴胡乃手足厥陰、少陽必用之藥；勞在脾胃有熱，或陽氣下陷，則柴胡為升清退熱必用之藥。惟勞在肺腎者，不可用耳。諸瘧以柴胡為君，佐以引經之藥；瘧非少陽經慎用。然而，瘧之不離少陽，猶咳之不離於肺也。勞瘧，熱從髓出，服茸、附諸藥之剛劑，氣血愈虧，熱有在皮膚、在臟腑、在骨髓；在骨髓者，非柴胡不可，諸勞多先偶而會脇痛。凡脇痛，多是肝木有餘，宜小柴胡湯加青皮、川芎、白芍。又，左脇痛，宜活血行氣；右脇痛，宜消食行痰。

柴胡、前胡之性味、歸經、功用與例方

藥名	性味、歸經	功用	例方
柴胡	苦、辛，微寒。歸肝、膽經	1. 疏散退熱、疏肝解鬱 2. 宣暢氣血、散結調經 3. 升陽舉陷、散十二經瘡疽	1. 柴胡桂枝湯：柴胡 150 克，半夏 50 克，桂枝、人參、黃芩、芍藥、生薑各 45 克，炙甘草 40 克，大棗 6 枚。治外感風寒、發熱自汗、微惡寒或寒熱往來、鼻鳴乾嘔、頭痛項強、胸脅滿痛、四肢煩疼、舌淡紅、苔白薄、脈弦浮大。壓診左液門穴與右陽池穴區多僵硬或塌陷、疼痛或脹痛 2. 秦艽扶羸湯：柴胡 8 克，秦艽、人參、當歸、鱉甲炙、地骨皮、紫菀、半夏、炙甘草各 4 克，加薑、棗煎。治肺痿骨蒸，或寒或熱成勞、咳嗽聲嗄不出、體虛自汗、四肢倦怠。壓診左勞宮穴與右陽池穴區多僵硬或塌陷、疼痛或脹痛 3. 人參敗毒散：人參、羌活、獨活、柴胡、前胡、川芎、枳殼、桔梗、茯苓各 40 克，甘草 20 克，每服 40 克，加薑 3 片、薄荷少許，煎。治正氣不足，外感風寒濕表證。憎寒壯熱、頭項強痛、肢體痠痛無汗、鼻塞聲重、咳嗽痰白、胸膈痞滿、舌苔白膩、脈浮濡或浮數而重按無力者。壓診左液門穴與右陽溪穴區多僵硬或塌陷、疼痛或脹痛
前胡	辛、甘、苦、寒，入肝、膽經	1. 暢肺解風寒 2. 悅脾理胸腹 3. 瀉肝熱、散膀胱邪	

✚ 知識補充站

　　20 世紀 70 年代初期，日本津村順天堂製成小柴胡湯提取物顆粒，有地滋教授發表「津村小柴胡湯顆粒對慢性肝炎有治療效果」的報告，小柴胡湯一時成了暢銷藥，出現百萬肝病患者同服「小柴胡湯」的盛況。90 年代初起不斷爆出小柴胡湯有副作用的新聞，1991 年 4 月日本厚生省向醫師、藥劑師下達了要注意小柴胡湯導致間質性肺炎的通告。自 1994 年 1 月至 1999 年 12 月報導了因服用小柴胡湯錠的副作用發生了 188 例間質性肺炎，其中 22 人死亡。

　　日本「小柴胡顆粒」藥品仿單上即標示著治療感冒後期的各種症狀。「小柴胡顆粒」作為感冒藥並不合適；臨床上，「小柴胡湯」的適應證在中醫醫療上都不是簡單之事。不學習中醫理論，不懂中醫辨證，照著藥品仿單吃藥，長期如此服用是很不妥當的。

1-25 麻黃、荊芥、連翹

麻黃

輕，發汗。性熱，過服瀉真氣。治中風傷寒、頭痛溫瘧、咳逆上氣、痰哮氣喘、赤黑斑毒、毒風疹痺、皮肉不仁、目赤腫痛、水腫風腫。

過劑則汗多亡陽，夏月禁用。厚朴、白薇爲使。惡辛夷、石膏。

麻黃與葛根皆輕揚發散，麻黃太陽經藥，兼入肺經，肺主皮毛；葛根陽明經藥，兼入脾經，脾主肌肉。麻黃與桂枝皆太陽經藥，麻黃治衛實，桂枝治衛虛。心主營爲血，肺主衛爲氣。故麻黃爲手太陰肺之劑，桂枝爲手少陰心之劑。

麻黃湯雖爲太陽發汗重劑，實散肺經火鬱之藥。麻黃、甘草同桂枝，引出營分之邪，達之肌表；佐以杏仁，瀉肺和氣。

桂枝湯雖爲太陽解肌輕劑，實爲理脾救肺之藥，加黃芩爲陽旦湯，以瀉肺熱。

發汗用莖去節，煮十餘沸，掠去浮沫，或用醋湯略泡，備用，亦有用蜜炒者（庶免太發）；止汗用根節。無時出汗爲自汗，屬陽虛；夢中出汗爲盜汗，屬陰虛。用麻黃根、蛤粉、粟米等分爲末，袋盛撲之佳。

麻黃湯：杏仁 12 克、麻黃 9 克、桂枝 6 克、炙甘草 3 克，上四味，以水 9 升，先煮麻黃，減 2 升，去上沫，內諸藥，煮取 2.5 升，去渣，溫服 8 合，覆，取微似汗，不須啜粥，餘如桂枝法將息。治外感風寒表實證。惡寒重、發熱輕、頭痛、骨節疼痛、無汗而喘、苔薄白、脈浮緊。

荊芥

一名假蘇。輕，宣，發表，祛風，理血，爲瘡家聖藥。反魚蟹、河豚、驢肉。治風，又兼治血者，以其入風木之臟，即是藏血之地也。連穗用，穗在於巔，故善升發；治血炒黑用，凡血藥用山梔、乾薑、地榆、棕櫚、五靈脂等，皆應炒黑者，以黑勝紅也。

荊防敗毒散：荊芥、防風、柴胡、茯苓、桔梗各 9 克，川芎、羌活、獨活各 6 克，枳殼、甘草、生薑各 5 克，上藥爲末。發汗解散風祛濕；治外感風寒濕邪、惡寒發熱、頭痛項強、肢體痠痛、腮腫、鼻塞、咳嗽有痰、無汗，苔薄白，脈浮或浮緊。

槐花散：槐花、側柏葉、荊芥穗各 10 克，枳殼 5 克。治濕熱內蘊所致腸風、臟毒、潰瘍性結腸炎、痔瘡便血，血色紫黯或鮮紅。

連翹

輕，宣，散結，瀉火。微寒升浮。形似心（實似蓮房有瓣）。

凡腫而痛者爲實邪，腫而不痛爲虛邪；腫而赤者爲結熱，腫而不赤爲留氣停痰，爲十二經瘡家聖藥，經曰：「諸瘡痛癢皆屬心火」。

清宮湯：玄參心 9 克、蓮心 2 克、竹葉捲心 6 克、犀角尖磨沖 6 克、連心麥冬 9 克，水煎服。抗菌、消炎、退熱，治發熱夜甚、神昏譫語，舌絳乾，脈細數。

麻黃、荊芥、連翹之性味、歸經、功用與例方

藥名	性味、歸經	功用	例方
麻黃	辛溫微苦，入膀胱，兼走心、大腸經	1. 輕能發汗解肌，去營中寒邪、衛中風熱 2. 調血脈、通九竅、開毛孔	1. 五積散：桔梗、蒼朮各 360 克，陳皮、枳殼、麻黃各 180 克，乾薑、厚朴各 120 克，白芷、川芎、甘草、茯苓、當歸、肉桂、芍藥、半夏各 90 克。針對寒、濕、氣、血、痰五積。治外感風寒、內傷生冷，身熱無汗、頭痛身疼、項背腰股拘急，胸滿惡食、嘔吐腹痛；婦女寒凝氣滯心腹疼痛、月經不調。壓診左天樞穴與中脘穴區多僵硬疼痛
荊芥	辛苦而溫，芳香而散。入肺、肝經	1. 散風濕、清頭目、利咽喉 2. 助脾消食、通利血脈 3. 清熱散瘀、透疹消瘡、破結解毒 4. 為風病、血病、瘡家聖藥	2. 防風通聖散：滑石 120 克，甘草 75 克，黃芩、石膏、桔梗各 40 克，防風、荊芥、連翹、麻黃、薄荷、川芎、當歸、白芍、白朮、山梔、大黃酒、芒硝各 20 克，加生薑、蔥白煎。發表攻裡、疏風清熱，治風熱壅盛、表裏俱實證。惡寒發熱、咽痛、口苦而乾、無汗心煩、小便短赤、大便秘結、舌苔黃膩、脈洪數。壓診左天樞穴與關元穴區多僵硬疼痛
連翹	苦、微寒，入心、心包、三焦、膽、大腸經	1. 清熱解毒、消癰散結、消腫排膿 2. 疏散風熱、利水通經、殺蟲止痛	托裏散：金銀花、當歸各 40 克，大黃、朴硝、花粉、連翹、牡蠣、皂角刺各 15 克，黃芩、赤芍各 10 克，半酒半水煎。治一切惡瘡、發背疔疽便毒，始發脈弦洪實數，腫甚欲作膿者

中脘穴是診治脾胃病常用穴
關元穴補腎益精、養護生殖泌尿系統
天樞穴養護升結腸與降結腸

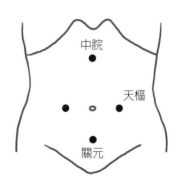

中脘

天樞

關元

✚ 知識補充站

《內經・五色》顏面望診示例：

兩眉之間（肺）灰白、下巴兩頰（腎、大腸）枯黯：防風通聖散。

鼻軟骨（肝、膽）黯、鼻唇（脾、胃、腸）灰紫黯或微腫：五積散。

1-26 紫蘇、薄荷、雞蘇、木賊、浮萍

紫蘇

宣，發表，散寒。表弱氣虛忌用葉，腸滑氣虛忌用子。多服瀉人真氣。氣香者良。宜橘皮。忌鯉魚。治霍亂腳氣。

蘇子與葉同功，潤心肺，尤能下氣定喘、止嗽消痰、利膈寬腸、溫中開鬱。蘇梗下氣稍緩，虛者宜之。葉發汗散寒、梗順氣安胎，子降氣開鬱、消痰定喘。炒、研用。

紫蘇配陳皮、砂仁，行氣安胎；配藿香、烏藥，溫中止痛；配香附、麻黃，發熱解肌；配川芎、當歸，和血散血；配桔梗、枳殼，利膈寬腸；配蘿蔔子、杏仁，消痰定喘；配木瓜、厚朴，散溫解暑。

參蘇飲：陳皮、甘草、桔梗、枳殼、生薑各 10 克，人參、蘇葉、乾葛、前胡、半夏、茯苓各 8 克，大棗 1 個。治氣虛外感風寒，內傷痰飲。惡寒發熱、頭痛鼻塞、咳嗽痰多、無汗、胸悶嘔噁、氣短倦怠，舌淡苔薄白、脈浮無力。

薄荷

輕，宣，散風熱。治頭痛頭風、中風失音、痰嗽口氣、語澀舌胎（含漱）、眼耳咽喉、口齒諸病（辛香通竅，而散風熱）、皮膚癮疹、瘰瘡疥、驚熱（凡小兒治驚藥，俱宜薄荷湯調）、骨蒸。破血止痢，能治血痢，血痢病在凝滯，辛能散，涼能清。薄荷，貓之酒也；被貓傷者，薄荷汁塗之。

虛人不宜多服，能發汗疏表，夏月多服，瀉人元氣。

加味逍遙散：當歸、茯苓、白芍、白朮、柴胡、煨薑各 4 克，牡丹皮、山梔子各 2.5 克，炙甘草、薄荷各 2 克。治怒氣傷肝，肝鬱血虛、化火生熱；煩躁易怒，或自汗盜汗、頭痛目澀、煩赤口乾；月經不調、更年期綜合症，少腹作痛或脹墜，小便澀，舌偏紅、苔薄黃、脈弦數；肝炎、盆腔炎、乳腺炎、肺結核、眼疾。本方乃逍遙散加牡丹皮、梔子而成，又稱丹梔逍遙散。

雞蘇

一名水蘇，一名龍腦薄荷。輕，宣，散熱，理血。

方莖中虛，似蘇葉而微長，密齒面皺，氣甚辛烈。清熱解毒、祛痰止咳。治頭風目眩、肺痿血痢、吐衄崩淋、喉腥口臭、咽喉疼痛、疔瘡等邪熱諸病。

木賊

宣、散熱、理血、輕發汗、退目翳。亦能發汗解肌，升散火鬱風濕。

治目疾、退翳膜（翳乃肝邪鬱遏，不能上通於目），及疝痛脫肛、腸風痔、赤痢崩中諸血病。主要應用於外感風熱，目赤翳障多淚，兼有表證者，較少用於一般風熱感冒。

浮萍

輕，發汗，利濕。辛散輕浮，達皮膚，發汗解表，透疹止癢，利水消腫。生於水，又能下水氣。表虛而自汗者勿用。紫背者良。

丹溪曰：浮萍發汗，甚於麻黃。治一切風濕癱瘓，小便不利兼風熱表證者，通調水道而利尿；開宣肺氣而發汗，又祛風止癢，治麻疹不透、風疹搔癢。燒煙辟蚊。

紫蘇、薄荷、雞蘇、木賊、浮萍之性味、歸經、功用與例方

藥名	性味、歸經	功用	例方
紫蘇	辛、溫。入心、肺經	1. 通心利肺、寬中消痰、定喘下氣 2. 和血止痛、安胎 3. 發汗解肌、祛風	蘇子降氣湯：半夏、蘇子、生薑各 10 克，甘草 8 克，肉桂、當歸各 6 克，前胡、厚朴各 4 克，大棗 3 枚，每服 6 至 8 克，水一盞半，入生薑 2 片，棗子 1 個，紫蘇 5 葉，同煎至八分，去渣熱服，不拘時候。治喘咳短氣，痰涎壅盛，胸膈滿悶，上盛下虛；或腰疼腳弱肢體怠倦。壓診左肺俞穴與腎俞穴區多僵硬或塌陷、疼痛
薄荷	辛、涼。入肺、肝經	1. 疏散風熱、清利頭目 2. 疏肝解鬱、利咽、透疹	銀翹散：銀花、連翹各 30 克，牛蒡子、薄荷、苦桔梗各 18 克，生甘草、豆豉各 20 克，淡竹葉、荊芥穗各 12 克，鮮蘆根 50 克。共粉碎為散，每服 3 克，鮮葦根湯煎，香氣大出，即取服，勿過煮。治溫病初起。發熱無汗，或有汗不暢，微惡風寒、頭痛口渴、咳嗽咽痛，舌尖紅，苔薄白或微黃、脈浮數。壓診肺俞穴與膈俞穴區多僵硬或塌陷、疼痛
雞蘇	辛而微溫。入肺、肝經	清肺下氣，理血辟惡而消穀	龍腦雞蘇丸：雞蘇葉 40 克，生地黃 25 克，麥冬 15 克，蒲黃、阿膠、木通、銀柴胡各 7.5 克，甘草 6 克，黃耆、人參各 4 克，木通、柴胡先浸二日，熬汁，地黃浸汁，熬膏，加蜜 115 克，煉過和丸梧子大，每服 6 至 8 克，細嚼湯下；一方有黃連。治肺有鬱熱、咳嗽、吐血衄血、下血熱淋、消渴、口臭口苦、清心明目。喻嘉言曰：「此丸兩解氣分血分之熱，宜常服之。」
木賊	溫微甘苦。入肝、膽經	1. 發汗解肌、疏散風熱 2. 益肝膽、明目退翳	神消散：黃芩、蟬蛻、甘草、木賊各 15 克，穀精草、蒼朮各 30 克，炒龍退（蛇蛻）3 條，上藥末。每服 6 克，夜臥時用冷水調下，治眼內黃膜上衝，赤膜下垂
浮萍	辛散輕浮。入肺、腎經	1. 發汗解表、透疹止癢 2. 利水消腫	浮萍一味，蜜丸酒服，治三十六種風。濃煮汁浴，治惡疾瘡癩遍身。搗汁服，達皮膚，揚邪汗，止搔癢、消渴

➕ **知識補充站**

　　《內經・五色》顏面望診示例：

　兩眉之間（肺）青灰白：川芎茶調散。

　鼻唇（脾胃）紫黯或微腫、下巴兩頰（腎）枯黯：蘇子降氣湯。

1-27 蒼耳子、天麻、秦艽、豨薟草、威靈仙

蒼耳子

一名卷耳，又名羊帶來。輕，發汗，上通腦頂，下行足膝，外達皮膚。散風除濕，通竅止痛。治頭痛目暗、齒痛鼻淵；外感風寒、惡寒無汗、頭痛鼻塞。可單用治風濕痹證、四肢拘攣。去刺，酒拌蒸。忌豬肉。血虛頭痛不宜，過量服用易致中毒，亦不宜持續服用。

蒼耳子研末，用大風子油為丸，散風除濕，治疥癩麻風。

蒼耳根葉作浴湯治遍身搔癢。蒼耳葉搗汁，治產後痢。

萬應膏：蒼耳根葉熬膏，治瘰癧瘡疥。

天麻

宣，祛風；息風止痙，平抑肝陽，祛風通絡。利腰膝、強筋力，治諸風眩掉、頭旋眼黑、風濕頑痹、小兒驚癇；並治頭風頭痛、癲癇強痙、四肢攣急、語言不順，一切中風、風痰。血液衰少及類中風者忌用。

半夏天麻白朮湯：神麴、炒白朮各3克，半夏、麥芽、蒼朮、人參、黃耆蜜製、橘皮、茯苓、澤瀉、天麻各1.5克，乾薑1克，黃柏酒洗0.5克，煎服。治脾胃虛弱、痰濕內阻、虛陽上擾，致成痰厥頭痛，證見頭痛如裂、目眩頭暈、胸脘煩悶、噁心嘔吐、痰唾稠黏、氣短懶言、四肢厥冷、不得安臥，舌苔白膩，脈弦滑。壓診扶突穴與風府穴區多僵硬或塌陷、疼痛或脹痛。

秦艽

宣，去寒濕。祛風濕，止痹痛、退虛熱、清濕熱，為風藥中潤劑，散藥中補劑。治風寒濕痹、通身攣急、虛勞骨蒸、急勞煩熱。陽明有濕則手足痿痛寒熱，有熱則日晡潮熱骨蒸；治濕勝風淫之證，利大小便。菖蒲為使，畏牛乳。

秦艽散：秦艽、柴胡各40克，甘草20克，為末，每服8至10克。治小兒骨蒸潮熱、食減瘦弱。

秦甘散：秦艽、炙甘草各40克，每服5克，或再加薄荷20克。治疸黃酒毒、腸風瀉血、口噤牙痛。

豨薟草

即豬膏草。宣，去風濕。苦辛。生寒，熟溫。《本草圖經》云：「生用則性寒，熟用則性溫。」一般治風濕痹證宜製用，濕瘡、濕疹宜生用。生用偏寒，善化濕熱，對風濕痹痛偏熱者，用之尤宜。瘡瘍腫毒、濕疹搔癢，以其清熱解毒，祛風濕而止癢，內服外用均可。

痹痛由脾腎兩虛、陰血不足，不由風濕而得者，風藥能燥血，忌服。

搗汁熬膏，與甘草、生地煎膏，煉蜜三味收之，酒調服尤妙。

威靈仙

宣，行氣，祛風。根叢鬚數百條，長者二尺餘，乾則色深黑，俗名鐵腳威靈仙。祛風濕、通經絡、消骨鯁，為風濕痹痛要藥。

其性善走，治中風、痛風、頭風頑痹、癥瘕積聚、痰水宿膿、風濕痰氣、黃膽浮腫、大小腸秘、一切冷痛。性極快利，積不痊者，服之有捷效；和砂仁、沙糖、醋煎，治諸骨鯁。忌茗、麵湯。疏瀉真氣，弱者慎用。

蒼耳子、天麻、秦艽、豨薟草之性味、歸經、功用與例方

藥名	性味、歸經	功用	例方
蒼耳子	甘苦性溫，有小毒，歸肺經	1. 散風除濕、通竅止痛 2. 上通腦頂，下行足膝，外達皮膚	蒼耳子散：白芷 60 克、辛夷花 30 克、蒼耳子 15 克、薄荷葉 2 克，為細末，1 次服 6 克，1 服 3 次，飯後用蔥、茶清調服；亦可以藥 1/3 量，其中薄荷葉 5 克，水煎 2 次作 2 次服，1 日服 2 劑。治風邪上攻所致之鼻淵，證見鼻流濁涕不止、前額頭痛、鼻塞、不聞香臭
天麻	辛溫，入肝經氣分	1. 息風止痙、平抑肝陽、祛風通絡 2. 益氣強陰、強筋力、疏痰氣	天麻鉤藤湯：天麻、山梔、黃芩、杜仲、益母草、桑寄生、夜交藤、朱茯神各 9 克，鉤藤（後下）、川牛膝各 12 克，生石決明（先煎）18 克，水煎服。治肝陽偏亢，頭痛頭脹、耳鳴目眩、少寐多夢，或半身不遂、口眼喎斜、舌紅、脈弦數。壓診天容及天柱穴區多僵硬或塌陷、疼痛或脹痛，且左側比右側痛
秦艽	苦、辛、微寒，入肝、膽、胃經	1. 祛風濕、止痹痛、退虛熱、清濕熱 2. 去腸胃熱、益肝膽氣 3. 養血榮筋、利大小便	大秦艽湯：秦艽 9 克，甘草、川芎、當歸、白芍、石膏、川獨活各 6 克，川羌活、防風、黃芩、吳白芷、白朮、生地黃、熟地黃、白茯苓各 3 克，細辛 1.5 克。水煎，去渣溫服，每服 30 克，不拘時。治風邪初中經絡，手足不能自主活動，舌強不能言，風邪散見，不拘一經者。壓診然谷穴與照海穴區多僵硬或疼痛
豨薟草（豬膏草）	苦、辛。生寒，熟溫。歸肝、腎經	1. 祛風濕、通經活絡、清熱解毒 2. 治肝腎風氣，四肢麻痺、筋骨冷痛、腰膝無力	豨薟丸：以五月五日、六月六日、七月七日、九月九日採者尤佳。去粗莖，留枝葉花實，酒拌蒸曬九次，蜜丸，甚益元氣。治風寒濕痹或中風痿痹、語言謇澀、肢緩骨痛，及風痹走痛，或十指麻木、肝腎風氣風濕諸瘡

✚ 知識補充站

濕熱流於肢節之間，腫屬濕，痛屬熱，汗多屬風，麻屬氣虛，木屬濕痰死血。十指麻木，亦是胃中有濕痰死血，脾主四肢故也。痛風當分新久，新痛屬寒，宜辛溫藥；久痛屬熱，宜清涼藥。河間所謂暴病非熱，久病非寒是也。大法宜順氣、清痰、搜風、散濕、養血、去瘀為要。

第 2 章
草部（二）

2-1 鉤藤鉤、茵芋、當歸

鉤藤鉤

宣，除風熱，定驚。有刺，類釣鉤。藤細多鉤者良，純用鉤，其功加倍。久煎則無力。鉤藤甘而微寒，入肝，息風止痙，治肝風內動，為驚癇抽搐常用藥。治大人頭旋目眩，小兒驚啼瘛瘲（搐搦），客忤胎風，發斑疹。主肝風相火之病，風靜火息，則諸證自除（相火散行於膽、三焦、心包）。

1. 鉤藤散：鉤藤、陳皮、半夏、麥門冬、茯苓、茯神、人參、甘菊花、防風、炙甘草、炙石膏，生薑等量。治肝經熱厥、頭暈目眩、胸膈脹痛、胸悶氣鬱、煩熱燥渴，或卒然拘攣、眼目翻騰、身熱足冷或吐利。

2. 鉤藤湯：鉤藤、石膏各 5 克，升麻、柴胡、大黃、黃芩、甘草、蛇蛻各 1 克，蟬蛻 1 只，竹瀝 5 毫升，水煎服，1 日服 2 劑。治小兒急驚風，證見高熱、手足抽搐、口角流涎、舌紅苔黃，指紋紫滯達命關者。

茵芋

宣，去風濕。莖赤，葉如石榴而短濃，莖炙用。主五臟邪氣，心腹寒熱羸瘦如瘧狀，發作有時，治諸關節風濕痺痛、四肢攣急、兩足軟弱。

茵芋丸：甘草 110 克，菖蒲、黃芩各 45 克，茵芋、秦艽、鉤藤、石膏、杜蘅、防葵各 40 克，松蘿 20 克，蜣螂 10 枚，為末，蜜丸小豆大，三歲以下服五丸，三歲以上服七丸，五歲以上服十丸，十歲以上至十五丸。治少小有風癇疾至長不除，或遇天陰節變便發動，食飲堅強亦發；百脈攣縮、行步不正、言語不便者。

當歸

補血活血、調經止痛、潤燥滑腸、潤澤皮膚、養血生肌、排膿止痛，為血中之氣藥，使氣血各有所歸。血滯能通，血虛能補，血枯能潤，血亂能撫，蓋其辛溫能行氣分，使氣調而血和，故名。畏菖蒲、海藻、生薑。惡濕麵。

治虛勞寒熱、咳逆上氣、溫瘧痢血、頭痛腰痛、心腹諸痛、風痙無汗。痿痺癥瘕、癰疽瘡瘍，衝脈為病；氣逆裏急，帶脈為病，腹痛腰溶溶如坐水中，及婦人諸不足，一切血證，陰虛而陽無所附者。

當歸頭，止血而上行，破血，治上用頭。當歸身，養血而中守，治中用身。當歸尾，破血而下流，治下用尾。全當歸活血而不走，通治全用。

1. 四物湯：當歸為君，白芍為臣，地黃為佐，藭芎為使，治血之總劑。血虛佐以人參、黃耆；血熱佐以條芩、梔、連；血積佐以大黃、牽牛。四物養陰，陰得其養血自生，非四物能生血。氣虛血弱當用人參，陽旺生陰血。四物湯取芍、地酸寒為陰，芎、歸辛溫為陽，取其相濟行血藥之滯。

2. 當歸補血湯：黃耆 30 克、當歸酒洗 6 克，㕮咀都作一服，煎至一盞，去渣溫服，三餐前食。補氣生血，治勞倦內傷、氣弱血虛、肌熱面赤、煩渴欲飲、脈洪大而虛，及婦人經行、產後血虛發熱頭痛，或瘡瘍潰後，久不癒合者。產後脫血無以養筋而發痙，宜十全大補湯。

鉤藤鉤、茵芋、當歸之性味、歸經、功用與例方

藥名	性味、歸經	功用	例方
鉤藤鉤	甘，微寒，歸肝、心包經	1. 息風止痙，清熱平肝 2. 治肝風內動、驚癇抽搐	鉤藤飲：鉤藤 5 克、羚羊角（研末沖服）0.3 克、全蠍（去毒）0.9 克、人參 3 克、天麻 6 克、甘草 1.5 克，水煎服，1 日服 2 劑。清熱熄風、益氣解痙，治小兒天釣，證見高熱、手足抽搐、驚悸壯熱、頭目仰視兼見氣虛者
茵芋	辛苦微溫，有小毒，入肝、腎經	1. 治風濕拘攣痹痛，風濕諸證多用之 2. 取葉煎湯熱含，治牙蟲喉痹甚效	1. 時珍曰：古方治風癇，有茵芋丸；治風痹，有茵芋酒；治產後風，有茵芋膏。風濕諸證多用之。茵芋、石南、莽草，皆治風妙品，近世罕有 2. 蘇頌曰：古方風濕，諸酒多用之，今人取葉煎湯熱含，治牙蟲喉痹甚效
當歸	甘、辛、苦、溫，入心、肝、脾經	1. 甘溫和血，辛溫散內，苦溫助心、散寒 2. 入心、肝、脾，為血中之氣藥 3. 潤腸胃、澤皮膚、養血生肌、排膿止痛	1. 養心湯：黃耆、茯苓、當歸、川芎、半夏麴各 6 克，柏子仁、酸棗仁、五味子、遠志、人參、肉桂各 4 克，炙甘草 2 克。治心血虛少、神志不寧、驚悸怔忡，或神倦、失眠、盜汗。壓診神門穴與少府穴區多僵硬疼痛 2. 歸脾湯：黃耆炙 15 克，白朮、茯苓、當歸、棗仁炒、桂圓肉各 9 克，遠志 6 克，甘草炙 4.5 克，人參、木香各 3 克，生薑 2 片，大棗 3 枚。治心脾氣血兩虛，心悸怔忡、健忘失眠、盜汗虛熱、食少體倦、便血、皮下紫癜、婦女崩漏、遺精陽痿。壓診太白穴與商丘穴區多僵硬或塌陷、疼痛或脹痛

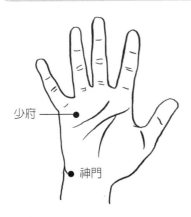

心悸胸痛多按摩神門穴、少府穴

少府

神門

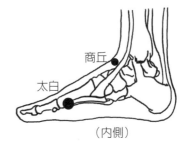

腹瀉便秘痔瘡多按太白穴、商丘穴

商丘

太白

（內側）

2-2 芎藭、白芍

芎藭

補血潤燥，宣，行氣搜風；香竄辛散，能走瀉眞氣，單服久服，令人暴亡。白芷爲使。畏黃連、硝石、滑石。惡黃耆、山茱萸。

治風濕在頭，血虛頭痛，引血下行，頭痛必用之。諸經氣鬱，亦能頭痛、腹痛脅痛、氣鬱血鬱、濕瀉血痢、寒痹筋攣、目淚多涕，諸風掉眩，及癰疽瘡瘍。加各引經藥：(1) 太陽羌活、(2) 陽明白芷、(3) 少陽柴胡、(4) 太陰蒼朮、(5) 少陰細辛、(6) 厥陰吳茱萸。

芎、歸能和血行氣通陰陽，男婦一切血證。

1. 古有川芎驗胎法，婦人過經三月，用川芎末，空心熱湯調服一匙，腹中微動者是胎，不動者是經閉。
2. 胃風湯：人參、白朮土炒、茯苓、當歸、芎藭、芍藥、桂等分，加粟米百餘粒，煎。治風冷乘虛，客於腸胃、飧泄注下、完穀不化，及腸風下血；又治風虛能食、牙關緊閉、手足瘲瘲、肉膶面腫，名曰胃風。
3. 如聖飲：羌活、防風、白芷、柴胡、甘草、黃芩、半夏、川芎、芍藥、當歸、烏藥加薑煎，入薑汁竹瀝服。治剛柔二痙、面赤項強、頭搖口噤、角弓反張，與瘲瘲同法。

白芍

補血、瀉肝，除血痹、破堅積、寒熱疝瘕。爲肺、脾行經藥，治瀉痢後重，脾虛腹痛。寒瀉冷痛忌用；產後忌用，產後肝血已虛，不可更瀉，必不得已，酒炒用之。

赤白各隨花色，單瓣者入藥。酒炒用，婦人血分醋炒，下痢後重不炒。惡芒硝、石斛。畏鱉甲、小薊。反藜蘆。白芍治血虛，能行氣。治腹痛、心痞脅痛、肺脹喘噫、癰腫疝瘕，以及鼻衄目澀、肝血不足、婦人胎產，及一切血病。

赤芍藥主治略同，尤能瀉肝火、散惡血，治腹痛堅積、血痹疝瘕、經閉腸風、癰腫目赤。白補而收，赤散而瀉。白益脾，能於土中瀉木；赤散邪，能行血中之滯。產後俱忌用。

芍藥配伍 (1) 白朮補脾、(2) 參補氣、(3) 歸、地補血、(4) 芎瀉肝、(5) 甘草止腹痛、(6) 黃連止瀉痢、(7) 防風發痘證、(8) 薑、棗溫經散濕。

1. 黃芩湯：黃芩 9 克，白芍、甘草各 6 克，大棗 4 枚。清熱止痢、和中止痛，治痢疾或腹瀉，證見發熱不惡寒、肛門灼熱、瀉下黏穢、腹痛、口苦、舌紅苔薄黃、脈弦數。
2. 芍藥甘草湯：白芍 15 克、甘草 7.5 克，治腹痛。
3. 芍藥湯：芍藥 30 克，當歸、黃連、黃芩各 15 克，檳榔、木香、炙甘草各 6 克、大黃 9 克、肉桂 5 克。水煎服。水二盞，煎至一盞，食後溫服。清熱燥濕、調氣和血，治腹痛、便膿血，赤白相兼，裡急後重、肛門灼熱、小便短赤，舌苔黃膩，脈弦數。
4. 四逆散：柴胡、枳實、白芍、甘草各 30 克。透解鬱熱、疏肝理脾，治熱厥證，雖手足厥冷，但身熱或脘腹疼痛，或泄利下重，或小便不利，脈弦。

芎藭、白芍之性味、歸經、功用與例方

藥名	性味、歸經	功用	例方
芎藭	辛，溫。歸肝、膽、心包經	1. 活血行氣，血中氣藥，助清陽開諸鬱 2. 祛風止痛、搜風散瘀、止痛調經	川芎茶調散：薄荷 240 克，川芎、荊芥穗各 120 克，羌活、白芷、炙甘草各 60 克，防風 45 克，細辛 30 克，研為細末。每服 6 至 8 克，食後用茶清調下。治外感風邪頭痛，頭痛久而不止，其痛或偏或正或巔頂作痛。壓診天柱穴至風府穴區僵硬或塌陷、疼痛
白芍	苦酸微寒，歸肝、脾經	1. 瀉肝火、安脾肺、固腠理 2. 和血脈、收陰氣、斂逆氣、散惡血、利小便 3. 緩中止痛、益氣除煩、斂汗安胎、補勞退熱	小續命湯：防風 2 克，桂枝、麻黃、杏仁去皮尖炒研、芎藭酒炒、白芍酒炒、人參、甘草炙、黃芩酒炒、防己各 8 分，附子 4 分，加薑、棗煎，每服 6 至 8 克。治「正氣內虛，風寒初中經絡」所致之半身不遂、口眼喎斜、語言失利、筋脈拘急、頭痛項強、苔白、脈緊；亦治剛柔二痙、腦溢血、高血壓、半身麻痺、顏面神經麻痺。壓診風池穴至風府穴區多僵硬或塌陷、疼痛

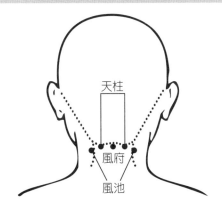

常按風池穴、風府穴、天柱穴
促進腦神經傳導及頸動脈循環

天柱

風府

風池

✚ 知識補充站

1. 小續命湯：防風為君，以「正氣內虛，風寒初中經絡」為主證，增強腦脊髓活動能力而治頭痛。
2. 川芎茶調散：薄荷為君，以「外感風邪」為主證，增強腦部耐氧力而治頭痛。
3. 半夏天麻白朮湯：白朮炒與神麴為君，以「脾胃虛弱」為主證，增強上矢狀靜脈活動能力而治頭痛。

2-3 生地黃、乾地黃、熟地黃

生地黃

　　清熱涼血，養陰生津；大瀉火，多服損胃。生則寒，乾則涼，熟則溫。生掘鮮者，搗汁飲之，或用酒製，則不傷胃。治吐衄崩中、傷寒陽強、痘證大熱。

1. 九味羌活湯：羌活、防風、蒼朮各6克，川芎、白芷、生地、黃芩、甘草各3克，細辛2克，加生薑、蔥白煎。治外感風寒表濕證，證見惡寒發熱、無汗頭痛、肢體痠楚疼痛、口苦而渴，舌苔白薄，脈浮緊。

2. 瓊玉膏：生地2400克、茯苓450克、人參225克、白蜜1200克，生地先熬汁去渣，入蜜煉稠，再將參、苓為末，和入磁罐封，火煮半日，白湯化服。治乾咳，改善肺氣腫、慢性肺梗塞、慢性間質性肺炎。

3. 消渴方：黃連、天花粉、生地汁、藕汁、牛乳，將黃連、花粉為末調服，或加薑汁、蜂蜜為膏噙化。治渴證，胃熱善消水穀，改善初期糖尿病。

4. 滋燥養榮湯：當歸酒洗6克，生地黃、熟地黃、芍藥炒、黃芩酒炒、秦艽各4.5克，防風3克、甘草1.5克，水煎服。治火爍肺金，血虛外燥、皮膚皺揭、筋急爪枯，或大便風秘。

乾地黃

　　補陰，涼血。胃虛氣弱忌服。酒製則上行外行，薑製則不泥膈。惡貝母，畏蕪荑。忌萊菔、蔥、蒜、銅鐵器。得酒、門冬、丹皮、當歸良。

　　為咳嗽陰虛要藥，治血虛發熱、勞傷咳嗽、痿痺驚悸、吐衄尿血、血運崩中、足下熱痛、折跌絕筋，填骨髓、長肌肉、利大小便、調經安胎；亦能殺蟲，治心腹急痛，以乾地黃搗汁和麵作餺飥食，利出蟲，忌用鹽。

熟地黃

　　平補肝腎，養血滋陰。以好酒拌砂仁末，浸蒸曬九次用。地黃性寒，得酒與火與日則溫；性泥，得砂仁則和氣，且能引入丹田。

　　滋腎水、補真陰、填骨髓、生精血，聰耳明目、黑髮烏髭。治勞傷風痺，胎產百病，為補血之上劑。

　　還少丹：熟地黃75克，山藥、酒浸牛膝、枸杞各45克，山茱肉、茯苓乳拌、杜仲薑汁炒斷絲、遠志去心、酒蒸五味子、酒蒸楮實、炒小茴香、酒浸巴戟天、酒浸肉蓯蓉各40克，石菖蒲20克，加棗肉，蜜丸，鹽湯或酒下。治脾胃心腎虛損，腰膝痠軟、頭暈目眩、神疲乏力、健忘失眠、不思飲食、肢體瘦弱、遺精、夜尿頻數、舌淡苔白、脈沉弱。

小博士 解說

　　《內經‧五色》顏面望診示例：

眉眼之間（肺心）鼻軟骨（肝膽）青灰黯：易簡地黃飲子。

眉眼之間（肺心）鼻軟骨（肝膽）下巴兩頰（腎）青灰黯：河間地黃飲子。

　　唾血者，血隨唾出；咯血者，隨痰咯出，或帶血絲，出腎經及肺經。自兩脇逆上吐出者，屬肝經。衄血者，血溢於腦，從鼻而出；咳血者，咳出痰內有血，並屬肺經。吐出嘔出成盆成碗者，屬胃經。

生地黃、乾地黃、熟地黃之性味、歸經、功用與例方

藥名	性味、歸經	功用	例方
生地黃	甘苦大寒，入心、腎經	1. 入心腎、瀉丙火、清燥金 2. 消瘀通經、平諸血逆	易簡地黃飲子：人參、黃耆蜜炙，生地黃、熟地黃、天門冬、麥門冬、枇杷葉蜜炙、石斛、澤瀉、枳殼麩炒等分，每服 8 至 10 克。治消渴煩躁、咽乾面赤。壓診太溪穴、崑崙穴區多僵硬疼痛
乾地黃	甘苦寒，入心、腎、心包、肝、小腸經	滋陰退陽，生血涼血	膠艾湯：白芍、乾地黃各 12 克，艾葉、當歸各 9 克，川芎、阿膠、甘草各 6 克，以水 5 升，清酒 3 升，合煮，取 3 升，去渣，内膠令消盡，溫服 1 升，日 3 服。不瘥更作。治婦人衝任虛損，血虛有寒證；崩漏下血，月經過多，淋漓不止，產後或流產損傷衝任，下血不絕；或妊娠胞阻，胎漏下血，腹中疼痛。壓診三陰交穴、太衝穴區多僵硬疼痛
熟地黃	甘而微溫，入心、腎、心包、肝經	1. 滋腎水、補真陰、填骨髓、生精血 2. 聰耳明目、黑髮烏髭	河間地黃飲子：熟地黃、巴戟去心、山茱萸、肉蓯蓉酒浸、附子炮、官桂、石斛、茯苓、石菖蒲、遠志、麥冬、五味子等分，入薄荷少許，薑、棗煎服，每服 20 克。治中風舌瘖不能言，足廢不能行，此少陰氣厥不至，名曰風痱。急發溫之。壓診照海穴、太溪穴區多僵硬或塌陷、疼痛或脹痛

✚ 知識補充站

　　《醫方集解》之四物湯：當歸酒洗、生地黃各 12 克，芍藥 8 克、芎藭 6 克，治一切血虛，及婦人經病，以血虛有熱為主。

　　《太平惠民和劑局方》之四物湯：當歸、川芎、熟地黃各 12 克。治營血虛滯、頭暈目眩、心悸、耳鳴、唇甲無華，婦人月經不調，量少或經閉不行，臍腹作痛，舌淡紅、脈弦細或細澀，以補虛損為主。

　　經漏不止曰崩，血熱則妄行，宜以生地黃涼之，虛人忌用，用於乾地黃可也。男子多陰虛，宜熟地；女子多血熱，宜生地。產前當清熱養血為主，產後宜大補氣血為主，血虛不可專補其氣，氣虛不可徒補其血。凡勞病，陽虛宜四君補氣；陰虛宜四物補血；陰陽俱虛者，宜合用，名八珍湯。若胃虛氣弱之人，過服歸地等劑，反致痞悶，飲食減少，變證百出。

2-4 何首烏、牡丹皮、續斷、骨碎補

何首烏

平補肝腎，澀精，和氣血。治勞瘦風虛、崩帶瘡痔、瘰癧腫諸病、惡瘡。時珍曰：「不寒不燥功在地黃、天冬諸藥之上。」

有赤、白二種，夜則藤交，一名交藤，有陰陽交合之象。赤雄入血分，白雌入氣分。以大如拳、五瓣者良，三百年者大如栲栳，服之成地仙。凡使赤、白各半泔浸，竹刀刮皮切片，用黑豆與首烏拌勻，鋪柳甑，入砂鍋，九蒸九曬用。茯苓為使。忌諸血、無鱗魚、萊菔、蔥、蒜、鐵器。

製首烏甘、澀，微溫，歸肝、腎經，補益精血、固腎烏鬚。生首烏甘、苦，平，歸心、肝、大腸經，截瘧解毒、潤腸通便。為滋補良藥；益陰補肝，瘧疾要藥。

牡丹皮

苦、辛，微寒；清熱涼血，活血散瘀；瀉伏火而補血，為吐衄必用之藥。單瓣花紅者入藥，肉濃者佳。花白者補，赤者利。酒拌蒸用，畏貝母、菟絲、大黃。忌蒜、胡荽、伏砒。

治中風、五勞、驚癇；除煩熱、療癰瘡、下胞胎，退無汗之骨蒸（地骨皮治有汗之骨蒸）。黃柏治相火，丹皮之功更勝，故仲景腎氣丸用之，六味地黃丸、桂附八味丸、知柏八味丸等，也用之。

1. 桂附八味丸：六味地黃丸加附子、肉桂各 40 克。治相火不足，腰痠腳軟、肢體畏寒、虛羸少氣，益火之原以消陰翳，尺脈弱者宜之。
2. 知柏八味丸：六味地黃丸加黃柏、知母各 75 克。治陰虛火動、骨痿髓枯、虛煩盜汗、腰脊痠痛、骨蒸潮熱、遺精，壯水之主以制陽光，尺脈旺者宜之。
3. 濟生腎氣丸：桂附八味丸加車前子、牛膝。補腎助陽、利水消腫，治蠱脹、腰重腳腫、小便不利、畏寒肢冷、腰膝痠軟。

續斷

苦、甘、辛，微溫。補肝腎，理筋骨，止血安胎，療傷續折，為女科外科之上劑。狀如雞腳，皮黃皺節節斷者眞。去向裏硬筋，酒浸用。地黃為使。

治腰痛胎漏、崩帶遺精、腸風血痢、癰痔腫毒。主金瘡折跌（以功命名）、止痛生肌。

三痺湯為獨活寄生湯去桑寄生，加黃耆、續斷，亦治慢性運動神經麻痺、腦溢血後遺症、半身或全身麻痺、手足麻木、坐骨神經痛、肌痛肌炎、風濕性關節炎。獨活寄生湯能調節機體免疫平衡及血液循環，治風濕性及類風濕性關節炎。

骨碎補

補腎強骨，活血續傷。根似薑而扁長，去毛用，生用或砂燙用，或蜜拌蒸。有溫補腎陽、強筋骨、益虛損之功，治折傷（以功命名，粥和敷傷處）、耳鳴（耳鳴必由腎虛）、牙痛（炒黑為末，擦牙，咽下亦良）、久瀉；單用本品浸酒服，並外敷，能行血脈、續筋骨、療傷止痛，治跌仆損傷；配補骨脂、牛膝等，治虛腰痛腳弱；配熟地、山茱萸等，治腎虛耳鳴、耳聾、牙痛。

何首烏、牡丹皮、續斷、骨碎補之性味、歸經、功用與例方

藥名	性味、歸經	功用	例方
何首烏	製者甘澀、微溫；歸肝、腎經生者甘苦、平；歸心、肝、大腸經	1. 堅腎補肝益血、澀斂精 2. 添精益髓、養血祛風、強筋骨、烏髭髮 3. 令人有子	七寶美髯丹：何首烏 30 克，茯苓、牛膝、當歸、枸杞子、菟絲子各 9 克，破故紙 4 克，蜜丸。補血、強壯，治肝腎虛弱、氣血不足、鬚髮早白、脫髮掉髮、牙齒浮搖、夢遺滑精、筋骨無力、身體消瘦。增強內分泌功能，改善婦女氣血不足、貧血眩暈、月經不調、面色萎黃、疲倦乏力、腰腿痠軟、骨質疏鬆、不孕。壓診太衝穴、三陰交穴多僵硬疼痛
牡丹皮	辛甘寒微，入心、腎、心包、肝經	1. 瀉血中伏火，和血、涼血而生血 2. 破積血、通經脈	六味地黃丸：熟地黃 24 克，山茱萸、山藥各 12 克，澤瀉、茯苓、牡丹皮各 9 克。治肝腎陰虛、腰膝痠軟、頭目眩暈、耳鳴耳聾、盜汗遺精、骨蒸潮熱、手足心熱，或消渴，或虛火牙痛、口燥咽乾，舌紅少苔，脈細數。壓診太溪穴、照海穴區多僵硬或塌陷、疼痛或脹痛 六味丸以地黃為君，七寶丹以何首烏為君，各有配合未可同類共施，當各依本方隨病施損益
續斷	苦、甘、辛，微溫。歸肝、腎經	1. 補肝腎、強筋骨 2. 宣通血脈、理筋骨、療傷續折 3. 暖子宮、止血安胎	三痺湯：人參、黃耆、茯苓、甘草、當歸、川芎、白芍、生地黃、杜仲、牛膝、續斷、桂心、細辛、秦艽、獨活、防風等分，加薑、棗煎。治肝腎氣血不足、血氣凝滯、手足拘攣，以及風、寒、濕三痺
骨碎補	苦溫，入心包、肝、腎經	1. 補腎強骨續傷，療骨痿、耳鳴 2. 破血止血、活血	骨碎補單品研末，入豬腎中煨熟，空心食之，治虛久瀉。腎主二便，久瀉多屬腎虛，不可專責脾胃也

常按摩三陰交、太溪、照海三穴補腎強骨、暖宮助孕

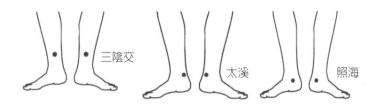

2-5 益母草、澤蘭、白薇

益母草

通行瘀血，生新血。一名茺蔚。

治血風血暈、血痛血淋、胎痛產難、崩中帶下、消疔腫乳癰、通大小便，為經產良藥。益母子主治略同，調經益精、明目活血、順氣逐風、行中有補；治心煩頭痛、胎產帶崩，令人有子。辛散之藥，瞳子散大者忌服。

益母根莖花葉實，皆可同用。若治瘡腫胎產，消水行血，則宜並用；若治血分風熱，明目調經，用子為良。蓋根莖花葉專於行，子則行中有補也。

1. 益母草膏：單用熬膏服，治血瘀所致的月經不調、經水量少。
2. 返魂丹：小暑端午或六月六日，採益母莖葉花實，為末蜜丸，治胎前產後百病。搗汁熬膏亦良。

澤蘭

通、行血，消水。治產後血瀝腰痛，吐血鼻血，目痛頭風，癰毒撲損。補而不滯，行而不峻。防己為使。

蘭草、澤蘭，一類二種，俱生下濕。蘭草走氣分，利水道、除痰癖、殺蟲辟惡，為消渴良藥。澤蘭走血分，故能消水腫、塗癰毒、破瘀除癥，為女科要藥。

1. 行功散（運功散）：三七、沒藥、代赭石、乳香、紅花、甘草、丁香、蘇木、貝母、木香、香附、桔梗、澤蘭、骨碎補、薄荷腦、冰片等分。飯後服用。治跌打損傷所引起的不適；身體虛弱者與補氣血藥方配合治療；脊髓動過手術可加入骨碎補、杜仲、續斷、龜鹿二仙膠等一同服用。
2. 清魂散：川芎 5 克、人參 4 克，澤蘭葉、荊芥各 3.75 克，甘草炙 1 克，為末，溫酒調下，更宜燒漆器，焠醋炭於床前，使聞其氣。治產後惡露已盡，忽昏暈不知人。
3. 柏子仁丸：柏子仁、熟地黃、牛膝、卷柏、續斷、澤蘭等分。治婦女月經不調或瘀積不通、血虛有火、月經耗損，漸至不通、羸瘦而生潮熱，及室女思慮過度，經閉成勞。

白薇

似牛膝而短小柔軟。去須酒洗用。利陰氣，下水氣，治中風身熱支滿，忽忽不知人，血厥，婦人尤多。惡大黃、大戟、山茱、薑、棗。

1. 竹皮大丸：甘草 18 克，生竹茹、石膏各 15 克，桂枝、白薇各 7.5 克，為末，棗肉和丸，彈子大，以飲服 1 丸，日 3 夜 1 服。治婦人產後虛熱，心煩不安，嘔心嘔吐。
2. 不眠白薇散：白薇、栝蔞根、枳實、辛黃仁、甘草、赤芍各 35 克，酸棗仁 110 克為細散。每服 7.5 克，酒調下，1 日 4 至 5 次。治金瘡煩悶，不得眠臥，疼痛。
3. 千金白薇散《千金翼方》：白薇、芍藥等分，酒調服。治胎前產後遺尿不知時。
4. 《證治準繩》白薇散：白薇、白薇、白芍藥等分，為末。每服 7.5 克，粥飲調下。治膀胱虛熱，小便不禁。
5. 陰挺白薇散：白薇、川芎、熟地、桂心、牡丹皮、甘草、當歸、澤蘭葉、蒼朮、芍藥等分，為末。治婦人胎前產後諸證，婦人陰挺。

益母草、澤蘭、白薇之性味、歸經、功用與例方

藥名	性味、歸經	功用	例方
益母草	辛微苦寒，入心包、肝經	1. 活血調經、去瘀生新 2. 利水消腫、解毒	益母丸：益母草（並子）500 克，大生地、當歸、白芍各 90 克，烏賊骨、澤蘭葉、香附各 120 克，益母草先熬為膏，餘藥再共為末，加入煉蜜和丸，如梧桐子大。每服 8 至 10 克，溫開水送下。養血活血、理氣調經。治婦女瘀滯腹脹或小腹隱痛、月經不調。壓按關元穴區、石門穴區多僵硬疼痛
澤蘭	苦甘辛香，入脾、肝經	1. 瀉熱和血、散鬱舒脾、調經理帶 2. 活血祛瘀、利尿退腫、消癥瘕	澤蘭丸：澤蘭葉、牡丹皮、芎藭、當歸、延胡索、莪蒁、三稜、芍藥、熟地黃各 30 克，桂、青橘皮、烏頭各 20 克，為末，用酒麵糊為丸，如梧桐子大。每服 20 丸，治室女血氣不調，經止後復來、臍腹冷疼
白薇	苦、鹹、寒。歸胃、肝經	利陰氣、下水氣	白薇湯：白薇、當歸各 30 克，人參 15 克，為粗末，用水 300 毫升，煎至 150 毫升，去渣熱服，每服 15 克。治鬱冒，又名血厥。患者平居無痰，忽然如死，身不動搖，默默不知人，目閉不能開，口噤不能言，或微知人，惡聞人聲，但如眩冒，移時方醒，由汗出過多所致。壓按巨闕穴、膻中穴區多僵硬疼痛

> 石門穴、關元穴是調理婦科病證常用穴
> 巨闕穴、膻中穴是順氣解胸痞常用穴

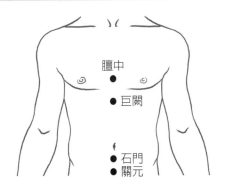

膻中
巨闕
石門
關元

✚ 知識補充站

　　古方調經治不孕常用白薇。不孕緣於血熱血少、真陰不足，陽勝而內熱，故營血日枯。益陰清熱，則血自生旺而有子，須佐以歸、地、芍藥、杜仲、蓯蓉等。

2-6 艾葉、延胡索

艾葉

宣，理氣血，燥，逐寒濕。爲治帶要藥，治吐衄崩帶、腹痛冷痢，霍亂轉筋，殺蛇，治癬（醋煎）；煎湯外洗，治濕疹搔癢。

艾絨，是艾葉經過反復曬杵、捶打、粉碎，篩除雜質、粉塵，得到的軟細如棉的物品，爲灸法的主要用料。色澤灰白，柔軟如絨，易燃而不起火焰，氣味芳香，適合灸用。有粗細之分，粗者用於溫針或製作艾條，細者用於製作艾炷。質地以陳年者爲佳。具通經活絡、溫經止血、散寒止痛、生肌安胎、回陽救逆、養生保健的作用。血熱爲病者禁灸。

煎服宜鮮者，醋、香附爲使。溫經止血宜炒炭用；餘則生用。治咳喘入煎宜後下。

外科有用乾艾作湯，投白礬 8 至 12 克，洗瘡，然後敷藥者。灸之透諸經治百病；丹田氣弱、臍腹冷者，以熟艾裝袋，兜臍腹甚妙。寒濕腳氣，亦宜以此夾入襪內。

1. 四生丸：生荷葉、生艾葉、生柏葉、生地各 100 克，丸劑，每服 6 至 12 克。或酌定用量作湯劑水煎服。涼血止血，治吐血、衄血。臨床常用於胃潰瘍吐血，及肺結核、支氣管擴張咯血。

2. 艾附暖宮丸：當歸、川芎、白芍、熟地黃、艾葉、香附各 30 克，醋製小丸，1 次服 10 克，1 日服 3 次；上藥各 1/3 量，水煎 2 次作 2 次服，1 日服 2 劑。補血、調經，調理卵巢功能，治不孕、痛經。

3. 膠艾湯：白芍、乾地黃各 12 克，艾葉、當歸各 9 克，川芎、阿膠、甘草各 6 克，本方乃四物湯加阿膠、艾葉、甘草而成，治衝任脈虛所致之經水淋漓，及胎前產後下血不止者。

延胡索

宣，活血，利氣。辛溫走而不守，通經墮胎。根如半夏，肉黃、小而堅者良。酒炒行血，醋炒止血，生用破血，炒用調血。

爲活血利氣第一藥，治氣凝血結、上下內外諸痛、癥瘕崩淋、月候不調、產後血暈、暴血上衝、折傷積血、疝氣危急。血熱、氣虛者禁用。

牡丹皮散：牛膝、赤芍藥、莪蒁各 2 克，三稜、丹皮、桂心、延胡索、歸尾各 1 克，爲粗末，每服 9 克；或水酒各半煎。治婦人久虛羸瘦、血氣走疰、心腹疼痛、不思飲食。

小博士解說

《內經·五色》顏面望診示例：

眼眉之間（肺心）鼻唇（脾胃）青灰黯：四生丸。

鼻樑（肝膽）、雙唇（脾胃）、下巴兩頰（腎）青灰黯：艾附暖宮丸。

艾葉、延胡索之性味、歸經、功用與例方

藥名	性味、歸經	功用	例方
艾葉	苦辛。生溫，熟熱。純陽之性通十二經，入肝、脾、腎經	1. 理氣血、逐寒濕 2. 暖子宮、止諸血 3. 溫中開鬱、調經安胎	艾附丸：艾葉、枳殼、肉桂、附子、當歸、赤芍、沒藥、木香各 30 克，沉香 15 克，為細末，艾葉並枳殼用米醋於沙鍋內煮，令枳殼爛，同艾細研為膏，和藥末為丸，如梧桐子大。每服 8 至 10 克，溫酒或米飲送下，空腹時服。治婦人血海虛冷、月水不行、臍腹疼痛、筋脈拘攣，及積年堅瘕積聚。壓按太衝穴、太白穴區多僵硬疼痛
延胡索	辛苦而溫。入手足太陰、厥陰經	1. 行血中氣滯、氣中血滯 2. 通小便、除風痺	延胡索散：當歸、延胡索、蒲黃、赤芍、肉桂各 15 克，片子薑黃、乳香、沒藥、木香各 9 克，甘草 8 克，每服 15 克，水一盞半，生薑 7 片，煎至七分去渣，食前溫服。治婦人室女七情傷感，遂使氣與血並，心腹作痛，或連腰脇，或連背臂，上下攻刺，經候不調；一切血氣疼痛，並可服之。壓按太衝穴、太溪穴區多僵硬疼痛

✚ 知識補充站

　　艾絨純度越高品質越好，艾絨純度是以多少公斤艾葉製作成 1 公斤的艾絨，比例數來表示。有 5:1、8:1、10:1、15:1、……35:1 等等。再高做出來的絨比較細碎，稱艾絮。依艾葉陳放的年份，分一年陳艾絨、二年陳艾絨、……五年陳艾絨等。依級別分：普通級（8:1 以下）、高級（15:1 以下）、特級（25:1 以下）、極品（25:1 以上）四種艾絨，其中特級、極品艾絨因其顏色金黃，稱做金艾絨。

　　《本草綱目》：「凡用艾葉，須用陳久者，治令軟細，謂之熟艾；若生艾，灸火則易傷人肌脈。」選用艾絨，多用陳艾絨為宜。在艾灸過程中，純度為 10:1 以下的艾絨適合做溫和灸，10:1 以上的艾絨可做直接灸。

2-7 紅花、茜草、紫草、凌霄花

紅花

古名紅藍花。通經行血、祛瘀止痛、潤燥，入肺經。瘀行則血活，有熱結於中、暴吐紫黑血者，吐出爲好；吐未盡，加桃仁、紅花行之，大抵鮮血宜止，瘀血宜行。少用養血，多則行血，過用能使血行不止而斃。

1. 紅藍花酒方：用紅花 40 克，以酒一大升，煎減半，頓服一半，未止，再服。治六十二種風，兼腹內血氣刺痛。

2. 通竅活血湯：老蔥切碎 15 克，桃仁、紅花、生薑各 9 克，赤芍、川芎各 3 克，麝香 0.5 克，紅棗去核 7 枚（300克），用黃酒 250 毫升，將前七味煎至 150 毫升，去渣，將麝香入酒內，再煎二沸，臨臥服。治頭髮脫落、眼疼白珠紅、酒糟鼻、久聾、紫白癜風、牙疳、婦女乾血勞、小兒疳證等；改善腦震盪後遺症、智能障礙症。

茜草

通經，行血涼血、化瘀止血。別名：茹藘、蘆茹、茜根、蒨草、血見愁、活血丹。止血炒炭用；活血通經生用或酒炒用。其苦寒泄降之性，專入肝經血分，能涼血止血，又能活血散瘀。治風痺黃疸、崩運撲損、痔瘡瘻。根可染絳，忌鐵。血少者忌用。

茜草散：茜草，用井華水調服，1 日3 至 5 次；渣敷傷處，治土蛇咬傷。

十灰散：大薊、小薊、荷葉、側柏葉、白茅根、茜草根、梔子、大黃、丹皮、棕櫚等分，各燒炭存性，共研極細末製爲散。每服 5 至 9 克，每日 2 至 3 次，白蘿蔔汁或開水沖服，亦可改作湯劑使用，涼血止血、瀉火清熱，又活血祛瘀，防止血留瘀。

紫草

甘鹹氣寒，涼血活血、利九竅、通二便、瀉血熱、滑腸。去頭鬚，酒洗。

治心腹邪氣（即熱也），水腫五疸、癬惡瘡（血熱所致）及痘瘡血熱毒盛、二便閉澀者，血熱則毒閉，得紫草涼之，則血行而毒出。紫草性寒，小兒脾實者可用，脾虛者反能作瀉。瀉者、大便利者忌用。古方惟用茸，取其初得陽氣，以類觸類，用發痘瘡。

凌霄花

凌霄花，一名紫葳；藤生，花開，五瓣，黃赤有點，不可近鼻，嗅之傷腦。宜生產乳餘疾、崩帶癥瘕、腸結血閉、淋風瘙、血熱生風之證。女科多用，治經閉癥瘕、產後乳腫、風疹發紅、皮膚搔癢、痤瘡；孕婦忌之。肺癰有用之爲君藥者，凌霄花爲末，和密陀僧唾調，敷酒甚驗。

1. 紫葳散：紫葳、肉桂、赤芍、白芷、延胡索、當歸、劉寄奴、丹皮等分，紅花少許，用酒一份，水二份，煎服。治經水不來，發熱腹脹。

2. 凌霄花散：當歸、木香、沒藥各 30克，凌霄花、桂心、赤芍藥各 15 克，爲散。每服 3 克，不計時候，以熱酒調下。治婦人久積風冷、氣血不調、小腹㽲刺疼痛。

紅花、茜草、紫草、凌霄花之性味、歸經、功用與例方

藥名	性味、歸經	功用	例方
紅花	辛苦甘溫，入肺、心經	1. 破瘀血、活血、潤燥 2. 生新血、消腫止痛	桃紅四物湯：熟地黃 24 克，當歸、白芍各 12 克，桃仁 9 克，川芎、紅花各 6 克，水煎 2 次作 2 次服，1 日服 2 劑。養血活血、通絡調經、祛瘀止痛，治頭痛、偏頭痛、血管神經性頭痛、眼底出血性疾病（恢復期）、月經不調。壓按太衝穴與神門穴區多僵硬或疼痛
茜草	酸鹹溫，入心包、肝經	1. 涼血、行血、止血 2. 化瘀通經	四烏鰂骨一藘茹丸：烏鰂骨四份、藘茹一份（臨牀上皆稱茜草），二物併合之，配以雀卵，丸大如小豆，以五丸為後飯，飲以鮑魚汁，利腸及肝膽；並益精補血、止血化瘀，治胸脇支滿、不思飲食、血枯經閉、四肢清冷、頭暈目眩、二便出血、月事漸少，或月經過多及帶下。壓按膻中穴與石門穴區多僵硬或疼痛
紫草	甘鹹氣寒，入心包、肝經	1. 涼血活血 2. 利九竅、通二便	紫雲膏：紫草根、當歸等分，浸泡於麻油中（或以橄欖油代之），隔日以小火隔水加熱油萃 30 分鐘，濾淨後取浸泡之麻油製作紫雲膏
凌霄花	甘酸而寒，入心包、肝經	去血中伏火，破血去瘀	鱉甲煎丸：鱉甲炙、芒硝各 36 克，柴胡、蟅螂熬各 18 克，牡丹皮去心、蟅蟲、赤芍藥各 15 克，蜂窩炙 12 克，地虱熬、乾薑、大黃、桂枝、石韋去毛、厚朴、射干燒、黃芩、紫葳（凌霄花）、阿膠炙各 9 克，桃仁、瞿麥各 6 克，半夏、人參、葶藶子熬各 3 克，方中 23 味藥共為末，取煅灶下灰一斗，清酒一斛五斗，浸灰，候酒盡一半，著鱉甲於中，煮令泛爛如膠漆，絞取汁，內諸藥，煎為丸，如梧子大，空心服 6 至 9 克，每日 3 服。治瘧母，證見脇下有痞塊，或疼痛或拒按；並治五臟瘀血痰結證。壓按太衝穴與大陵穴區多僵硬疼痛

多按摩神門穴安神寧心、通經活絡
常按摩大陵穴清心寧神、助眠少夢

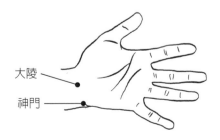

大陵

神門

2-8 大薊、小薊、三七、地榆、蒲黃、卷柏、藺茹、菴藺子

大薊、小薊

瀉，涼血。治吐衄、腸癰、女子赤白濁，安胎。兩薊相似，花如髻，常配伍同用。大薊莖高葉皺，小薊莖低而葉不皺，皆用根。小薊力微，破瘀生新、保精養血、退熱補虛，治下焦結熱血淋，兼能利尿，治尿血、血淋尤宜。大薊消癰毒，治冷氣入陰囊、腫滿疼痛。

三七

一名山漆。散瘀止血、活血定痛。為血證良藥，用於各種內外出血證，尤以有瘀者為宜，為金瘡杖瘡要藥。治吐血衄血、血痢血崩、目赤癰腫（醋磨塗即散）。孕婦禁用，肝腎功能異常者禁服。

地榆

澀、止血、涼血，解毒斂瘡。似柳根，外黑裏紅；取上截，炒黑用。梢皮行血。惡麥冬。

治各種熱性出血證，如吐血、咯血、衄血、便血、崩漏及血痢等，以及癰腫瘡毒、水火燙傷，為治燙傷之要藥。血虛禁用；虛寒瀉痢，及初起者忌用。

蒲黃

化瘀止血，利尿；生滑行血，炒澀止血；炒黑性澀，止一切血崩洩精；又能化瘀，對出血證無論屬寒屬熱，有無瘀血，皆可隨證配伍用之。香蒲，花中蕊屑，湯成入藥。

蒲黃散：鬱金 90 克、蒲黃 60 克，搗為散。每服 6 克，空腹用粟米飲調下，1 日 2 次。治瘀熱凝結膀胱、尿血不止。

卷柏

活血通經。常生在山地岩石上，拳攣如雞足，俗稱萬年松，以孢子作有性繁殖。生用辛平，破血通經，治癥瘕淋結；炙用辛溫，止血，治腸風脫肛。凡使鹽水煮半日，井水煮半日，焙用。治婦女月經不調、經閉或月經過多、腹痞塊。

藺茹

瀉，破血；辛寒有小毒。根如萊菔，皮黃肉白，葉長微闊，折之有汁，結實如豆。甘草為使。蝕惡肉、排膿血、殺疥蟲、除熱痹、破癥瘕；亦治婦人血枯。

菴藺子

瀉，行水，散血；苦辛微寒，入肝經血分，行水散血，散中有補。薏苡為使。治陽痿經澀、產後血氣作痛、腰膝骨節重痛，閃挫折傷、撲打方多用之。

小博士 解說

《內經・腹中論》：「帝曰：有病胸脇支滿者，妨於食，病至則先聞腥臊臭，出清液，先唾血，四肢清，目眩，時時前後血，病名為何？何以得之？岐伯曰：病名曰血枯，此得之年少時，有所大脫血，若醉入房中，氣竭肝傷，故月事衰少不來也。帝曰：治之奈何？復以何術？岐伯曰：以四烏鰂骨、一藘茹，二物並合之，丸以雀卵，大如小豆，以五丸為後飯，飲以鮑魚汁，利腸中及傷肝（利肝膽也）。」血枯，多過勞所致。

大小薊、三七、地榆、蒲黃之性味、歸經、功用與例方

藥名	性味、歸經	功用	例方
小薊 大薊	苦、甘，涼。歸心、肝經	破血下氣，行而帶補	小薊飲子：生地黃 20 克，小薊根、滑石、通草、蒲黃、淡竹葉、藕節、當歸、梔子、甘草各 5 克，水煎溫服，空心食前服，1 日服 2 劑。涼血止血、利水通淋、解熱，治急性泌尿道感染、急性腎小球腎炎、腎盂腎炎、蛋白尿。壓按京門穴區及中極穴區多僵硬或疼痛
三七	甘苦微溫，入胃、大腸、心包、肝經	1. 化瘀止血、活血定痛 2. 輔助治療心血管疾病	丹七散：丹參、三七、冰片。活血化瘀、理氣止痛；治血瘀氣滯之心胸痺痛、頭痛眩暈、經行腹痛、跌打損傷或胸脇損傷，改善心血管功能。壓按巨闕穴區與膻中穴區多僵硬、疼痛
地榆	苦、酸，微寒。歸肝、胃、大腸經	涼血止血、解毒斂瘡	地榆散：地榆、黃耆、枳殼、檳榔、川芎、黃芩、槐花、赤芍藥、羌活各 3 克，白薇、蜂房炒焦、甘草炙各 1.5 克，上藥用水 300 毫升，煎至 150 毫升，空腹時服。治痔瘡腫痛
蒲黃	甘，平。歸肝、心經	1. 行血消瘀通經脈、利尿 2. 治仆打損傷、瘡癤諸腫	1. 蒲黃散：蒲黃 300 克、附子 40 克，為末，酒服方寸匕，日 3，不知增之，以意消息。治從高墮下，有瘀血者。壓按太衝穴與太溪穴區多僵硬或疼痛 2. 失笑散：五靈脂、蒲黃各 3 克，醋 5 毫升，水煎 2 次作 2 次服，1 日服 2 劑。活血祛瘀、散結止痛，治小腸氣及心腹痛，痛處固定而拒按；或產後惡露不行，或月經不調，少腹急痛。壓按膻中穴與巨闕穴區多僵硬、疼痛

太淵穴宣肺平喘、清咽消腫，防治流感
神門穴改善更年期症狀，提升睡眠品質

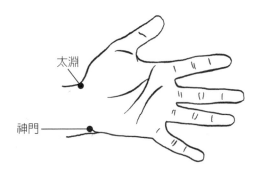

太淵

神門

2-9 鬱金、薑黃、莪蒁、荊三稜

鬱金

宣，行氣解鬱，瀉，涼血破瘀；活血行氣止痛，解鬱清心。能散能行，能活血，又行氣解鬱、止痛。治吐衄尿血，婦人經脈逆行，血氣諸痛，產後敗血攻心。

鬱金末加韭汁、薑汁服，治經不下行、上為吐衄諸證。痰中帶血者，加竹瀝。鬱金同升麻服，下蠱毒不吐則下。

白金丸：鬱金 260 克、白礬 110 克，米（或薄荷）糊丸服。鬱金入心散惡血，明礬化頑痰，治因驚憂、瘀血塞於心竅所致之癲狂失心。

薑黃

瀉，破血、行氣、通經止痛，血虛者勿用。治氣脹血積，產後敗血攻心，通月經、療撲損；又治癥瘕血塊、癰腫。片子者能入手臂，治風寒濕痹。

薑黃、鬱金、莪蒁，三者形狀、功用大略相近，鬱金入心，專治血；薑黃入脾，兼治血中之氣；莪蒁入肝，治氣中之血。三物不同，所用各別。

莪蒁

瀉，破血、行氣、消積。治心腹諸痛、冷氣吐酸、奔豚癖瘕。雖為瀉劑，亦能益氣，治氣短不能接續。莪蒁香烈，行

氣通竅，同三稜用，治積聚諸氣良。

木香丸：木香、莪蒁、白朮、人參、當歸各 20 克，麝香、白芍各 0.3 克。為末，都研令勻，煉蜜為丸，如綠豆大。3 歲兒，每服 1 至 2 克，以粥飲送下，1 日 3 次。治小兒胎寒腹痛、大便青。

木香檳榔丸：黃柏、大黃、香附、牽牛子各 90 克，木香、檳榔、青皮、陳皮、莪蒁、黃連各 30 克。行氣導滯、泄熱通便，治積滯內停、濕熱蘊聚之證。脘腹脹痛、下痢赤白、裏急後重、舌苔黃膩、脈沉實，亦治便秘，可改善急性胃腸炎、腸梗塞、食積便秘。

荊三稜

瀉，行氣、破血、消積、消腫止痛、通乳墮胎；功近香附而力峻。虛者慎用。色黃體重，若鯽魚而小者良。醋浸、炒，或麵裏煨。所治病證與莪蒁基本相同，常相須而用；然三稜偏於破血，莪蒁偏於破氣。

牡丹皮散：牛膝、赤芍藥、莪蒁各 6 克，三稜 4 克，丹皮、桂心、歸尾、延胡索各 3 克，為粗末。每服 9 克，水酒各半煎。治婦人久虛羸瘦、血氣走疰、心腹疼痛、不思飲食。

小博士 解說

蠲痹湯與獨活寄生湯都為治療痹證常用方，蠲痹湯用於營衛兩虛，痹痛偏於上肢、肩臂、頸背神經痛；獨活寄生湯用於肝腎兩虧，痹痛偏於下肢、腰膝、坐骨神經痛。

《內經‧五色》顏面望診示例：

鼻軟骨（肝脾）青灰、雙唇（胃腸）紫黯：木香檳榔丸。

鼻軟骨（肝脾）青灰、鼻下（膀胱子處）深紫黯、下巴兩頰（腎）蒼灰：牡丹皮散。

鬱金、薑黃、莪蒁、荊三稜之性味、歸經、功用與例方

藥名	性味、歸經	功用	例方
鬱金	辛苦氣寒，入心、肝經	涼心熱、散肝鬱、下氣破血	琥珀散：滑石 2 克，琥珀、木通、萹蓄、木香、當歸、鬱金炒各 1 克，為末服。治氣淋、血淋、膏淋、砂淋。氣淋便澀餘瀝，血淋尿血而痛，膏淋便出如膏，砂淋精結成石，勞淋遇勞即發，冷淋寒戰後洩，熱甚生濕，則水液渾濁為淋。壓診關元穴與崑崙穴區多僵硬、疼痛
薑黃	苦辛，入脾、肝經	1. 理血中之氣，下氣破血 2. 除風消腫	蠲痺湯：生薑 15 克，當歸、赤芍、薑黃、黃耆、羌活各 9 克，甘草 3 克、大棗 3 枚，治風濕痺痛、身體煩疼、項背拘急、腰腿沉重、手足痺痛、舉動艱難，皮膚麻木不仁、筋脈無力。壓診關元穴與足三里穴區多僵硬或疼痛
莪蒁	辛苦氣溫，入肝經	1. 破氣中之血、消瘀通經 2. 開胃化食、解毒止痛	大七香丸：木香、丁香、檀香、甘松、丁香皮、橘皮、砂仁、白荳蔻、三稜、莪蒁各 150 克，大茴香 95 克。為末，醋糊為丸，綠豆大。每服 6 至 8 克，生薑煎湯送下，治中脘停滯、氣不流轉、水穀不分、腸鳴、氣走胸膈、痞悶腹急而痛，瀉則腹下須臾又急，亦有腹急氣塞而不通者。壓診中脘穴與足三里穴區多僵硬或塌陷、疼痛
荊三稜	苦平，入肺、肝、脾經	1. 破血中之氣 2. 散一切血瘀、氣結	

子宮虛寒不孕者常灸關元穴可助孕
胃食道逆流、常胃痛多按摩中脘穴

習慣性頭痛、膝踝關節痛多按崑崙穴
消化不良、便秘多按足三里

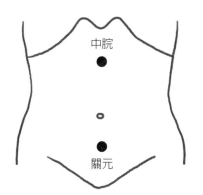

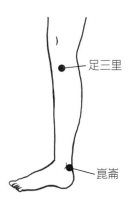

2-10 白茅根、蘆根、苧根、薔薇根、芭蕉根、大黃

白茅根

　　甘寒，入心、脾、胃經，補中益氣，除伏熱，消瘀血，利小便，解酒毒，屬止血藥。治吐、衄諸血、血閉寒熱、淋瀝崩中、傷寒噦逆、肺熱喘急、內熱煩渴，是治黃疸水腫良藥、口瘡神藥。白茅根的芽、花、根藥用價值都很高，根治療各種出血證，亦治病毒性肝炎。夏天煮湯、煲粥，清暑解渴。茅針，潰癰癤。茅花搗汁服，治仆損瘀血、鼻衄、產淋。

　　茅根銀花茶：新鮮白茅根 40 克、金銀花 20 克，加 1000cc 水煮沸，去渣，去熱解毒，治急慢性扁桃腺炎、火氣大致牙周炎。

蘆根

　　蘆根甘益胃生津，降火清肺熱、化痰濁，助唾液分泌；屬清熱瀉火藥，養胃生津功效佳，治嘔噦反胃、消渴客熱、傷寒內熱、止小便數；亦屬養陰藥。鮮蘆根較乾蘆根更好，解魚、蟹、河豚毒。取逆水肥濃者，去鬚、節用。

　　配蘆根與生地、麥冬等治口眼乾燥；配竹茹等治嘔吐呃逆；配白茅根、車前子等治熱淋澀痛。

苧根

　　甘寒而滑，補陰破瘀，解熱潤燥，治天行熱疾、大渴大狂。用於血熱出血及外傷出血諸證，能清熱止血安胎，治胎漏下血、胎動不安、諸淋血淋；清熱解毒，治熱毒癰腫、丹毒；搗貼赤游丹毒、癰疽發背、金瘡折傷、雞魚骨鯁。汁能化血

為水，療消渴。苧皮與產婦作枕，止血運，安腹上、止產後腹痛。

薔薇根

　　薔薇根（角蒿）苦澀而冷，辛苦有小毒，入胃、大腸經。清熱解毒、除風熱濕熱、生肌殺蟲；並活血調經、固精縮尿、消骨鯁。為口瘡神藥，治惡瘡有蟲、瘡癰瘡癬、口瘡口糜、牙痛、痔血、鼻衄；亦治瀉痢消渴、遺尿頻尿、子宮脫垂。

芭蕉根

　　味甘大寒，瀉熱解毒、利尿、止渴、通便秘。治天行熱狂、煩悶消渴、風熱頭痛、黃疸、水腫、腳氣、血淋血崩、產後血脹；並治一切腫毒、癰腫疔瘡、瘡口不合、丹毒、腫毒、風疹，並研敷。

大黃

　　大苦大寒。入心包、肝、脾、胃、大腸經血分。性浮而不沉，用走而不守，酒浸能引至高之分，蕩滌腸胃，下燥結而除瘀熱。傷元氣而耗陰血，病在氣分，胃虛、血弱人禁用。

　　治傷寒時疾，發熱譫語、溫熱瘴瘧、下痢赤白、腹痛裏急，黃疸水腫、癥瘕積聚、留飲宿食、心腹痞滿、二便不通，吐血衄血、血閉血枯、損傷積血，一切實熱，血中伏火。行水除痰、蝕膿消腫、推陳致新，定禍亂致太平，有將軍之號。

　　邪氣在上，大黃非酒製不至，若用生者，則遭至高之邪熱，病癒後，或目赤、喉痹、頭痛、膈上熱疾生也。

大黃之例方組成、主治與診治穴道

藥方	組成與煮服法	主治	診治穴道
大承氣湯	1. 厚朴 300 克去皮炙、大黃（酒洗）150 克、芒硝 60 克、枳實 5 枚炙。水煎服，大黃後下，湯成去渣取汁，入芒硝溶化，分溫再服，大便通利止後服 2. 大黃炮製方法不同，腸道吸收部位也不一樣 3. 大承氣湯「急下之」，除差一味芒硝外，厚朴劑量差四倍之多，大承氣湯以厚朴為君，小承氣湯以大黃為君	1. 陽明腑實證，大便不通，頻轉矢氣，脘腹痞滿，腹痛拒按，按之硬，潮熱譫語 2. 手足濈然汗出，舌苔黃燥起刺，或焦黑燥裂，脈沉實 3. 虛性便秘忌用	壓按左天樞穴與關元穴區多僵硬或塌陷、疼痛或脹痛
小承氣湯	1. 生大黃 150 克、厚朴 75 克去皮炙、枳實 3 枚。三藥同時入煎煮，若一次大便通即可，不需再服 2. 小承氣湯用生大黃，是下劑，仍以發汗為主，大汗淋漓才止後服 3. 小承氣湯「微和之」，大黃生用最峻	1. 陽明腑實證，大便硬、脘腹痞滿、潮熱譫語，舌苔黃、脈滑而數 2. 痢疾初起，腹中脹痛，或脘腹脹滿、裏急後重者，亦可用之 3. 貧血者慎用	壓按中脘穴與左天樞穴區多僵硬或塌陷、疼痛或脹痛
調胃承氣湯	1. 大黃去皮（酒浸）12 克、芒硝 10 克、炙甘草 6 克。大黃、甘草以水 600cc 同煎，煮取 200cc，去渣，內芒硝溶化 2. 調胃承氣湯是用酒浸大黃，少少溫服之。小承氣湯應是「少少與微和之，令小安」，調胃承氣湯有養益食道與胃之功	1. 不惡寒，但惡熱、蒸蒸發熱、心煩、譫語、腹微滿或脹滯、大便燥而尚未成鞕、小便數而色赤、舌苔正黃、脈滑數 2. 病傳陽明之腑，燥熱較著，痞滿較輕，熱在胃、燥屎結而不甚 3. 病後津虧或貧血禁用	壓按中脘穴區多僵硬或塌陷、疼痛或脹痛

2-11 黃芩、黃連、胡黃連

黃芩

苦入心，寒勝熱，瀉中焦實火，除脾家濕熱。過服損胃；血虛、寒中者禁用；寒痛忌用。黃明者良。中虛名枯芩，即片芩，瀉肺火，清肌表之熱。內實名條芩，即子芩，瀉大腸火，補膀胱水。山茱萸、龍骨為使，畏丹皮、丹砂。

消痰利水、解渴安胎、養陰退陽、補膀胱水；治澼痢腹痛、寒熱往來、黃疸五淋、血閉氣逆、癰疽瘡瘍，及諸失血。

一味黃芩湯，清熱止痢，和中止痛，瀉肺經氣分之火，治痢疾或腹瀉、身如火燎、煩躁引飲而晝盛者，及崩中、暴下、肛門灼熱、瀉下黏穢、腹痛。豬膽汁炒下行，瀉肝、膽火。酒炒上行，瀉肺火、利胸中氣，治上焦之風熱、濕熱、火嗽喉腥、目赤腫痛。得柴胡退寒熱，得芍藥治痢，得厚朴、黃連止腹痛，得桑皮瀉肺火，得白朮安胎之聖藥。

柴胡退熱不及黃芩。柴胡乃苦以發之，散火之標；黃芩寒能勝熱，折火之本。

黃連

大苦大寒，入心瀉火、鎮肝涼血、燥濕開鬱、解渴除煩；益肝膽、厚腸胃、消心瘀、止盜汗。虛寒為病者禁用。久服黃連、苦參反熱，從火化也。畏款冬、牛膝。殺烏頭、巴豆毒。狀類鷹爪、連珠者良。去毛。黃芩、龍骨為使。惡菊花、玄參、僵蠶、白鮮皮。治腸澼瀉痢、痞滿腹痛、心痛伏梁、目痛、癰疽瘡疥、酒毒胎毒、明目。

治心火生用，虛火醋炒；肝、膽火豬膽汁炒；上焦火酒炒，中焦火薑汁炒，下焦火鹽水或童便炒，食積火黃土炒；治濕熱在氣分，吳茱萸湯炒，在血分乾漆水炒，點眼赤人乳浸。

時珍曰：諸法不獨為之引導，蓋辛熱制其寒苦，鹹寒制其燥性，用者詳之。黃連瀉心火，佐以龍膽瀉肝、膽火，白芍瀉脾火，石膏瀉胃火，知母瀉腎火，黃柏瀉膀胱火，木通瀉小腸火。

黃芩瀉肺火，梔子佐之；瀉大腸火，黃連佐之。柴胡瀉肝膽火，黃連佐之；瀉三焦火，黃芩佐之。黃連數分治熱鬱惡心、兀兀欲吐。張仲景治九種心下痞，五種瀉心湯皆用黃連。黃連與肉桂同行，能交心腎於頃刻。薑連丸用黃連、乾薑，薑黃散用黃連、生薑。黃連、細辛，治口瘡。黃連、大蒜，止下血。

1. 臟連丸：黃連 250 克研末、槐角子 75 克研末、豬大腸約 2 尺長煮熟爛，和藥末搗如糊，為丸。治諸痔及腸風下血。
2. 羊肝丸：羊肝一具，黃連 40 克，搗丸，治目疾、定驚、止汗、解毒。
3. 豬肝丸：豬肝一具，黃連 40 克，搗丸，除疳殺蛔。
4. 左金丸：黃連 60 克、吳茱萸 10 克。治肝火犯胃證，脅肋脹疼、噯氣吞酸、嘈雜嘔吐、舌紅，脈弦數。

胡黃連

性味、歸經功用同黃連，故名。苦寒去心熱，益肝膽、厚腸胃。心黑外黃，折之塵出如煙者真。畏、惡同黃連。治骨蒸勞熱、五心煩熱、三消五痔、溫瘧瀉痢，女人胎蒸、消果子積、解吃煙毒，合茶服之甚效，亦是治小兒驚疳良藥。

黃芩與黃連之例方、組成、主治與診治穴道

藥方	組成與煮服法	主治	診治穴道
黃芩湯	黃芩 9 克，白芍、甘草各 6 克，大棗 4 枚，水煎服	治痢疾或腹瀉、證見發熱不惡寒，肛門灼熱，瀉下黏穢，腹痛、口苦、舌紅苔薄黃、脈弦數	壓按合谷穴與足三里穴區僵硬或脹痛
當歸散	當歸、芎藭、芍藥、黃芩各 600 克，白术 300 克，共杵為散，酒飯服方寸匕，日再服	1. 妊娠常服，即易產，胎無疾苦，產後百病，悉主之 2. 妊娠，最慮濕熱傷動胎氣，於芎歸芍養血之中，加白术除濕、黃芩除熱；黃芩與白术為安胎聖藥 3. 妊娠無病，不須服藥，若其人瘦而有熱，恐耗血傷胎，宜常服以安之	壓按神門穴與太衝穴區僵硬或脹痛
黃連湯	半夏 12 克，黃連、甘草、乾薑、桂枝各 9 克，人參 6 克，大棗 4 枚，水煎服	治傷寒、胸中有熱、胃中有邪氣、腹中痛、欲嘔吐、胸中煩悶，或腸鳴泄瀉、舌苔白膩、脈弦	壓按中脘穴與膻中穴區僵硬或脹痛
黃連阿膠湯	黃連 12 克、阿膠 9 克，黃芩、白芍各 6 克，雞子黃 2 枚，以水 1.2 升，先煎三物，取 600 毫升，去渣，入阿膠烊盡，小冷，納雞子黃，攪令相得，溫服 210 毫升，日 3 服。	1. 治少陰病、得之二、三日以上，心中煩不得臥 2. 改善睡眠障礙、情緒失調、諸出血證 3. 紓緩肺炎、腸炎、丹毒、腦膜炎、腦溢血、高血壓、乾癬、皮膚搔癢。	壓按膻中穴、中脘穴、關元穴皆呈不同程度之腫脹疼痛
香連丸	黃連 40 克、吳茱萸 20 克同炒令赤，去吳茱萸，加木香 10 克，搗篩，白蜜丸如梧桐子大。空腹溫開水送下 3 至 6 克，每日 2、3 次	1. 清化濕熱、澀腸止瀉，治赤白痢疾、腹痛腹瀉、裡急後重、大便挾膿血或黏液 2. 其久冷人，用煨熟大蒜作丸服	壓按中脘穴與左天樞穴區僵硬或脹痛

2-12 苦參、知母、龍膽草

苦參

苦寒沉陰，苦燥濕，寒勝熱。沉陰主腎，補陰益精、養肝膽、安五臟、利九竅、生津止渴、明目止淚。治溫病血痢、腸風溺赤、黃疸酒毒；又能袪風、逐水、殺蟲，治大腸疥癩。然大苦大寒，小毒治病，十去其八；無毒治病，十去其九。穀肉果菜，食養盡之，無使過之，傷其正也。肝、腎虛而無熱者勿服。

人參補脾，沙參補肺，紫參補肝，丹參補心，玄參補腎；苦參不在五參之內，然名參者皆補也。玄參為使，惡貝母、菟絲子、漏蘆，反藜蘆。

1. 苦參湯一：生地黃24克、苦參9克、黃芩6克，以水800毫升，煎取300毫升，適寒溫服100毫升，日再服。治熱病五、六日以上熱不除者。

2. 苦參湯二：升麻、梔子各110克，苦參、龍膽各75克。苦酒5升，煮取2升，分二服。當大吐乃愈，治暴得心腹痛如刺。

3. 苦參湯三：苦參20克、地膚子10克，蜀椒、川柏各4克。水煎服。治風濕浸淫血脈，致生瘡疥，搔癢不絕者。

4. 苦參湯四：苦參300克，地榆、黃連、王不留行、獨活、艾葉各110克，竹葉2升。煮取湯，浴兒瘡上，浴訖敷黃連散。治小兒周身上下百瘡不愈。

5. 苦參湯五：苦參、蛇床子、白礬、荊芥穗等分，上煎湯。放溫洗，治疥瘡。

6. 苦參湯六：苦參、蛇床子、白芷、金銀花、野菊花、黃柏、地膚子、大菖蒲，用河水煎湯，臨洗入4、5枚豬膽汁，洗2至3次。可癒疥癩瘋癬。

知母

瀉火補水、潤燥滑腸。治傷寒煩熱、蓐勞骨蒸、燥渴虛煩、久瘧下痢、利二便、消浮腫。苦寒傷胃而滑腸，多服令人瀉。得酒良。上行酒浸，下行鹽水拌。

熱在下焦血分、便閉而不渴，乃真水不足、膀胱乾涸，無陰則陽無以化；宜用黃柏、知母大苦寒之藥，滋腎與膀胱之陰，而陽自化，小便自通。小便不通，如因脾濕不運而精不上升，故肺不能生水，則燥胃健脾。瀉膀胱，黃柏、知母之類；清肺，車前、茯苓之類；燥脾，二朮之類。忌鐵。

1. 白虎湯：石膏碎45克，知母、粳米各18克，炙甘草6克，上四味，以水1升，煮米熟湯成，去渣。每次溫服200毫升，一日三次。清熱生津，消渴解煩。治陽明熱盛，口乾舌燥、煩渴引飲、面赤惡熱、大汗出，脈洪大有力或滑數；改善肺炎、流行性腦膜炎、糖尿病、風濕性關節炎、結膜炎、乾癬、牙齦炎。

2. 人參白虎湯：白虎湯加人參，治氣虛消渴。

3. 白虎加蒼朮湯：白虎湯加蒼朮，治濕溫身重。

4. 白虎桂枝湯：白虎湯加桂枝，治溫瘧骨節煩痛。

龍膽草

　　瀉肝膽火、下焦濕熱。治骨間寒熱、驚癇邪氣、時氣溫熱、熱痢疸黃、寒濕腳氣、咽喉風熱、癰疽瘡疥、赤睛肉；瀉肝膽火，能明目，治目疾要藥。柴胡為主，龍膽為使，若目疾初起，宜發散，忌用寒涼。過服損胃。小豆、貫眾為使，忌地黃。

苦參、知母、龍膽草之性味、歸經、功用與例方

藥名	性味、歸經	功用	例方
苦參	苦寒沉陰。歸心、肝、胃、大腸、膀胱經	1. 清熱燥濕、殺蟲利尿 2. 補陰益精、生津止渴、安五臟	當歸貝母苦參丸：當歸、貝母、苦參各 60 克，研為細末，煉蜜為丸，如小豆大，飲服 3 丸，加至 10 丸。治妊娠小便難，飲食如故。壓按太溪穴、太衝穴區多僵硬或塌陷、疼痛或脹痛
知母	辛苦寒滑，入肺、腎經	1. 清肺瀉火、潤燥滋陰 2. 消痰定嗽、止渴安胎	滋腎丸（通關丸）：黃柏酒炒 75 克、知母酒炒 40 克、桂 3.75 克。治腎虛蒸熱，腳膝無力、陰痿陰汗、衝脈上衝而喘，及下焦邪熱，口不渴而小便秘。壓按太溪穴、復溜穴區多僵硬疼痛
龍膽草	大苦大寒，沉陰下行。入肝、膽、膀胱、腎經	1. 清熱燥濕，瀉肝膽火 2. 除下焦濕熱，與防己同功	龍膽瀉肝湯：龍膽草、生地各 12 克，車前子 10 克，木通、梔子、黃芩、澤瀉各 9 克，柴胡 6 克，當歸、甘草各 5 克。治肝膽實火上炎，脅痛頭痛、目赤口苦、耳聾耳腫。肝經濕熱下注證，小便淋濁、陰癢陰腫、婦女帶下。紓緩多種發炎，如急性肝炎、盆腔炎、睪丸炎、乳腺炎。壓按太衝穴、照海穴區多僵硬或疼痛

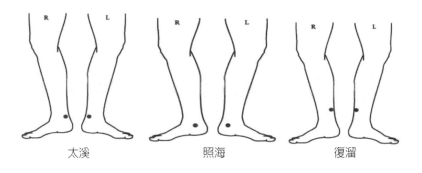

手腳冰冷、風濕痛多按摩太溪穴
二便不暢、心煩躁多按摩照海穴
下肢麻痺、筋膜炎多按摩復溜穴

太溪　　　　照海　　　　復溜

2-13 青黛、大青、牽牛、防己

青黛

即靛花；瀉肝，散鬱火。治傷寒發斑、吐咯血痢。小兒驚癇、疳熱丹熱，敷癰瘡、蛇犬毒。陰虛火炎者忌用。

聖餅子：青黛合杏仁研，置柿餅中煨食，治咯血。

消斑青黛飲：青黛、黃連、犀角、石膏、知母、玄參、梔子、生地黃、柴胡、人參、甘草，加薑、棗煎，入醋一匙，和服。治傷寒熱邪傳裏，裏實表虛，陽毒發斑。

大青

瀉心胃熱毒。處處有之，高二三尺，莖圓葉長，葉對節生，八月開小紅花成簇，實大如椒，色赤。用莖葉，治傷寒、時疾熱狂、陽毒發斑、黃疸熱痢、丹毒喉痺，並解熱、止渴、涼血、止血。

根苦寒，清熱解毒、祛風除濕，治頭痛、傷寒、腳氣病、黃疸，及腦炎、腸炎、痢疾、淋證等。

牽牛

苦、寒，有毒；濕、熱在血分。為牽牛的成熟種子，有黑、白二種，黑者力速；表面灰黑色者稱黑丑，淡黃色者稱白丑，同等使用。治水腫喘滿、痃癖氣塊。大瀉氣分濕熱，胃弱氣虛人禁用

取子淘去浮者，舂去皮用。得木香、乾薑良。此藥漢前未入本草，故仲景方中無此。

天真丹：沉香、巴戟、茴香、萆薢、胡蘆巴、破故紙、杜仲、牽牛、琥珀各30克，肉桂15克，為細末，麵糊為丸，如梧桐子大。每服5至8丸。治下焦陽虛。深得補瀉兼施之妙。

防己

性通，行水，瀉下焦血分濕熱，為療風水要藥。治肺氣喘嗽、熱氣諸癇、濕證腳氣、水腫風腫、癰腫惡瘡；或濕熱流入十二經，致二陰不通者，非此不可。木通甘淡，瀉氣分濕熱；防己苦寒，瀉血分濕熱。治風用木防己，治水用漢防己。險而健，陰虛及濕熱在上焦氣分者禁用。

出漢中，根大而虛通，心有花紋，色黃，名漢防己；黑點黃腥木強者，名木防己，酒洗用。惡細辛。畏萆。馬兜鈴科廣防己（木防己）具腎毒性，現已禁用。

足傷寒濕為腳氣。寒濕鬱而為熱，濕則腫，熱則痛。防己為主藥，濕加苡仁、蒼朮、木瓜、木通；熱加芩、柏；風加羌活、萆；痰加竹瀝、南星；痛加香附、木香；活血加四物；大便秘加桃仁、紅花；小便秘加牛膝、澤瀉；痛連臂加桂枝、威靈仙；痛連脅加膽草。又有足跟痛者，屬腎虛，不與腳氣同論。

1. 木防己湯：石膏12克、人參8克、木防己6克、桂枝4克，治膈間支飲、鬱久化熱、正氣又虛，證見其人喘滿、心下痞悶、面色黧黑、舌淡黯、苔膩、脈沉緊。改善心臟性喘息、心臟瓣膜症、動脈硬化、慢性腎炎、腹水、下肢浮腫等。

2. 防己飲：防己、木通、檳榔、生地、川芎、白朮、蒼朮、黃柏、甘草梢、犀角，水煎，食前服。治腳氣足脛腫痛、憎寒壯熱。

青黛、大青、牽牛、防己之性味、歸經、功用與例方

藥名	性味、歸經	功用	例方
青黛	鹹、寒，歸肝、肺、胃經	1. 清熱解毒、涼血消斑 2. 清肝瀉火、定驚	當歸龍薈丸：當歸、龍膽草、梔子、黃芩、黃連、黃柏各 30 克，大黃、蘆薈、青黛各 15 克，木香 6 克，麝香 1.5 克，研細末，煉蜜為丸，如小豆大。1 次 4、5 克，1 日 2 次，生薑湯送下；或水煎服。治肝經實火證，頭暈目眩、耳聾耳鳴、神志不寧、驚悸搐搦、躁擾狂越、咽膈不利、大便秘結、小便澀滯，或胸脇作痛、陰囊腫脹。壓按太衝穴、三陰交穴區多僵硬或塌陷、疼痛
大青	微苦鹹、大寒，歸心、肺、胃經	1. 解心胃熱毒 2. 涼血消斑	犀角大青湯：犀角屑、大青葉、玄參、甘草、升麻、黃連、黃芩、黃柏、黑山梔各 5 克，水煎服。治傷寒，斑出已盛、心煩大熱、錯語呻吟不得眠，或咽痛不利
牽牛	苦，寒。有毒。歸肺、腎、大腸經	1. 瀉下、逐水消痰、走精隧 2. 去積、殺蟲墮胎、利大小便	禹功散：黑牽牛 150 克、茴香炒 40 克，為末。每 4 克，薑汁調下，或加木香 40 克。治寒濕水疝、陰囊腫脹、大小便不利。壓按太衝穴、照海穴區多僵硬或塌陷、疼痛
防己	大苦大寒，入膀胱經	1. 行十二經、通腠理、利九竅 2. 祛風濕、止痛、利水消腫	防己黃耆湯：黃耆 15 克、防己 12 克、白朮 9 克、甘草炙 6 克、生薑 3 片、大棗 3 枚，水煎服。治風濕、風水，證見汗出惡風、身重浮腫、小便不利、舌淡苔白、脈浮

> 按摩三陰交穴調經理帶、促進新陳代謝
> 按摩照海穴滋腎清熱、通調三焦養元氣
> 按摩太衝穴清肝鬱火、紓壓解鬱悅心情

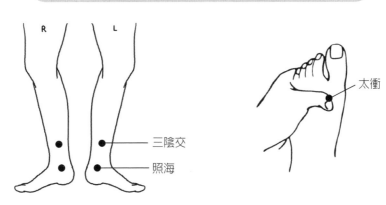

2-14 葶藶、甘遂、大戟、商陸

葶藶

大瀉氣秘，通，行水；瀉肺平喘、利水消腫。子如黍米，微長色黃。合糯米微炒，去米用。得酒良。榆皮爲使。

消腫除痰、止嗽定喘，水濕泛溢，爲腫脹、爲痰嗽、爲喘滿，宜痰涎壅盛，喘咳不得平臥之證。久服令人虛。

瀉可去閉，如葶藶、大黃；大黃瀉陰分血閉，葶藶瀉陽分氣閉，氣味俱濃，不減大黃。然有甜、苦二種，甜者性緩，苦者性急，瀉肺而傷胃，宜大棗輔之。

防己椒目葶藶大黃丸：防己、椒目、葶藶子熬、大黃各 15 克，末之，蜜丸如梧子大，先食飲服 1 丸，日 3 服，稍增。治水飲停積，走於腸道，瀝瀝有聲，腹滿便秘，口舌乾燥，脈沉弦。

甘遂

大通，瀉經隧水濕。直達水氣所結之處，以攻決爲用，爲下水聖藥；作用峻猛，只可暫用，不宜久服。治水腫及腫毒者，以甘遂末敷腫處，濃煎甘草湯服之，其腫立消，二物相反，感應如此。

瓜蒂爲使，惡遠志，反甘草。虛者忌用。

甘遂半夏湯：甘遂 3 克，半夏以水 200 毫升，煮取 100 毫升，去渣 9 克，芍藥 15 克，甘草炙 6 克，以水 600 毫升，煮取 200 毫升，去渣，以蜜 100 毫升和藥汁，煎取 160 毫升，頓服之。治留飲脈伏，其人欲自利，利後雖自覺輕快，但心下仍然堅滿者。

大戟

大瀉，通臟腑水濕。誤服損眞氣。治十二種水、腹滿急痛、積聚癥瘕、頸腋癰腫、風毒腳腫，並通經墮胎。虛弱者及孕婦忌用。

百祥丸：紅芽大戟不拘多少，以漿水煮至極軟，去骨曬乾，復納汁中煮，汁盡乾爲末，水爲丸，如粟米大，每服 10 至 20 丸，研赤脂麻湯送下，不拘時候。痘瘡初發時用，預防毒氣上迫咽喉；主治痘瘡倒壓黑陷、寒顫噤牙戛齒、熱毒裏實便秘、陽痿早洩、月經失調；不發寒者、不黑者，愼勿下。

舟車丸：黑丑 120 克，大黃、甘遂、芫花、大戟各 30 克，青皮、陳皮、木香、檳榔各 15 克，輕粉 3 克，共爲末，水糊製小丸，1 次服 3 克，1 日服 3 次，空心溫下；不可久服。通便、瀉水、利尿，改善肝硬化腹水，或其他疾病引起之腹水，見腹大脹滿堅硬、氣粗、口渴、小便不利、大便秘結，苔膩、脈沉數有力者。

商陸

苦、寒，有毒；逐水消腫、通利二便、解毒散結。取花白者良。赤者傷人，只堪貼臍，入麝三分搗貼，小便利則則腫消。黑豆湯浸蒸用。得蒜良。

療濕熱之病、水腫脹滿、癥疝癰腫、喉痺不通（薄切醋炒，塗喉中良）；瀉蠱毒、墮胎孕，令人見鬼神；外治癰腫瘡毒、敷惡瘡。孕婦禁用。

葶藶、甘遂、大戟、商陸之性味、歸經、功用與例方

藥名	性味、歸經	功用	例方
葶藶	苦、辛，大寒。歸肺、膀胱經	1. 瀉肺平喘、除痰止嗽、下氣行水 2. 消腫、破積聚癥結、通經利便	葶藶大棗瀉肺湯：葶藶子 10 克、大棗 12 枚，水煎 2 次作 2 次服，1 日服 2 劑。治肺氣喘急不得臥，痰涎壅盛，舌苔黃膩，脈滑數者；改善肺膿瘍、急性支氣管炎、肺炎。壓診雲門穴區、中極穴區多僵硬或塌陷、疼痛或脹痛
甘遂	苦寒，有毒。歸肺、腎、大腸經	瀉水逐飲、消腫散結	二氣湯：牽牛子（生用）20 克、甘遂（微炒）4 克，為細末，分作二服。每服水一盞，煎至五分，放溫細嚥，不拘時候。治水腫腹滿
大戟	苦寒有毒，歸肺、腎、大腸經	1. 瀉水逐飲、消腫散結 2. 行血發汗、利大小便	控涎丹：甘遂去心、紫大戟去皮、白芥子各 10 克，各藥為細末，製成小丸，1 次服 2 克，1 日 2 次，食後臨臥溫開水送服；不宜久服。治痰涎內伏，胸背、手腳、頸項、腰胯突然痛不可忍，內連筋骨，牽引痛釣痛、坐臥不寧、走易不定；或頭痛不可舉、昏倦多睡、飲食無味、痰唾稠黏、夜間喉中多有鋸聲，及手腳沉重、腿冷痺麻、氣脈不通等。壓診太衝穴、太淵穴區多僵硬或塌陷、疼痛或脹痛
商陸	苦、寒，有毒。歸肺、脾、腎、大腸經	逐水消腫、通利二便、解毒散結	疏鑿飲子：茯苓皮 30 克，大腹皮、赤小豆炒各 15 克，澤瀉、木通各 12 克，羌活去蘆、椒目、秦艽去蘆、檳榔各 9 克，商陸 6 克。上藥咬咀。用水 300 毫升，加生薑 5 片，煎至 210 毫升，去渣；每服 12 克，溫服，不拘時候。治水濕壅盛、遍身腫滿、喘呼氣急、煩躁口渴、二便不利者

✛ 知識補充站

　　大戟能瀉臟腑水濕，甘遂能行經絡水濕，白芥子能散皮裏膜外痰氣，惟善用者能收奇功也。百祥膏下之，非瀉腎也，瀉膀胱，瀉心乃所以補心，瀉腎即所以救腎；瀉心乃所以補心，邪熱退，則真陰復矣。百祥為大戟一味。丹溪曰：「水病當以健脾為主，使脾實而氣運，則水自行。宜參、苓為君，視所挾證加減，苟徒用利水藥，多致不救。」

2-15 芫花、蕘花、澤漆、常山、藜蘆

芫花

大通，行水；苦寒有毒。瀉下逐飲、祛痰止咳、殺蟲療瘡；去水飲痰癖，療五水在五臟、皮膚；治脹滿喘急、痛引胸脇、咳嗽瘴瘧。根療疥。反甘草。

傷寒表未解，心下有水而咳，乾嘔發熱，或喘或利者，小青龍湯散表邪，使水從汗出。表已解，有時頭痛，汗出惡寒，心下有水，乾嘔，痛引兩脇，或喘或嗽者，十棗湯逐裏邪，使水從兩便出；治懸飲或支飲，停於胸脇、咳唾胸脇引痛、心下痞鞕、乾嘔短氣、頭痛目眩，或胸背掣痛不得息，舌苔滑、脈沉弦。

蕘花

大通、行水，瀉水飲、破積聚，辛散結、苦瀉熱，為行水捷藥。主治略同芫花，治留飲、咳逆上氣、水腫、癥瘕痃癖。體虛無積及孕婦忌服。

小青龍湯：麻黃、芍藥、炙甘草、桂枝、細辛各 115 克，五味子、半夏各 100 克，乾薑 75 克，以水一斗，先煮麻黃，減二升，去上沫，納諸藥，煮取三升，去渣，溫服一升。若微利，去麻黃加蕘花如一雞子，熬令赤色；或云當改加茯苓 150 克。治傷寒表不解，心下有水氣，乾嘔發熱而咳，或渴、或利、或噎、或小便不利、少腹滿，或喘者。

澤漆

辛苦微寒，通、行水。利水消腫、化痰退熱、止咳停喘、散結、解毒殺蟲、利大小腸。退皮膚邪熱，消面目浮腫，尤其消水氣。治大腹水腫，益丈夫陰氣。

《金匱要略》曰：咳而脈沉者，澤漆湯主之；澤漆所治之大腹水氣、四肢面目浮腫，必兼喘咳上氣、小便不利者。

其治皮膚熱、面浮腹大等證，兼挾表熱而言，其性與大戟相類也。配大黃療伏瘕；調香油擦癬瘡；熬膏貼瘰癧。

常山

宣、通、行水，吐痰、截瘧，專治諸瘧。悍暴能損真氣，弱者及孕婦不宜用。

常山的根名常山，酒浸蒸或炒用。栝蔞為使，忌蔥、茗。常山的莖葉名蜀漆，功用略同，取其苗性輕揚，發散上焦邪結。甘草水拌蒸。

常山、蜀漆，劫痰截瘧祛積飲；痰有六：風痰、寒痰、濕痰、熱痰、食痰、氣痰也。飲有五，流於肺為支飲，於肝為懸飲，於心為伏飲，於經絡為溢飲，於腸胃為痰飲也。常山力能吐之，下之。蓋無痰不作瘧，一物之功，亦在驅逐痰水而已。常山發吐，唯生用、多用為然。與甘草同用亦必吐。

1. 常山散：常山 40 克、升麻 15 克、蜀漆 7.5 克，搗篩為散。每服 6 克，加米 15 克，水 200 毫升煎，去渣頓服，少間則吐，吐訖則愈。治瘧病。

2. 常山散：常山、梔子仁、桂、赤茯苓、炙甘草等分。治瘧病，頭痛發熱、身面黃色、小便不利。

藜蘆

宣，引吐，辛寒至苦。能涌吐風痰，

用於風痰內盛、中風不語；或痰迷癲狂、喉痹；風癇證多用之。濃煎藜蘆湯治中風不省、牙關緊閉，灌之，吐痰而甦醒。又殺蟲，多外用，治疥癬禿瘡。

取根去頭。黃連為使。反細辛、芍藥、諸參，惡大黃，畏蔥白（吐者、服蔥湯即止）。本品有毒，內服宜慎；體弱，素有失血及孕婦忌服。

芫花、蕘花、澤漆、常山、藜蘆之性味、歸經、功用與例方

藥名	性味、歸經	功用	例方
芫花	辛、苦、溫。有毒。歸肺、腎、大腸經	1. 瀉下逐飲、去水飲痰癖 2. 祛痰止咳、殺蟲療瘡	十棗湯：芫花、甘遂、大戟等分，大棗 10 枚，各自搗為散。水 300 毫升，先煮大棗，取 160 毫升，去渣，納藥末，強人每服 1 克，羸人 0.5 克，溫服之，平旦服。得快下利後，糜粥自養。治水腫，屬實證者，一身悉腫，尤以身半以下為重，腹脹、喘滿、二便不利。本方峻猛，宜暫用，不宜久服，壓按太衝穴、照海穴區多僵硬或塌陷、疼痛或脹痛
蕘花	辛苦、寒，有毒。入腸胃	1. 瀉熱行水、破積聚癥瘕 2. 行水捷藥，治痰飲咳逆	乾棗湯：芫花、蕘花各 20 克，甘草、大戟、甘遂、大黃、黃芩各 40 克，大棗 10 枚。上㕮咀。以水 5 升，煮取 1 升合，分服，空心服。以快下為度，治腫及支滿澼飲壓按章門穴、期門穴、左天樞穴區多僵硬或塌陷、疼痛或脹痛
澤漆	辛苦，微寒，歸肺、小腸、大腸經	消痰退熱、止嗽殺蟲、利大小腸	澤漆湯：半夏、紫參（一作紫菀）、白前各 10 克，澤漆（以東流水 2 升，煮取 800 毫升），生薑、甘草、黃芩、人參、桂枝各 6 克。上藥九味，㕮咀。納澤漆汁中，煮取 400 毫升，溫服 100 毫升，至夜服盡。治水飲內停，咳而脈沉者。壓按合谷穴、太淵穴區多僵硬或塌陷、疼痛或脹痛
常山	辛苦而寒，有毒。入肺、心、肝經	1. 涌吐痰涎、引吐行水，祛老痰積飲、截瘧 2. 涌吐可生用，截瘧宜酒製用	蜀漆散：蜀漆、雲母、龍骨等分杵為散，瘧發前 2 小時服 1.5 克，溫開水送服。治瘧多寒者，名曰牝瘧。溫瘧加蜀漆 0.5 克。壓按太衝穴、俠溪穴區多僵硬或塌陷、疼痛或脹痛
藜蘆	辛寒至苦，有毒，入肺、胃、肝經	1. 涌吐風痰，入口即吐，善通頂 2. 殺蟲治疥癬禿瘡	藜蘆甘草湯：甘草 15 公克、藜蘆 10 公克，水煎服，日一次。治風痰在膈，手指臂部關節腫脹，伴有肌肉顫動

2-16 木通、通草、澤瀉

木通

輕、通、行水，瀉火行水、通利九竅、血脈關節。能除煩退熱，治胸中煩熱、遍身拘痛、口燥舌乾、大渴引飲、耳聾目眩、喉痺咽痛、鼻塞失音、脾熱好眠；止痛排膿、破血催生、行經下乳，治婦女經閉、乳汁不通。

木通瀉諸經之火，火退則小便自利，便利則諸經火邪，皆從小水而下降。治小便赤澀、淋瀝不通、水腫浮大。君火宜木通，相火宜澤瀉，利水雖同，所用各別。汗多者禁用，內無濕熱、津虧、氣弱、精滑、溲頻及孕婦忌服。

木通藥用它的莖梗。因它的莖梗有細細孔，兩頭都通，所以叫木通。木通、通草名稱不同，氣味有別。但今之木通，古書稱為「通草」，今之通草，古書稱為「通脫木」，不可混淆。

導赤散：生地黃 18 克，木通、竹葉各 12 克，甘草梢 6 克。清熱利尿，治心經熱證，口渴面赤、心胸煩熱、渴欲飲冷、口舌生瘡；或心移熱於小腸，小便短赤而澀、尿時刺痛，舌紅脈數。

通草

輕、通、利水、退熱、通乳。古名通脫木，以莖髓入藥。通草始載於《神農本草經》，列入中品。《唐本草》及《本草綱目》所載通草，實為木通科木通。

治五淋水腫、目昏耳聾、鼻塞失音、退熱催生。本品取其輕清淡滲之力，善於治濕溫病、小便不利及濕熱淋痛諸證，如濕熱內蘊，致小便短赤、淋瀝澀痛；但氣味俱薄，作用緩弱，可配木通、滑石等同用。惟也因其質輕，用量不宜過大。

通草其性極好通利，入胃經，通氣上達而下乳，可用於各種原因所致乳汁不通證，常配穿山甲、豬蹄等煎湯飲服，治產後乳少、乳汁不通；與鯽魚或豬腳煲燙，下奶效果更佳。

澤瀉

通、利水，瀉膀胱火。治消渴痰飲、嘔吐瀉痢、腫脹水痞、腳氣疝痛、淋瀝陰汗、尿血瀉精、濕熱之病。鹽水拌，或酒浸用。忌鐵。濕熱既除，則清氣上行；又能養五臟、益氣力、起陰氣、補虛損、止頭旋，有聰耳、明目之功。

六味丸有熟地之溫，丹皮之涼，山藥之澀，茯苓之滲，山茱之收，澤瀉之瀉；補腎而兼補脾，有補而必有瀉，相和相濟，以成平補之功，乃平淡之神奇，為古今不易之良方也。即有加減，或加紫河車一具，或五味、麥冬、杜仲、牛膝之類，不過一二味，極三四味而止。

1. 澤瀉湯：澤瀉 15 克、白朮 6 克，以水 300 毫升，煮取 150 毫升，分溫再服。治水停心下、清陽不升、濁陰上犯、頭目錯眩，改善耳源性眩暈。

2. 茯苓澤瀉湯：茯苓 25 克、澤瀉 12 克、甘草 6 克、桂枝 6 克、白朮 9 克、生薑 12 克，以水 1 升，煮取 300 毫升，納澤瀉，再煮取 250 毫升，溫服 100 毫升，日三服。治胃反，吐而渴欲飲水者。

木通、通草、澤瀉之性味、歸經與功用

藥名	性味、歸經	功用
木通	甘淡（涼苦）輕虛，入心、小腸、膀胱經	1. 上通心包，降心火、清肺熱、化津液 2. 下通大小腸、膀胱，導諸濕熱由小便出
通草	色白氣寒，體輕味淡（甘淡），入肺、胃經	1. 氣寒則降，故入肺經，引熱下行而利小便 2. 味淡則升，故入胃經，通氣上達而下乳汁
澤瀉	甘淡、微鹹，入膀胱經	利小便，瀉腎經之火邪，功專利濕行水

八正散、辛夷散、五苓散、豬苓湯之比較

藥方	組成及煮服法	主治及對應穴道
八正散	木通、瞿麥、車前子、萹蓄、滑石、炙甘草、栀子各 10 克，大黃麵裹煨、去麵、切、焙 10 克，燈心草 2 克。上藥為散，每服 6 克，用水 150 毫升，入燈心，煎至 100 毫升，去渣，食後、臨臥溫服。淋證屬虛或孕婦及年老體弱者不宜；小兒量力少少與之	為治濕熱淋證要方。濕熱下注，致發熱淋、石淋等，證見發熱、頻尿、尿道澀痛、淋漓不暢、腰腹脹痛、或陣劇痛，舌紅苔黃、脈滑數者。抗菌、消炎，利尿作用顯著。用於急性尿道炎、膀胱炎、腎盂炎、泌尿系統結石、淋疾感染。壓按太衝穴、太溪穴區多僵硬或塌陷、疼痛或脹痛
辛夷散	辛夷、白芷、升麻、藁本、防風、川芎、細辛、木通、甘草等分為末；每服 10 克，茶調下	治鼻中壅塞、涕出不已，或鼻息不通、不聞香臭。改善肥厚性鼻炎、過敏性鼻炎、鼻竇炎。過敏性鼻炎日久不癒，肺氣偏虛者，服用改善後，須以溫補肺氣兼固表之方劑調理。壓按太淵穴、大陵穴區多僵硬或塌陷、疼痛或脹痛
五苓散	澤瀉 15 克，豬苓、白朮、茯苓各 9 克，桂枝 6 克，搗為散，以白飲和服方寸匕，日 3 服	治外有表邪、內停水濕。頭痛發熱、煩渴欲飲或水入即吐、小便不利，舌苔白、脈浮，霍亂吐瀉、痰飲臍下動悸、吐涎沫而頭眩，或短氣而咳。壓按太衝穴、崑崙穴區多僵硬或塌陷、疼痛或脹痛
豬苓湯	豬苓去皮、茯苓、澤瀉、阿膠、滑石碎各 5 克，以水 800 毫升，先煮四味，取 400 毫升，去渣，入阿膠烊消。溫服 140 毫升，日 3 服	治水熱互結證。小便不利、發熱、渴欲飲水；或見心煩不得眠或兼有咳嗽、嘔惡、下利；亦治淋疾、尿血、小便澀痛、點滴難出、小腹脹痛者。壓按太衝穴、太溪穴區多僵硬或塌陷、疼痛或脹痛

2-17 車前子、燈草、瞿麥、萹蓄、天仙藤

車前子

車前草全草入藥，藥材稱車前草，種子入藥稱車前子。車前子利水通淋、滲濕止瀉、清肝明目、清肺化痰。草與子功效相似，車前草清熱解毒、涼血止血作用較強，尤其是熱痢及尿澀、尿血之證。

車前子甘寒、清肺肝風熱、滲膀胱濕熱，利小便而不走氣，與茯苓同功，強陰益精，令人有子，治濕痹五淋、暑濕瀉痢；治目赤障翳，並催生下胎。為末，米飲下 7、8 克，治暴下。酒蒸搗餅，焙研，入滋補藥；炒研，入利水泄瀉藥。

燈草

輕、通、清熱；清心火、利小便。燈草即燈心草，秋季割取莖，曬乾，取出莖髓，切段生用。其甘淡性寒有利濕瀉熱之功，治五淋水腫、熱淋澀痛、小便短赤不利；惟其藥力單薄，只適宜輕淺之病證，或輔助其他清熱利尿藥同用。

燈心草能清心火，單味煎服，或配竹葉、蟬衣等清心安神藥並用，治心熱煩躁、神志不安、小兒夜啼、驚癇。

瞿麥

通、利水、破血。性利善下，用於濕熱淋證，為治淋要藥。其苦寒泄降，能清心與小腸火，導熱下行，而利尿通淋。用蕊、殼。丹皮為使，惡螵蛸。虛者慎用。

破血利竅、決癰消腫、明目去翳、通經墮胎。八正散用之。五淋大抵皆屬濕熱，熱淋宜八正及山梔、滑石之類；血淋宜小薊、牛膝；膏腎虛淋宜補腎，不可獨

瀉；老人氣虛者，宜參、朮兼木通、山梔；亦有痰滯中焦作淋者，宜行痰兼通利藥；最忌發汗，汗之必便血；產後淋當去血，瞿麥、蒲黃皆為要藥。

萹蓄

一名扁竹，苦平。利尿通淋、殺蟲疥、止搔癢。治黃疸熱淋、小便短赤、淋瀝澀痛；蛔咬腹痛、蟲蝕下部、陰癢帶下。外用適量，皮膚濕疹、陰癢、濕熱肛門作癢者，可以本品煎湯外洗患處。

萹蓄用於濕熱下注、熱淋澀痛、癃閉等證，可與瞿麥、滑石、木通、車前子、梔子、甘草等同用，如八正散。萹蓄和醋，加水煎服，治膽道蛔蟲。

天仙藤

通、苦溫，疏氣活血、利水消腫、通絡止痛。治風勞腹痛、脘腹刺痛、關節痹痛、妊娠水腫（有天仙藤散，專治水腫）。別名馬兜鈴藤、青木香藤，四時不凋。本品含馬兜鈴酸，可引起腎臟損害等不良反應；兒童及老年人慎用；孕婦、嬰幼兒及腎功能不全者禁用。

1. 天仙藤散：天仙藤微炒，炒香附、烏藥、陳皮、炙甘草等分，加紫蘇 3 葉，木瓜、生薑各 3 片，空心煎服，或為末鹽湯調下，日 3 服。為經產之劑，治子氣，即胎腫。

2. 天仙藤散：天仙藤 200 克炒焦為細末。每服 7、8 克，產後腹痛，用炒生薑、細酒調下；常患血氣，用溫酒調服，治產後腹痛不止，及一切血氣腹痛。

車前子、燈草、瞿麥、萹蓄、天仙藤之性味、歸經與功用

藥名	性味、歸經	功用
車前子	甘寒，歸腎、肝、肺經	涼血去熱、清肝明目、清肺化痰、止吐衄、消瘀瘀、利尿通淋
燈草	甘淡微寒，入心、肺、小腸經	降心火、清肺熱、利小腸、通氣止血
瞿麥	苦寒，歸心、小腸、膀胱經	1. 降心火、利小腸，逐膀胱熱、利尿通淋，為治淋要藥 2. 破血利竅、決癰消腫、明目去翳、活血通經、墮胎
萹蓄	苦平，入胃、膀胱經	殺蟲疥、利小便，利尿效果明顯
天仙藤	苦溫，入脾、肝、腎經	疏氣活血，治風勞腹痛、妊娠水腫

五子衍宗丸與蓮子清心飲之比較

藥方	組成及煮服法	主治及對應穴道
五子衍宗丸	枸杞子、菟絲子各 240 克，覆盆子 120 克，五味子、車前子各 60 克，蜜丸。慣遺洩者，車前易蓮子	添精益髓、補腎固精。治腎虛遺精、陽痿早洩、小便餘瀝、久不生育、氣血兩虛、鬚髮早白；護睪生精、調節腦下垂體、增強免疫力。壓按太衝穴、大鍾穴區多僵硬或疼痛
蓮子清心飲	黃耆、黨參各 50 克，黃芩、地骨皮各 20 克，麥冬、車前子、柴胡、蓮子、茯苓各 15 克，甘草 5 克，水一盞半，煎取八分，去渣，水中沉冷，空心，食前服	清心火、益氣陰、利濕濁，治遺精、淋濁、血崩帶下、遇勞則發、臥睡不安、四肢倦怠、五心煩熱、口乾舌燥、舌偏紅、脈細數。改善慢性泌尿系感染、慢性前列腺炎、子宮頸炎、陰道炎。壓按太衝穴、大陵穴區多僵硬或塌陷、疼痛或脹痛

常按大鍾穴護睪生精、增強免疫力

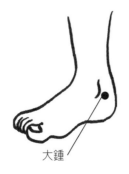

大鍾

多按大陵穴清心解憂、緩心悸止頭痛

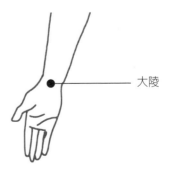

大陵

2-18 地膚子、石韋、海金砂、茵陳

地膚子

通、利水，補陰；惡螵蛸。苦寒降泄，清利下焦濕熱，治膀胱濕熱、小便不利、淋瀝澀痛；並治疝，散惡瘡。葉作浴湯，去皮膚風熱丹腫，洗眼除雀盲澀痛。

1. 地膚子湯：地膚子爲散。每服 10 克，陳粟米飲調下，日 3 次。治痔疾。
2. 地膚子散一：地膚子、枸杞子、營實等分，爲細散，治眼熱目暗。
3. 地膚子散二：地膚子、瞿麥、冬葵子、知母、黃芩、川升麻、木通（銼）、川大黃（銼，微炒）、豬苓（去黑皮）各 20 克。上爲粗散，每服 3 至 5 克，以水一中盞，煎至六分，去渣，不拘時服。治小兒積熱，小便不通。
4. 地膚子散三：地膚子 80 克、紫葛 60 克、白頭翁 40 克，爲散，每服 7 至 10 克，溫酒調下。治肢體弛緩不收，裏急不能仰息，兼治婦人產後中風。

石韋

苦、甘，微寒之性，利尿通淋，清肺止咳，補勞。爲清熱利尿通淋常用藥，治淋崩發背（炒末，冷調，酒服）、癃閉淋瀝；又涼血止血，尤適宜血淋澀痛；本品入血分，又涼血止血，亦可用於血熱血證。杏仁、滑石、射干爲使，得菖蒲良。

石韋散：白朮、瞿麥、芍藥、葵子各 90 克，通草、石韋、滑石、炙甘草、當歸各 60 克、王不留行 30 克，搗篩爲散。每次以麥粥清送服 1 至 3 克，日 3 服。治膀胱有熱，治患石淋、勞淋、熱淋，小便不利，淋瀝頻數、胞中滿急、臍腹疼痛。

海金砂

甘、寒、淡滲，治腫滿、五淋、莖痛；其性下降能利尿通淋、瀉濕熱，善清小腸、膀胱濕熱，功專利尿通淋止痛，尤善止尿道疼痛，爲治諸淋澀痛要藥。

《本草綱目》：「色黃如細沙也，謂之海者，神異之也。」海金沙爲多年生攀援蕨類植物海金沙的成熟孢子，生用入藥，也是涼茶飲料主要原料之一。忌火。

入膀胱、小腸經，適宜各種淋證，配伍滑石、石韋、車前子，治熱淋、砂淋、血淋、膏淋、石淋莖痛，解熱毒氣。得梔子、牙硝、硼砂，治傷寒熱狂。

海金沙散：海金沙、滑石末各 30 克，草末 7.5 克，上藥研勻。每服 6 克，用麥門多煎湯調服，燈心煎湯亦可，利水通淋，治膏淋。

茵陳

苦、微寒，通，清利濕熱，利膽退黃，治諸黃；治黃疸大抵以茵陳爲主，陽黃加大黃、梔子，陰黃加附子、乾薑，各隨寒熱治之。又治傷寒時疾，狂熱瘴瘧、頭痛暈眩、女人瘕疝。另取其清熱利濕之功，治濕溫、濕疹、濕瘡，除濕瘡搔癢；也可煎湯外洗。

1. 茵陳茯苓湯一：茵陳 60 克，茯苓、桂枝各 30 克，豬苓 20 克，滑石 15 克，爲末。每服 15 克，水煎服。治陰黃。病人五、六日，脈沉細微，身溫四肢冷，小便不利、煩躁而渴者。

2. 茵陳茯苓湯二：茵陳、滑石各 50 克，茯苓、官桂、當歸各 40 克，豬苓 25 克。上銼。每服 15 克，水煎，溫服。治遍身冷、面如桃李枝色、腹滿、小便澀、關尺脈沉遲細而發黃、小便不利、煩躁而渴。

地膚子、石韋、茵陳之性味、歸經及功用

藥名	性味、歸經	功用
地膚子	甘苦、氣寒，歸膀胱經	益精強陰，入膀胱除虛熱，利小便而通淋；猶東垣治小便不通，用知、柏滋腎之意。老人多頻數，是膀胱血少，故宜補血。補血瀉火，治其本也。收之濇之，治其標也
石韋	甘苦微寒，歸肺、膀胱經	清肺金以滋化源，凡行水之藥，必皆能先清肺火；通膀胱而利水道。益精氣、補五勞
茵陳	苦、微寒，歸脾、胃、肝、膽經	苦燥濕、寒勝熱，清利濕熱、利膽退黃、發汗利水，以泄脾、胃之濕熱，為治黃疸君藥

茵陳蒿湯與茵陳四逆湯之比較

藥方	組成及煮服法	主治及對應穴道
茵陳蒿湯	茵陳 30 克、梔子 15 克、大黃 10 克，水煎服	治黃疸陽證（濕熱）。一身俱黃如橘子色，腹微滿、小便不利、口渴、舌苔黃膩，脈沉實或滑數。壓按太衝穴、大陵穴區多僵硬或疼痛
茵陳四逆湯	茵陳 180 克、炙甘草 60 克、乾薑 45 克、炮附子 1 枚（去皮，破 8 片）。每服酌量，水煎，涼服	治黃疸陰證。皮膚涼又煩熱、欲臥水中、喘嘔，脈沉細遲無力而發黃者。壓按太衝穴、復溜穴區多僵硬或疼痛

每天按大陵穴消除口臭、生津解渴

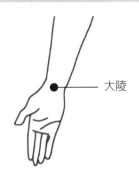

大陵

常按復溜穴利尿消腫、調整水分代謝

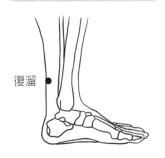

復溜

2-19 香薷、青蒿

香薷

宣、通，利濕、清暑。治嘔逆水腫、腳氣口氣；單服治霍亂轉筋。香薷乃夏月解表之藥，為清暑主藥，如冬月之用麻黃，氣虛者尤不宜多服；香薷為夏月發汗之藥，其性溫熱，只宜於中暑之人，若中熱者誤服之，反成大害。中暑為陰證、為不足，中熱為陽證、為有餘。氣盛身寒，得之傷寒；氣虛身熱，得之傷暑。故中暑宜溫散，中熱宜清涼。

1. 黃連香薷飲：香薷 40 克，厚朴、薑汁炒，黃連、薑炒各 10 克，水煎服。治中暑熱盛，口渴心煩，或下鮮血。
2. 三物香薷飲：香薷 12 克，厚朴、白扁豆各 6 克，水煎服。治傷暑嘔逆泄瀉，以冷服為宜。
3. 四味香薷飲：香薷 40 克，厚朴、薑汁炒、扁豆炒各 20 克、黃連薑炒 10 克，冷服。治一切感冒暑氣、皮膚蒸熱、頭痛頭重、自汗肢倦，或煩渴，或吐瀉。
4. 五物香薷飲：香薷、厚朴、白扁豆，加茯苓甘草，驅暑和中。
5. 十味香薷飲：六味香薷飲加人參、黃耆、白朮、陳皮，治暑濕內傷、頭重吐利、身倦神昏。
6. 香薷葛根湯：三物香薷飲加乾葛，治暑月傷風咳嗽。
7. 二香散：香薷、扁豆、厚朴、木瓜、甘草，加香附、陳皮、蒼朮、紫蘇；合香薷飲、香蘇飲為一方也。治外感內傷，身熱腹脹。
8. 甘露飲：生地黃、熟地黃、天多、麥多、石斛、茵陳、黃芩、枳殼、枇杷葉、甘草。治胃中客熱、齒齦腫爛，或飢煩不欲飲食，赤目腫痛不任涼藥，口舌生瘡、咽喉腫痛，及脾胃受濕，瘀熱在裏，或醉飽房勞、濕熱相搏，致生黃疸，身面皆黃、肢體微腫、胸悶氣短、大便不調，小便黃澀或時身熱。

青蒿

清虛熱、除骨蒸、解暑、截瘧、補勞。苦寒清熱、辛香透散，治溫邪傷陰、夜熱早涼；不宜久煎，或鮮用絞汁。單用較大劑量鮮品搗汁服，或隨證配伍其他藥物以截瘧，解除瘧疾寒熱。脾胃虛弱、腸滑泄瀉者忌服。

秦艽鱉甲散：地骨皮、柴胡、鱉甲各 10 克，秦艽、知母、當歸、青蒿各 5 克，烏梅 3 克，可退熱、抑菌、消炎，治骨蒸潮熱證，骨蒸盜汗、肌肉消瘦、唇紅煩赤、口乾咽燥、舌紅少苔、脈細數；舒緩肺炎、肺結核、胸膜炎、肋膜炎、不明原因發熱。

小博士 解說

中國中醫科學院中藥研究所終身研究員屠呦呦，她受東晉葛洪《肘後備急方》之治療瘧疾「青蒿一握，以水二升漬，絞取汁，盡服之」之啟發，從青蒿中提煉出青蒿素。青蒿素及其衍生物青蒿琥酯、蒿甲醚能迅速消滅人體內瘧原蟲，對腦瘧等惡性瘧疾治療效果很好。

青蒿素類藥物可口服、可通過肌肉注射或靜脈注射，甚至可製成栓劑，為了防範瘧原蟲對青蒿素產生抗藥性，目前多採用青蒿素與其他藥物的複方療法。

香薷、青蒿之性味、歸經及功用

藥名	性味、歸經	功用
香薷	辛溫，歸肺、脾、胃經	1. 辛散皮膚之蒸，溫解心腹之凝結 2. 屬金、水而主肺，為清暑之主藥 3. 肺氣清，則小便行而熱降（暑必兼濕，治暑必兼利濕，若無濕，但為乾熱，非暑也） 4. 利水消腫，除水腫腳氣
青蒿	苦、寒、辛。歸肝、膽、腎經	1. 清虛熱、除骨蒸，解暑、截瘧、補中明目 2. 治骨蒸勞熱、蓐勞虛熱、風毒熱黃、久瘧久痢。凡苦寒之藥，多傷胃氣；惟青蒿芳香入脾，獨宜血虛有熱之人，以其不犯胃氣也 3. 瘙疥惡瘡、鬼氣屍疰。時珍曰：「《月令通纂》言伏内庚日，採蒿懸門庭，可闢邪。冬至、元旦各服一錢亦良，則青蒿之治鬼疰，蓋亦有所伏也。」

青蒿鱉甲湯與清骨散之比較

藥方	組成及煮服法	主治及對應穴道
青蒿鱉甲湯	鱉甲 15 克、生地黃 12 克、牡丹皮 9 克，知母、青蒿各 6 克，水煎 2 次作 2 次服，1 日服 2 劑	養陰透熱，調整水液代謝。治小兒夏季熱、慢性腎盂腎炎、腎結核，見夜熱早涼、口渴、舌質紅、少苔、脈細數者。壓按太衝穴、太溪穴區多僵硬或塌陷、疼痛或脹痛
清骨散	銀柴胡 4.5 克，胡黃連、秦艽、鱉甲醋炙、地骨皮、青蒿、知母各 3 克，甘草 1.5 克，用水 400 毫升，煎至 320 毫升，空腹時服	清骨退蒸，滋陰潛陽，治虛勞陰虛火旺、骨蒸勞熱、身體羸瘦。證見午後或夜間骨蒸勞熱，或手足心發熱、心煩盜汗、口乾咽燥、大便乾結、尿少色黃、舌紅少苔、脈細數者。改善肺結核、骨結核、骨關節結核、低熱不退。壓按太衝穴、太淵穴區多僵硬或塌陷、疼痛或脹痛

過敏體質者多按太淵穴

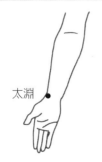

太淵

每天按太溪穴益腎、調理內分泌

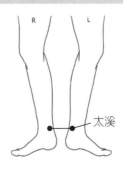

R　L

太溪

第 3 章
草部（三）

3-1 附子、草烏頭、白附子

附子

附子味甘氣熱，峻補元陽，其性浮而不沉，其用走而不守。通行十二經，無所不至。陽微欲絕者，回生起死，非此不為功，仲景四逆、真武、白通諸湯多用之。其有功於生民甚大，況古人日用常方，用之最多。引補血藥，以滋不足之真陰；引發散藥，開腠理，以逐在表之風寒；引溫暖藥，達下焦，以祛在裏之寒濕。

生用發散，熟用峻補。水浸麵裏煨，令發坼，乘熱切片，炒黃，去火毒用。又法，甘草二錢，鹽水、薑汁各半盞，煮熟用（今人用黑豆煮亦佳）。畏人參、黃耆、甘草、防風、犀角、綠豆、童便。反貝母、半夏、栝蔞、白芨、白蘞。中其毒者，黃連、犀角、甘草煎湯解之，黃土水亦可解。

治寒厥，為陰證要藥，傷寒傳變三陰，中寒夾陰，身雖大熱而脈沉細者；厥陰腹痛，甚則唇青、囊縮，急須用之；陰盛格陽，傷寒面赤目赤，煩渴引飲，脈七八至，按之則散，用薑附湯加人參，投半斤，得汗而癒。

熱霍亂者禁用。傷寒陽盛格陰，身冷脈伏，熱厥似寒者，誤投立斃（宜承氣、白虎等湯）。陰虛之人，久服補陽之藥，則虛陽益熾，真陰愈耗，精血日枯，氣無所附，遂成不救者多矣。

麻黃附子細辛湯，熱附配麻黃，發中有補。四逆湯生附配乾薑，補中有發。烏附行經，仲景八味丸（腎氣丸）用為少陰嚮導，非為補藥矣！附子走而不守，取其健悍走下，以行地黃之滯耳。氣虛用四君子湯，血虛用四物湯，虛甚者俱宜加熟附。附子熱藥，不可輕用；當病，雖暑熱時月，亦可用也。

草烏頭

治頑瘡，以毒攻毒，頗勝川烏。然至毒，無所釀製，不可輕投。

野生，狀類川烏，亦名烏喙。薑汁炒，或豆腐煮用。熬膏，名射罔，敷箭射獸，見血立死。

白附子

治面疾要藥。根如草烏之小者，長寸許，皺紋有節，炮用。陶宏景曰：此藥久絕，無復真者，今惟涼州生。

黑、白附子是不同科屬的藥品，其性味、歸經與功效亦大不相同，不可相互混淆。《本草綱目》：「白附子乃陽明經藥，與附子相似，故得此名，實非附子也。」白附子與附子的外形相似，但較黑附子小。

1. 白附子：性味、歸經辛甘溫，有毒，入陽明胃經。能祛風寒、逐寒濕、止痙止痛，治風痰壅盛、口眼歪斜、頭痛抽搐等，尤宜上焦頭面之風者。

2. 黑附子：性味、歸經大辛大熱，有毒，入心脾、腎經。能回陽救逆、溫中止痛、散寒燥濕，主治脾腎陽虛、陰寒痼冷、亡陽及寒濕痺痛等，尤宜下焦寒濕者。黑附子係毛茛科多年生草本植物烏頭塊根上所附生的子根，其外皮灰黑，內部白色。

附子、草烏頭、白附子之性味、歸經及功用

藥名	性味、歸經	功用
附子	辛、甘，熱，大熱純陽。有毒。歸心、腎、脾經	1. 其性浮而不沉，其用走而不守，通行十二經，無所不至 2. 能引補氣藥，以復散之元陽 3. 引補血藥，以滋不足之真陰 4. 引發散藥，開腠理，以逐在表之風寒濕（同乾薑、桂枝，溫經散寒發汗） 5. 引溫暖藥，達下焦，補腎命火，以祛在裏之寒濕（能引火下行，亦有津調貼足心者。入八味丸內，亦從地黃等補陰）
草烏頭	性大熱，味辛苦，有大毒。歸心、肝、腎、脾經	1. 回陽救逆、補火助陽 2. 祛風、除濕、散寒、止痛 3. 搜風勝濕、開頑痰
白附子	辛、甘，溫。有毒。歸胃、肝經	1. 陽明經藥，引藥勢上行，治面上百病，去頭面遊風；作面脂，消斑疵 2. 補肝虛、祛風痰，治心痛血痺、諸風冷氣、中風失音、陰下濕癢

✚ 知識補充站

　　《內經‧刺熱》顏面望診示例法：

　　下巴先紅（腎熱）：泌尿系統或腰腳活動狀況（過勞至極），四逆湯。

　　右頰先紅（肺熱）：呼吸系統或環境，或運動不足（身心俱疲），麻黃附子細辛湯。

　　牽正散：《奇效良方》白附子、殭蠶、全蠍等分，生用為末。熱酒調下，在口腔內慢慢含嚥，不拘時服。服 3 克。治中風口眼喎斜無他證者。斯三物者，療內主之風，治虛熱之痰，得酒引之，能入經而正口眼。又曰：白附之辛，可使驅風；蠶、蠍之鹹，可使軟痰；辛中有熱，可使從風；蠶、蠍有小毒，可使破結。醫之用藥，有用其熱以攻熱，用其毒以攻毒者，《大易》所謂同氣相求。

3-2 破故紙、肉蓯蓉、瑣陽、巴戟天、胡蘆巴、仙茅、淫羊藿、蛇床子

破故紙

燥，補命火；一名補骨脂。得胡桃、胡麻良。惡甘草。忌芸薹、羊血。補腎助陽、固精縮尿、暖脾止瀉、納氣平喘，治五勞七傷、腰膝冷痛、腎冷精流、腎虛泄瀉。飲食減少、腹脹腸鳴、嘔涎泄瀉、補命門相火即所以補脾。

1. 唐鄭相國方：破故紙 300 克酒浸蒸為末，胡桃肉 600 克去皮爛研，蜜和，每日酒調一匙或水調服。堅固元陽、潤燥養血，治虛寒喘嗽、腰腳痠痛。
2. 青娥丸：杜仲鹽炒 480 克、破故紙鹽炒 240 克、胡桃肉 150 克、大蒜 120 克，治腰膝冷痛、起坐不利、膝軟乏力。

肉蓯蓉

補腎命、益精血、暖腰膝、潤腸通便。肉蓯蓉入腎經血分，素有「沙漠人參」之稱，乃平補之劑，溫而不熱、補而不峻、暖而不燥、滑而不泄，故有蓯蓉之號。惟驟用恐妨心、滑大便。

用於腎陽不足、精血虧虛致陽痿、不孕；治五勞七傷、絕陽不興、絕陰不產、腰膝冷痛、崩帶遺精；宜男子丹元虛冷而陽道久沉，婦人衝任失調而陰氣不治者。

瑣陽

補陽、滑腸，治痿弱、滑大便；鱗甲櫛比，狀類男陽。酥炙。以其固精，故有瑣陽之名，主要功用與蓯蓉相似，老人枯閉，為治痿弱要藥。便燥者啖之，可代蓯蓉，煮粥彌佳；大便不實者忌之。

用於陽痿早泄、陰衰血竭、月經不調、宮冷帶下、女子不孕、男子不育、失眠健忘、脫髮早白、前列腺肥大和增生。

巴戟天

補腎陽、強筋骨、祛風濕。去心，酒浸焙用、生用或鹽水炙用。覆盆子為使。惡丹參。能溫腎、壯陽益精，用於腎陽虛弱致陽痿早洩、不孕、月經失調、少腹冷痛等；可補陽益精強筋骨，兼能除風濕，對肝腎不足的筋骨痠軟、腰膝疼痛，或風濕久痹、步履艱難見效。

胡蘆巴

燥，補腎命、除寒濕。治腎虛、脫髮、胃寒痛等，並催乳發奶。腎陽不足、陰寒凝滯、腰膝冷痛、腹脇作痛、疝氣腳氣、陽痿滑精皆宜。

陰虛火旺或有濕熱者忌用；孕期禁用，恐致宮縮早產、流產；哺乳母慎用。

仙茅

燥，溫腎壯陽、強筋骨、祛寒濕。為補三焦命火之藥，治陽痿精冷、遺尿頻尿、無子、心腹冷氣不能食、腰腳冷痹不能行。相火盛者忌服，陰虛火旺者忌用，服之反能動火。

淫羊藿

補腎命，一名仙靈脾。山藥為使，得酒良。補肝腎、強筋骨、祛風濕，治絕陽不興、絕陰不產、冷風癆氣、四肢不

仁、萎絕傷、莖中痛；腎虛陽痿、不孕、尿頻、喘咳、婦女更年期高血壓等亦見效。時珍曰：手足陽明、三焦、命門藥。

　　配杜仲、巴戟天、桑寄生等，治肢體麻木拘攣，兼見筋骨痿軟、步履艱難者；亦可單用浸酒服。

蛇床子

　　性味、歸經辛苦溫，能燥濕殺蟲止癢；惡丹皮、貝母、巴豆。內服溫腎壯陽、散寒祛風燥濕，治寒濕帶下、濕痹腰痛。陰虛火旺或下焦濕熱者不宜。

　　配熟地、菟絲子、五味子、肉桂等溫腎益精，治腎陽衰微、下焦虛寒致陽痿、女子宮冷不孕。單用或配明礬、苦參、黃柏等煎湯外洗，治婦女陰痛陰癢；男子陰囊濕癢；煎湯浴，止風癢。

破故紙、肉蓯蓉、巴戟天、仙茅、淫羊藿、蛇床子之性味、歸經、功用與例方

藥名	性味、歸經	功用	例方
破故紙	辛苦、大溫。歸腎、脾經	1. 補腎固精、暖脾止瀉縮小便 2. 暖丹田、平喘	四神丸：破故紙 150 克、五味子 110 克、肉蔻 75 克、吳茱萸 40 克，薑煮棗丸，治五更泄瀉，婦人血氣墮胎
肉蓯蓉	甘、酸、鹹、溫，入腎、大腸經	1. 滋潤五臟、益髓強筋 2. 補腎益精、潤腸通便	當歸 12 克、牛膝 6 克、肉蓯蓉酒洗去鹹 8 克、澤瀉 5 克、升麻 3 克、枳殼 3 克，作 2 次服，1 日服 2 劑。治老年腎虛、腰痿腳弱、背冷畏寒、大便秘結、小便清長、脈沉弱
巴戟天	甘、辛，微溫，歸腎、肝經	1. 強陰益精、治五勞七傷 2. 補腎陽、強筋骨、祛風濕	巴戟丸：良薑 180 克、紫金藤 500 克、巴戟天 90 克、青鹽 60 克，肉桂（去粗皮）、吳茱萸各 120 克，為末，酒糊為丸。每服 6 至 8 克，暖鹽酒送下，鹽湯亦得，日午、夜臥各 1 服。治元氣虛憊、腰膝沉重、百節痠痛、陰虛盜汗、四肢無力、婦女子宮久冷、月脈不調、赤白帶下
仙茅	辛熱、有小毒，歸腎、肝、脾經	1. 助命火、益陽道、補虛勞 2. 強筋骨、祛寒濕	1. 配伍淫羊藿、杜仲、巴戟天等，補肝腎、強筋骨、祛寒濕、除痹痛、暖腰膝 2. 配伍補骨脂、乾薑、人參、白朮等，補命門之火以溫脾陽、止冷瀉
淫羊藿	辛香、甘溫，歸肝、腎經	1. 補命門、益精氣、溫腎壯陽 2. 堅筋骨、利小便、祛風濕	贊育丹：熟地、白朮各 250 克，當歸、枸杞各 180 克，杜仲、仙茅、巴戟肉、山茱萸、淫羊藿、肉蓯蓉、韭子各 120 克，蛇床子、附子（製）、肉桂各 60 克，或加人參、鹿茸亦妙。上藥研末，煉蜜為丸，每服 9 克，溫開水送下。治男子陽痿精衰、虛寒不育
蛇床子	辛苦而溫，歸腎經	強陽補腎、益陰祛寒、燥濕止癢	單品煎湯外洗、研末外摻，或製成油膏、軟膏、栓劑外用。不獨補助男子，亦有益婦人

3-3 菟絲子、覆盆子、蒺藜子、使君子、益智子、砂仁

菟絲子

子黃如黍粒。得酒良。能補腎陽腎陰，固精縮尿、止帶，治腎虛腰痛、陽痿遺精、尿頻尿濁、帶下、五勞七傷、精寒淋瀝。肥健人，補肝腎，溫腎補脾而止虛瀉。其補肝腎、固胎元之效，對肝腎不足、目失所養致目昏暗、視力減退有效，並治胎動不安、腰膝痠痛。

覆盆子

平補肝腎，同蜜為膏，治肺氣虛寒，強腎無燥熱之偏，固精無凝澀之害，金玉之品也。狀如覆盆，故名。

覆盆子菟絲子雙補丸：覆盆子、菟絲子各 90 克，蓯蓉、巴戟天、白龍骨、五味子、鹿茸、茯苓、天雄、續斷、薯蕷、白石英各 75 克，乾地黃 60 克，遠志、乾薑各 45 克，蛇床子 40 克，上藥研末，蜜丸如梧桐子大。酒服 10 至 15 丸，每日 2 次，漸漸加至 30 丸；治勞傷羸瘦。

蒺藜子

平補肝腎、祛風明目，治虛勞腰痛、遺精帶下、咳逆肺痿、乳閉癥瘕、痔漏、陰癩，腎、肝、肺三經之病，並主惡血，能破癥下胎、催生墮胎。

平抑肝陽、疏肝解鬱，散肝經風熱、明目退翳，治肝陽上亢、頭暈目眩、胸脇脹痛及乳閉脹痛。單用研末服，或配穿山甲、王不留行等，治產後肝鬱乳汁不通、乳房脹痛；單用研末沖眼治白癜風。

使君子

補脾、殺蟲、消積，久則油，不可用。治五疳便濁、瀉痢瘡癬，為小兒諸病要藥。大量服用可致呃逆、眩暈、嘔吐、腹瀉等反應。

時珍曰：「凡能殺蟲之藥，多是苦辛，獨使君子、榧子，甘而殺蟲。」

若與熱茶同服，亦能引起呃逆、腹瀉，故服用時當忌飲熱茶。

益智子

燥脾腎、補心腎、澀精固氣。適用於腎陽不足、下元虛冷、失其固秘，證見遺精、遺尿、尿頻，尿有餘瀝等，治嘔吐泄瀉、客寒犯胃、冷氣腹痛、崩帶瀉精。溫脾開胃攝唾，與溫中益氣藥同用，主治中焦虛寒、食少、多唾及腹痛便溏等。陰虛火旺及有濕熱者忌服，因熱而崩濁者禁用。

砂仁

即縮砂。宣，行氣，調中，辛溫香竄，能潤腎燥，引諸藥歸宿丹田，地黃用之拌蒸，亦取其能達下也。砂仁辛，腎虛氣不歸元，用砂仁嚮導，故補肺益腎、和胃醒脾，治脾胃氣滯、腹痛痞脹、痞滯噎膈嘔吐；並消食醒酒、止痛安胎，散咽喉口齒浮熱。砂仁得檀香、豆蔻入肺；得人參、益智入脾；得黃柏、茯苓入腎；得赤石脂入大、小腸。

菟絲子、覆盆子、蒺藜子、使君子、益智子、砂仁之性味、歸經、功用與例方

藥名	性味、歸經	功用	例方
菟絲子	甘、辛、和平，歸肝、腎、脾經	1. 強陰益精、凝正陽之氣 2. 養肝明目、祛風補氣助筋脈 3. 止瀉、安胎	1. 菟絲子大補丸：菟絲子 300 克，茯苓、白朮、蓮子各 120 克，杜仲 90 克，五味子、山藥各 60 克，炙甘草 15 克，酒糊為丸，每服 8 至 10 克，每天 2 次，或按比例配藥，煎湯服，補益脾腎、固澀止血 2. 壽胎丸：菟絲子 120 克，桑寄生、川續斷、真阿膠各 60 克，前三味軋細，水化阿膠和為丸。每服 6 至 8 克，開水送下，日再服。補腎、安胎，治滑胎、胎動、妊娠下血
覆盆子	甘酸，微溫，歸肝、腎經	1. 益腎固精、補肝明目、助孕 2. 起陽痿、縮小便 3. 澤肌膚、烏髭髮	五子衍宗丸：菟絲子、五味子、枸杞子、覆盆子、車前子，蜜丸如梧桐子大，每服 6 至 8 克，每天 2 次。補腎固精，治腎虛遺精、陽痿早泄、小便餘瀝、不孕、鬚髮早白
蒺藜子	苦、辛，平，歸肝經	1. 補腎溫肺、平肝疏肝 2. 益精明目，凡補肝藥，皆能明目	白蒺藜散：蒺藜、草烏頭各 15 克，白芷、生白附、蒼朮、荊芥穗各 7.5 克，研細末，米糊為丸，梧桐子大。每服 15 至 30 丸，病在上以茶清，在下以鹽酒送服
使君子	甘溫，歸脾、胃經	1. 驅蟲消積、殺臟蟲 2. 健脾胃、除虛熱	肥兒丸：神麴、黃連各 300 克，肉豆蔻、使君子、麥芽各 150 克，檳榔 20 個，木香 60 克，為細末，豬膽汁適量製小丸，1 次服 8 至 10 克（1 歲以下小兒酌減），1 日服 2 次，空心服。殺蟲消積、健脾清熱
益智子	辛熱；本脾藥，兼入心、腎經	1. 溫腎固精縮尿，補三焦命門之不足 2. 溫脾開胃、開鬱溫中、攝唾	縮泉丸：烏藥、益智仁、山藥各 60 克，各為末，酒煎淮山藥末為糊，製小丸，1 次服 8 至 10 克，1 日服 3 次，米飲送服；亦可以上藥各 1/3 量，水煎 2 次作 2 次服，1 日服 2 劑。能溫腎祛寒、縮尿止遺
砂仁	辛溫、香竄，歸脾、胃經	1. 補肺益腎、和胃醒脾、通行結滯 2. 化濕行氣、溫中止嘔止瀉、安胎	香砂六君子湯：砂仁、陳皮各 3 克，半夏 12 克，黨參 10 克，白朮、茯苓各 20 克，木香、甘草各 7 克，生薑 10 克，大棗 4 枚。益胃補中、理氣和胃，治濕困脾土、濕阻氣滯、胸脘痞悶、食後腹脹、不思飲食

3-4 白豆蔻、肉豆蔻、草豆蔻、香附

白豆蔻

辛熱，宣，行氣、溫中、暖胃、止嘔。流行三焦，溫暖脾胃，為肺家本藥；三焦利，脾胃運，則諸證自平矣。

散滯氣、消酒積，除寒燥濕、化食寬膨，有化濕行氣之功，治濕滯中焦及脾胃氣滯致脘腹脹滿、不思飲食；治脾虛瘧疾、感寒腹痛、吐逆反胃，尤以胃寒濕阻、氣滯嘔吐最為適宜，可單用為末服，或配藿香、半夏等藥同用。肺胃火盛及氣虛者禁用。

肉豆蔻

一名肉果。辛溫氣香，燥脾澀腸、理脾暖胃、下氣調中、逐冷祛痰、消食解酒。治脾胃陽虛，澀大腸止虛瀉冷痢、五更泄瀉；又溫中暖脾，治脾腎虛寒、胃寒脹痛、食少嘔吐、久瀉不止，對積冷心腹脹痛（挾痰、挾食者並宜之）、中惡吐沫、小兒吐逆、乳食不下者見效。虛瀉冷痢初起，及濕熱瀉痢者忌用。忌鐵。

草豆蔻

一名草果。辛熱香散，燥濕祛痰、除痰截瘧。暖胃健脾、破氣開鬱、燥濕祛寒、除痰化食。治瘴瘧寒瘧、霍亂瀉痢，佐常山能截瘧；與知母同用，治寒熱瘴瘧。又散滯氣、利膈痰，治寒客胃痛，對噎膈反胃、痞滿吐酸、痰飲積聚、因滯因寒者多效。並解口臭氣、酒毒、魚肉毒，故食料用之。過劑助脾熱，耗氣損目。忌鐵。

香附

香附一名莎草根。宣，味辛能散，微苦能降，微甘能和，乃血中氣藥，調氣開鬱；為治標之劑，氣病之總司，女科之仙藥；解痰、火、氣、血、濕、食等六鬱。氣實血未大虛者宜之，不然恐損氣而燥血，愈致其疾矣。去毛用。忌鐵。

香附生則上行胸膈，外達皮膚；熟則下走肝腎，旁徹腰膝；童便浸炒入血分而補虛；鹽水浸炒或蜜水炒，入血分而潤燥；青鹽炒補腎氣；酒浸炒行經絡；醋浸炒消積聚，且斂其散；薑汁炒化痰飲；炒黑能止血。

香附引血藥至氣分而生血，胎產百病，推陳致新，為疏肝解鬱、行氣止痛要藥，治肝鬱月經不調、痛經、乳房脹痛。又，通行疏泄、微甘緩急，治肝氣鬱結之脅肋脹痛、多怒多憂、痰飲痞滿，以及寒凝氣滯、肝氣犯胃致胃脘疼痛、寒疝腹痛等證。大凡瘡疽喜服香藥，行氣通血，最忌臭穢不潔觸之，治血凝氣滯所致之癰疽瘡瘍、腎氣腳氣。

小博士 **解說**

《內經‧五色》顏面望診示例：

面色淡青白（脾胃），兩眉之間（肺）蒼灰淡白：香蘇飲。

面色淡黃（肝胃），兩眉眼之間（肺）蒼灰，鼻下（膀胱子處）黯紫：三仁湯。

白豆蔻、肉豆蔻、草豆蔻、香附之性味、歸經、功用與例方

藥名	性味、歸經	功用	例方
白豆蔻	辛、溫，歸肺、脾、胃經	1. 溫暖脾胃、除寒燥濕、化食寬膨 2. 化濕行氣，溫中止嘔	三仁湯：飛滑石、生薏仁各 20 克，半夏、杏仁各 15 克，白通草、白豆蔻仁、竹葉、厚朴各 6 克，用甘瀾水 2 升，煮取 750 毫升，1 日 3 服。治濕溫初起，頭痛惡寒、身重疼痛、胸悶不飢，午後身熱、狀若陰虛、病難速已
肉豆蔻	辛溫、氣香，歸脾、胃、大腸經	1. 澀腸止瀉、溫中行氣 2. 理脾暖胃、逐冷祛痰、消食解酒	四神丸：補骨脂 120 克、吳茱萸 30 克、肉豆蔻、五味子各 60 克，生薑 240 克、大棗 100 枚，水煮生薑大棗，取棗肉製小丸，1 次服 10 克，1 日服 3 次，空腹鹽湯送下。或以上藥各 1/10 量煎 2 次作 2 次服，1 日服 2 劑。溫補脾腎、澀腸止瀉，治脾胃陽虛、五更泄瀉
草豆蔻	辛熱、香散，歸脾、胃經	1. 暖胃健脾、破氣開鬱 2. 燥濕散寒，除痰截瘧	常山飲：知母、川常山、草果、炙甘草各 1200 克，良姜 750 克，烏梅去仁 600 克，為粗末。每服 12 克，水一盞、生薑 5 片、棗子 1 枚，煎至七分，去渣溫服。治瘧疾，寒則肢體顫掉，熱則舉身如燒，頭痛惡心、煩渴引飲、氣息喘急、口苦舌乾、脊膂痠疼、腸鳴腹痛，諸藥不治，漸成勞瘧者
香附	辛苦、甘平，氣香辛，歸肝、脾、三焦經	1. 疏肝理氣、調經止痛，血中氣藥，通行十二經 2. 利三焦、解六鬱、止諸痛	香蘇飲：香附炒、紫蘇各 10 克，炙甘草 3 克、陳皮去白 5 克，加薑、蔥煎，當茶酌飲。治外感風寒，內有氣滯，證見惡寒身熱、頭痛無汗、胸脘痞悶、不思飲食，舌苔薄白，脈浮。宜婦人妊娠、外感風寒、氣鬱諸證

✚ 知識補充站

　　時珍說凡人病則氣滯而餒，香附為氣分君藥。臣以參、佐以甘草，治虛怯甚速。香附得參、朮則補氣，得歸、地則補血，得木香則散滯和中，得檀香則理氣醒脾，得沉香則升降諸氣，得芎、蒼朮則總解諸鬱，得梔子、黃連則清降火熱，得茯神則交濟心腎，得茴香、破故紙則引氣歸元，得厚朴、半夏則決壅消脹，得紫蘇、蔥白則發汗散邪，得三稜、莪茋則消積磨塊，得艾葉則治血氣、暖子宮。香附一味研末服，名獨勝丸，治癰疽由鬱怒得者，如瘡初作，以此代茶。潰後亦宜服之。

3-5 木香、藿香、茴香、甘松香、山柰、良薑

木香

宣、行氣；味辛氣升，陰火衝上當用黃柏、知母者，少以木香佐之。諸氣鬱，皆屬於肺，上焦氣滯用之者，金鬱瀉之也；中氣不運，皆屬於脾，中焦氣滯用之者，脾胃喜芳香也；大腸氣滯則後重，膀胱氣不化則癃閉，肝氣鬱則為痛，下焦氣滯用之者，塞者通之也。過服損眞氣。

木香與補藥為佐則補，主氣劣、氣不足，安胎、健脾胃；木香與瀉藥為君則瀉，破通壅導氣，除痰癖癥塊。

藿香

快氣、和中、辟穢、祛濕、去惡氣，又化濕、解暑、止嘔，為芳化濕濁要藥。用於濕滯中焦、濕濁內阻，中氣不運致脘腹痞悶、少食作嘔、神疲體倦等；能化濕解表，適合暑濕證及濕溫證初起；又能和中止嘔，理脾、肺之氣，治霍亂吐瀉、心腹絞痛、肺虛有寒、上焦壅熱。胃弱、胃熱而嘔者忌用。

全株可入藥，鮮切段用，或陰乾生用。藿香葉偏於發表，梗偏於和中；鮮品解暑之力較強，夏季泡飲代茶，為清暑飲品。

茴香

燥，補腎命門，古作懷香。治寒疝，大茴辛熱，入腎膀胱，暖丹田、補命門、開胃下食、調中止嘔、乾濕腳氣；療小腸冷氣、癩疝陰腫，疝有七種，氣、血、寒、水、筋、狐、癩也。肝經病不屬腎經，以厥陰肝脈絡陰器也。多因寒濕所致，亦有挾虛者，當加參、尤於溫散藥中。多食損目發瘡。

小茴辛平，理氣開胃，亦治寒疝。食料宜之。大如麥粒，輕而有細棱者名大茴，出寧夏，他處小者名小茴。自番舶來，實八瓣者，名八角茴香。炒黃用，得酒良。得鹽則入腎，發腎邪，故治陰疝；陰疝受病於肝，見證於腎；大、小茴各40克，為末，豬脬一個，連尿入藥，酒煮爛，為丸服。

甘松香

宣、理氣醒脾，甘溫，芳香。理諸氣，開脾鬱。葉如茅，用根。治腹卒然滿痛、風疳齒䘌、腳膝氣浮，煎湯淋洗；亦治胃痛、胸腹脹滿、頭痛、腳氣。配山柰，消食健胃；配白芷，行氣止痛；配鹿角霜，理氣開鬱；配荷葉，收濕拔毒。氣虛血熱者忌服。

山柰

宣，溫中、辟惡。治心腹冷痛、寒濕霍亂、風蟲牙痛。根葉皆如生薑，入合諸香用。

良薑

宣、燥，暖胃散寒、消食醒酒、散寒止痛、溫中止嘔，本品辛散溫通，用於胃寒冷痛、霍亂瀉痢、吐惡噎膈、瘴瘧冷癖，善散寒止痛，為治胃寒脘腹冷痛之常用藥，適宜胃寒嘔吐證。肺胃熱者忌之。

出嶺南高州。子，名紅荳蔻，溫肺散寒、醒脾燥濕、消食解酒。東垣脾、胃藥中常用之。並東壁土炒用。

木香、藿香、茴香之性味、歸經、功用與例方

藥名	性味、歸經	功用	例方
木香	辛苦、溫，歸脾、胃、大腸、膽、三焦經	1. 升降諸氣，瀉肺氣、疏肝氣、和脾氣 2. 去腋臭，寬大腸 3. 消食安胎	木香檳榔丸：牽牛子炒 200 克，香附醋製、黃柏酒炒、大黃各 150 克，芒硝 100 克，木香、檳榔、枳殼炒、陳皮、青皮醋炒、三稜醋製、黃連、芒硝各 50 克，上十三味粉碎成細粉，用水泛丸。治赤白痢疾、裏急後重、胃腸積滯、脘腹脹痛、大便不通
藿香	辛甘微溫。入肺、脾、胃經	1. 快氣和中，開胃止嘔，去惡氣，進飲食 2. 治外感風寒，內傷飲食濕滯證	藿香正氣散：藿香 12 克，紫蘇、白芷、大腹皮、茯苓各 5 克，白朮、半夏、陳皮、厚朴、桔梗各 9 克，甘草 5 克，生薑 10 克，大棗 4 枚，研末，加薑、棗煎湯泛丸，一日飲片量 30 公克，分 3 次服。治外感風寒，內傷飲食濕滯證；發熱惡寒、頭痛、胸膈滿悶、脘腹疼痛、噁心嘔吐、腸鳴腹瀉，舌苔白膩、脈浮滑
茴香	辛，溫。歸肝、腎、脾、胃經	1. 散寒止痛，理氣和中 2. 暖丹田、補命門，開胃下食、調中止嘔	天台烏藥散：天臺烏藥 12 克，木香、茴香鹽炒、良薑炒、檳榔銼各 9 克，青皮去白 6 克，川楝子、巴豆各 12 克。巴豆微打破同川楝麩炒黑，去麩及巴豆，同餘藥為末，酒下 5 克。行氣疏肝、散寒止痛，治疝經寒凝氣滯、睪丸偏墜腫脹、婦人瘕聚、痛經等

✚ 知識補充站

　　氣厥痰厥因虛寒者宜之，咳逆（風寒）、嘔噦（胃寒）和膈噎，多由氣血虛、胃冷（飲食出狀況）、胃槁（消化器官出問題）而成。

1. 飲可下而食不可下，槁在吸門，喉間之厭會也，小半夏湯。
2. 食下胃脘痛，須臾吐出，槁在賁門，胃之上口也，此上焦，名噎，大黃甘草湯。痰飲、食積保和丸。瘀血壅塞胃口瀉心湯。
3. 食下良久吐出，槁在幽門，胃之下口也，此中焦，名膈。胃槁者，當滋潤，宜四物牛羊乳，血瘀者加韭汁，或與韭汁、牛乳。
4. 朝食暮吐，槁在闌門，大、小腸下口也，此下焦，名反胃，吳茱萸湯。
5. 脾瀉（命火不足），冷痢寒瀉、脾虛霍亂（寒客中焦）、轉筋（寒客下焦）、拘攣風痺、癥瘕積聚，督脈為病、脊強而厥、小兒慢驚、痘瘡灰白、癰疽不斂、一切沉寒痼冷之證，如寒痰胃冷，宜薑、附、參、朮。

3-6 蓽茇、煙草、金銀花、蒲公英、紫花地丁、杜牛膝、鶴蝨、山豆根、牛蒡子、山慈菇

蓽茇

茇，一作撥。燥，除胃冷、散浮熱，溫中下氣、消食祛痰。治水瀉氣痢（牛乳點服）、虛冷腸鳴、冷痰噁心、嘔吐酸水、疝癖陰疝。散陽明浮熱，止頭痛、牙痛、鼻淵。去挺用頭，醋浸，刮淨皮粟免傷人肺。多服瀉眞氣、動脾肺火、損目。

煙草

宣，行氣、辟寒。治風寒濕痺、滯氣停痰、山嵐瘴霧。然火氣熏灼、耗血損年、人自不覺耳。其氣入口，不循常度，頃刻而周一身，令人通體俱快，醒能使醉，醉能使醒，飢能使飽，飽能使飢，人以代酒代茗，終身不厭，故一名相思草。

金銀花

甘寒入肺，瀉熱、解毒，爲治一切癰腫疔瘡陽證要藥。治癰疽疥癬、楊梅惡瘡、腸血痢、五種屍疰。經冬不凋，名忍冬，又名左纏藤。花葉同功，花香尤佳，釀酒代茶。

蒲公英

瀉熱、解毒，一名黃花地丁。化熱毒、解食毒、消腫核，專治乳癰、內癰、疔毒；亦爲通淋妙品。擦牙、烏髭髮、白汁塗惡刺。還能清肝明目，治肝火上炎引起的目赤腫痛。

紫花地丁

瀉熱，解毒。葉如柳而細，夏開紫花結角，生平地者起莖，生溝壑者起蔓。陰證疽類局部不紅腫者禁用。

杜牛膝

甘寒微毒，一名天精、地菘。能祛痰、清熱、破血、止血、解毒、殺蟲，治乳蛾、喉痺、砂淋、血淋、小兒牙關緊閉；急慢驚風，不省人事者，絞汁入好酒灌之即甦。根白如短牛膝。地黃爲使。月經過多者、孕婦愼用。

鶴蝨

瀉，殺蟲。治蛔齧腹痛。最黏人衣。有狐氣，炒熱則香。主治腸胃諸蟲爲患，如化蟲丸，惟古方組成中之胡粉（鉛粉）、枯礬，對人體毒性較大，今已不用；改變組成，去胡粉、枯礬，加入雷丸、大黃、玄明粉、牽牛子諸藥。

山豆根

瀉熱，解毒。治喉癰喉風、齦腫齒痛、喘滿熱咳、腹痛下痢、五痔諸瘡。解諸藥毒，敷禿瘡、蛇狗蜘蛛傷，療人馬急黃。近代，亦常與白花蛇舌草、魚腥草配伍，用治癌症，以及慢性遷延性肝炎。

牛蒡子

瀉熱、解毒。又名鼠粘子、惡實。疏散風熱、透疹利咽、解毒散腫，治風熱感

冒、咽喉腫痛、麻疹不透、癰腫瘡毒。性冷而滑利，痘證虛寒泄瀉者忌服。

實如葡萄而褐色，酒拌蒸，待有霜，拭去用。根苦寒，竹刀刮淨，絞汁，蜜和服，治中風，汗出乃癒。搗和豬脂，貼瘡腫及反花瘡。

山慈菇

瀉熱，解毒。治癰瘡疔腫，醋磨塗瘰癧結核。解諸毒、蟲毒、蛇、蟲、狂犬傷。根與慈菇、小蒜相類，去毛殼用。

蓽茇、金銀花、蒲公英、紫花地丁、山豆根、牛蒡子之性味、歸經、功用與例方

藥名	性味、歸經	功用	例方
蓽茇	辛、熱，入胃、大腸經	1. 除胃冷、祛痰，散陽明浮熱 2. 治瀉痢、頭痛、牙痛、鼻淵	1. 配訶子、人參、桂心、乾薑，治臟腑虛冷、腸鳴瀉痢 2. 配乾薑、細辛，治牙寒痛。配肉桂、良薑，治暴泄身冷。配大黃、麝香，治癥氣成塊
金銀花	甘、寒。歸肺、心、胃經	1. 清熱解毒，疏散風熱 2. 補虛療風、養血止渴	銀花解毒湯：金銀花、紫花地丁各 30 克，連翹、夏枯草各 15 克，赤茯苓、丹皮各 9 克，黃連 6 克，水煎 2 次分服。治癰瘡疔毒初起、寒熱交作、麻癢相兼、紅腫熱痛、心煩口渴、二便不利，舌苔黃膩，脈數沉實。主要用於軟組織化膿性感染，見瘡疔紅腫熱痛
蒲公英	苦、甘、寒。歸肝、胃經	1. 清熱解毒、消癰散結、利濕通淋 2. 清肝明目	蒲公英湯：鮮蒲公英 120 克，根、葉、莖、花皆用，花開殘者去之，如無鮮者可用乾者 60 克代之。煎湯 600 毫升，溫服 300 毫升，餘 300 毫升乘熱熏洗。治眼疾腫痛、胬肉遮睛、赤脈絡目、目疼連腦、羞明多淚等虛火實熱之證
紫花地丁	苦、辛、寒。歸心、肝經	1. 清熱解毒、消癰散結 2. 治癰疽發背、惡瘡瘰癧、無名腫毒	五味消毒飲：金銀花 20 克，野菊花、蒲公英、紫花地丁各 15 克，紫背天葵子 10 克。清熱解毒、消散疔癰，治各種疔毒、癰瘡癤腫；局部紅腫熱痛，瘡形如粟，堅硬根深如丁狀，舌紅苔黃，脈數
山豆根	苦寒，歸肺、胃經	1. 瀉心火，去肺大腸風熱 2. 清熱解毒，利咽消腫止痛	1. 單品水煎服或含漱，治輕證熱毒蘊結、咽喉腫痛；重者須配玄參、板藍根、射干等藥 2. 單用煎湯漱口，或配石膏、黃連、升麻、牡丹皮等，治胃火上炎之牙齦腫痛、口舌生瘡
牛蒡子	辛平，歸肺、胃經	1. 潤肺解熱、散結除風、透疹利咽，理痰、利二便、利腰膝 2. 行十二經，散諸瘡瘍毒腫	普濟消毒飲：黃芩、黃連各 15 克，陳皮去白、玄參、生甘草、柴胡、桔梗各 6 克，連翹、牛蒡子、板藍根、馬勃、薄荷各 3 克，白殭蠶炒、升麻各 2 克。為末湯調，時時服之，或蜜拌為丸，噙化。清熱解毒、疏風散邪，治大頭瘟、惡寒發熱、頭面紅腫疼痛、咽喉不利

3-7 漏盧、貫眾、射干、續隨子、馬藺子、蓖麻子、白頭翁、王瓜

漏盧

清熱解毒、消癰散結、通經下乳，治遺精尿血，癰疽發背，古方以漏盧湯為首；及預解時行痘疹毒。出閩中，莖如油麻，枯黑如漆者眞。甘草拌蒸。連翹為使。氣虛、瘡瘍平塌及孕婦忌服。

貫眾

清熱解毒、殺蟲、涼血止血，治風熱感冒、溫熱病發斑、痄腮、崩中帶下、產後血氣脹痛、破癥瘕、發斑痘、化骨鯁、殺蛔、蟯、絛三蟲。殺蟲及清熱解毒宜生用，止血宜炒炭用。汁能制三黃、化五金、伏鍾乳、結砂、制汞、解毒軟堅。

射干

瀉火、解毒、散血、消痰，為治喉痺咽痛要藥。《千金方》治喉痺，有烏扇膏。取其降厥陰相火，治結核瘰疬、便毒瘰母，如鱉甲煎丸治瘰母。

本品清肺瀉火，降氣消痰、消腫。可單用，搗汁含咽，或以醋研汁嚼，治咽喉腫痛，引涎出即可；亦可配伍黃芩、桔梗、甘草等，清熱解毒，治咽喉腫痛；與桑白皮、桔梗等清熱化痰藥配伍，治痰盛咳喘。孕婦忌用、慎用。

續隨子

一名千金子。辛溫，有毒，行水破血。能破瘀消癥，治血瘀閉經、癥瘕痞塊、痰飲、冷氣脹滿、蠱毒鬼疰，塗疥癬瘡；並逐水消腫，治水腫脹滿、二便不通、屬陽實水腫者。體虛及孕婦忌用。

馬藺子

一名蠡實。清熱利濕、消腫解毒、止血，治寒疝喉痺、癰腫瘡癤、婦人血氣煩悶、血運崩帶、利大小腸。炒用，治疝用醋拌，根葉同功。久服令人瀉。

蓖麻子

瀉、通竅、拔毒，出有形滯物。有熱毒，氣味頗近巴豆，內服不可輕率。形如牛蜱，黃褐有斑。鹽水煮，去皮研，或用油。忌鐵。消腫拔毒，瀉下通滯。治癰疽腫毒、喉痺、瘰癧、大便燥結。

治偏風不遂、喎斜口噤、鼻窒耳聾、喉痺舌脹；利水氣治水證浮腫，能出有形滯物；治針刺入肉、竹木骨鯁、胞胎不下；追膿拔毒，敷瘰惡瘡，外用屢奏其功。

白頭翁

治熱毒血痢，仲景治熱痢，有白頭翁湯合黃連、黃柏、秦皮。東垣曰：骨欲堅，急食苦以堅之。痢則下焦虛，以純苦之劑堅之。

用於溫瘧寒熱、齒痛骨痛、鼻衄禿瘡、瘰癧疝瘕、明目消疣，搗敷患處治血痔偏墜。近根外有白茸。得酒良。

王瓜

即土瓜根，苦寒，瀉熱、利水、行血。治天行熱疾、黃膽消渴、月閉瘀血、便數帶下、利大小腸、下乳墮胎。根如栝蔞之小者，味如山藥，根子通用。

漏盧、貫眾、射干、蓖麻子、白頭翁、王瓜之性味、歸經、功用與例方

藥名	性味、歸經	功用	例方
漏盧	苦鹹寒，入胃、大腸，通肺、小腸	1. 清熱解毒、消癰散結，治乳癰良藥 2. 通經下乳、排膿止血、生肌殺蟲	1. 與大黃、連翹、紫花地丁等藥同用，治癰腫瘡毒、乳癰腫痛 2. 與栝蔞、貝母、蒲公英等藥同用，治乳癰腫痛 3. 與穿山甲、王不留行等藥同用，治乳絡壅滯、乳汁不下、乳房脹痛
貫眾	味苦微寒，有毒，歸肝、脾經	1. 解邪熱之毒、殺蟲 2. 涼血止血	1. 單用或配桑葉，防治流行性感冒 2. 配檳榔、雷丸等，殺條蟲；配榧子、檳榔等，治鉤蟲病；配使君子、苦楝根皮等，治蛔蟲蟲積腹痛 3. 單品煎汁，臨睡時洗肛門周圍，治蟯蟲
射干	苦，寒，有毒。歸肺經	1. 清熱解毒、祛痰利咽 2. 通經閉、鎮肝明目	射干麻黃湯：射干、細辛、紫菀、款冬花、半夏各 9 克，麻黃、生薑各 12 克，五味子 3 克、大棗 7 枚，上藥以水 1.2 公升，先煎麻黃二沸，去上沫，納諸藥煮取 300 毫升，分 3 次溫服。宣肺散寒、化飲止咳，治外感風寒、痰飲上逆、咳而上氣、喉中有水雞聲
蓖麻子	性平，味甘、辛，有毒	1. 開通諸竅經絡 2. 瀉下通滯利水氣，治水證浮腫 3. 外用追膿拔毒，敷瘰惡瘡	1. 搗餅，左貼右、右貼左，止喎斜口噤 2. 搗爛綿裹塞耳、塞鼻，治鼻窒耳聾 3. 去皮，黃連水浸，每晨用浸水吞 1 粒至 3、4 粒，治大風疥癩
白頭翁	苦，寒。歸大腸經	1. 苦堅腎、寒涼血 2. 清熱解毒、止痢	白頭翁湯：白頭翁 75 克，秦皮、黃連、黃柏各 110 克，水煎服。治熱毒血痢證，腹痛、裏急後重、肛門灼熱、瀉下膿血、赤多白少、渴欲飲水，舌紅苔黃，脈弦數
王瓜	苦寒	1. 瀉熱、利水行血 2. 下乳墮胎、消腫排膿、月閉瘀血 3.《經疏》：主治略似栝蔞	1. 搗汁飲，治黃膽消渴 2. 單服亦可下乳，通乳藥多用之 3. 王瓜搗汁，和伏龍肝末服，治傷寒發斑

3-8 王不留行、冬葵子、白蘚皮、萆薢、土茯苓

王不留行

通、行血通經、下乳、消癰、利尿通淋。花如鈴鐸，實如燈籠，子殼五稜。取苗子蒸，漿水浸用。孕婦忌之。

用於血瘀經閉、痛經、產後乳汁不下及乳癰等證；本品走血分，歸肝、胃經，能行血脈，通乳汁，治產後乳汁不通；俗云穿山甲、王不留行，婦人服之，乳長流，配穿山甲等可增強通乳之力。產後氣血虧虛，乳汁稀少，則配黃耆、當歸或配當歸、豬蹄，增加乳汁的分泌。亦治金瘡、癰瘡，出竹木刺。近年亦常用本品輔助治療前列腺炎。

冬葵子

利水通淋、利竅、下乳、潤腸滑腸。秋葵復種，經冬至春作子者，名冬葵子。其根葉與子，功用相同。春葵子亦滑，不堪入藥。治五臟六腑寒熱、羸瘦、五癃、妊腫；能下乳汁，療婦人乳難內閉。久服堅筋骨，長肌肉。

蜀葵花赤者治赤帶，白者治白帶；赤者治血燥，白者治氣燥；亦治血淋、關格，皆取其寒潤滑利之功也。

白蘚皮

通，清熱燥濕、祛風解毒，為治諸黃風痹要藥，治一切熱毒風、惡風。一味白蘚皮湯，治產後風；配茵陳利膽退黃，治黃疸尿赤、風濕熱痹；配蒼朮、黃柏、牛膝，祛風通痹，治濕熱黃疸、關節紅腫熱痛、濕痹死肌、不可屈伸起止行步。兼治風瘡、濕疹、疥癬、女子陰中腫痛、小兒風熱驚癇。偏寒者慎用。惡桑螵蛸、桔梗、茯苓、萆薢。

萆薢

通、祛風濕、補下焦。利濕去濁、祛風除濕。祛風除濕、通絡止痛，用於風濕痹證，治腰膝痹痛、腰痛久冷、關節老血、筋脈屈伸不利。用於膏淋、白濁證，治膀胱宿水、陰痿失溺、莖痛遺濁、痔漏惡瘡，以及婦女白帶屬濕盛。腎陰虧虛、遺精、滑泄者慎用。有黃、白二種，黃長、硬，白虛、軟，軟者良。薏苡為使。畏大黃、柴胡、前胡。忌茗、醋。

土茯苓

通，祛濕熱、補脾胃，大如鴨子，連綴而生，俗名冷飯團。有赤、白二種，白者良。可食良，亦可生啖。忌茶。土茯苓淡能滲，甘能補，患臁疥者，煎湯代茶，甚妙。

本品解毒利濕，又通利關節、解汞銀硃砂毒，治楊梅瘡毒、瘰癧瘡腫、肢體拘攣。對梅毒或因梅毒服汞劑中毒而致肢體拘攣者，療效尤佳，為治梅毒要藥。可單用本品 500 克，水煎去渣，加入白糖 30 克，煎成濃煎液，每日 2 次，每次 1 至 2 湯匙；或與金銀花、白蘚皮、威靈仙、甘草同用。亦可治濕熱引起的熱淋、帶下、瘡毒等證。

王不留行、冬葵子、白蘚皮、萆薢、土茯苓之性味、歸經、功用與例方

藥名	性味、歸經	功用	例方
王不留行	甘苦而平，歸肝、胃經	1. 行血通經、下乳催生、利尿通淋 2. 除風去痺、止血定痛、消癰	1. 配當歸、川芎、紅花等，活血通絡，治血瘀經閉、痛經等證 2. 配栝蔞、蒲公英等，苦泄宣通、活血消癰，治乳癰 3. 配穿山甲，增強通乳之力，行血脈、通乳汁，治產後乳汁不通 4. 配黃耆、當歸，或配當歸、豬蹄，補氣血增乳汁，最宜產後氣血虧虛、少乳者 5. 配紅花、敗醬，治前列腺炎
冬葵子	甘、寒、淡滑。歸大腸、小腸、膀胱經	1. 潤燥利竅、下乳滑胎 2. 通營衛、行津液	冬葵子與榆皮等分，煎服，潤燥利竅，能行津液、利二便、消水腫
白蘚皮	苦寒，入脾、胃經，兼入膀胱、小腸經	1. 清熱燥濕，祛風解毒 2. 行水道、通關節、利九竅	1. 配蒼术、苦參、銀花等燥濕解毒之品，治濕熱瘡毒、肌膚潰爛 2. 與苦參、防風、地膚子等同用，治濕疹、疥癬、皮膚搔癢，內服外洗均可
萆薢	甘苦辛平。入胃、肝經	1. 利濕去濁、祛風除濕，以固下焦 2. 補肝虛、堅筋骨、益精明目	1. 萆薢分清飲：益智仁、萆薢、石菖蒲、烏藥各 5 克，甘草梢 2.5 克，煮當茶飲，治濕濁下注所致之膏淋、白濁；小便頻數、濕濁不清、白如米泔、稠如膏糊 2. 萆薢丸：萆薢、山芋、牛膝、澤瀉各 30 克，生乾地黃、茵芋蠐螬、乾漆、狗脊、車前子、天雄各 75 克，白术 15 克，研為細末，煉蜜丸，如梧桐子大。每服溫酒下 8 至 10 克。祛風滲濕、舒筋活絡，治風痺行走不定，血痺身體不仁、肢節疼痛
土茯苓	甘、淡、平。歸肝、胃經	1. 解毒除濕、通利關節 2. 治拘攣骨痛、惡瘡癰腫 3. 利小便、止泄瀉	搜風解毒湯：土茯苓 12 克，薏苡仁、金銀花、防風、木通、木瓜、白鮮皮各 6 克，皂角子 5 克，用水 400 毫升，煎至 200 毫升，溫服，1 日 3 次；氣虛加人參 10 克，血虛加當歸 10 克。治瘰癧瘡腫、楊梅瘡毒。誤服輕粉（汞化合物）成疾者，服此能去輕粉之毒

3-9 白歛、預知子、旱蓮草、劉寄奴、馬鞭草、穀精草、青葙子、決明子、蓼實、馬勃、木鱉子

白歛

殺火毒、散結氣、生肌止痛，治癰疽瘡腫、面上皰瘡、金瘡撲損、擦凍耳；瘡瘍潰後不斂者，與白芨相須，為末外敷，生肌斂瘡，斂瘡方多用之；單用或與地榆同用，等分為末，外敷用治水火燙傷。

預知子

補勞、瀉熱，補五勞七傷，舒肝理氣、活血止痛、利尿、殺蟲。用於脘脅脹痛、經閉痛經、小便不利、蛇蟲咬傷、痃癖氣塊、天行溫疾、利便催生。

旱蓮草

滋補肝腎、涼血止血。用於肝腎陰虛的頭暈目眩、鬚髮早白、腰膝痠軟、遺精耳鳴等。可單用或配伍生地黃、阿膠、蒲黃等滋陰涼血止血藥，以治陰虛血熱之證。

劉寄奴

瀉、破血通經、止血化瘀、除癥下脹、止痛。然善走之性，又在血分，多服令人吐利；為金瘡要藥，又治產後餘疾，下血止痛，正以其行血迅速也。

馬鞭草

瀉、破血、消脹、殺蟲，治氣血癥瘕、水腫腹脹、癰瘡陰腫、腹部腫塊；搗汁塗敷患部，治癰瘡陰腫。墟陌甚多。

穀精草

輕、明目；善於疏散頭面風熱，而明目退翳；治喉痺齒痛、陽明風熱、頭痛牙痛、喉痺咽痛。陰虛血虧目疾者不宜。

青葙子

瀉肝、明目。一名草決明。有擴大瞳孔作用，瞳孔散大的眼疾患者禁用。

用於肝熱目赤、眼生翳膜、視物昏花、肝火眩暈，治青盲障翳、蟲疥惡瘡。

決明子

瀉肝、明目，治一切目疾，故有決明之名。益腎精，明目甚於黑豆，做枕治頭風。狀如馬蹄決明。搗碎煎。惡大麻仁。氣虛便溏者不宜。

蓼實

宣，溫中明目、耐風寒、下水氣。時珍曰：古人種蓼為蔬，收子入藥，今為酒麴用其汁。以香蓼、青蓼、紫蓼為良。

馬勃

輕、清熱解毒，利咽、止血。能宣散肺經風熱，清瀉肺經實火，長於解毒利咽，為治咽喉腫痛常用藥。

木鱉子

瀉熱祛毒、消腫散結，治風濕痺痛、筋脈拘攣、瀉痢疳積、瘰癧瘡痔、乳癰蚌毒，消腫追毒、生肌除禿。孕婦及體虛者忌服。

白斂、預知子、旱蓮草、劉寄奴、穀精草、青葙子、決明子、馬勃之性味、歸經、功用與例方

藥名	性味、歸經	功用	例方
白斂	苦、辛，微寒。歸心、胃經	清熱解毒、消癰散結、生肌止痛	單用或與金銀花、連翹、蒲公英同煎內服；或與赤小豆同研為末，雞蛋清調勻外用，治癰腫瘡毒。配白芨、絡石藤為末外敷，生肌斂瘡
預知子	甘微苦、寒。入肝、胃、膀胱經	1. 舒肝理氣、活血止痛 2. 利尿、殺蟲	與豬苓、茯苓、車前子或五苓散配伍，治輸尿管結石引發之尿路感染
旱蓮草	甘、酸，微寒。歸肝、腎經	1. 補肝腎陰、涼血止血 2. 黑髮烏髭	二至丸：女貞子、旱蓮草各 15 克，蜜製蒸女貞子，曬乾為末，旱蓮草搗汁熬膏，和前藥製小丸。1 次服 8 至 10 克，1 日服 3 次，酒下；亦可水煎 2 次作 2 次服，1 日服 2 劑。治肝腎陰虛、腰膝痠軟、遺精、耳鳴
劉寄奴	味苦，性溫。歸心、脾經	破血通經、除癥下脹、止金瘡血	1. 為散，或茶或酒調服，通婦人經脈、產後餘血、損傷瘀血、下氣、止心腹痛、小便去血 2. 搗，敷金瘡出血不止，為末摻之治湯火傷
穀精草	甘、平。歸肝、胃經	1. 破血通經、殺蟲消脹 2. 疏散風熱、明目退翳	穀精草湯：穀精草 2 克，白芍、荊芥穗、玄參、牛蒡子、連翹、草決明、菊花、龍膽草各 1.5 克，桔梗 1 克，銼末，用白水 400 毫升，燈心 10 段，煎至 240 毫升，去渣，不拘時服，治熱邪蘊積於肝膽、眼目生翳、羞明多淚
青葙子	味苦、微寒、輕浮，入肝經	祛風熱、鎮肝明目、退翳	青葙子湯：青葙子、茋仁、白茯苓、車前子、薑茋、黃連各 45 克，秦皮 0.5 克，山梔子、秦艽、甘菊花、黃芩、炙甘草各 30 克，為粗末。每服 8 至 10 克，水 2 盞，煎至 8 分，去渣，食後服。為治慢性葡萄膜炎方，治肉翳
決明子	甘苦鹹平，入肝經	1. 為明目佳品，虛實目疾，均可應用 2. 潤腸通便	1. 配夏枯草、梔子等，治肝經實火、目赤腫痛、羞明多淚；配菊花、桑葉等，治風熱上攻、頭痛目赤；配沙苑子、枸杞子等，治肝腎陰虧、目暗不明 2. 配火麻仁、栝蔞仁等，清熱潤腸通便，治內熱腸燥、大便秘結
馬勃	辛平、輕虛，歸肺經	清肺解熱（東垣普濟消毒飲中用之），散血止嗽	1. 單用研末含咽，或與金銀花、連翹、黃芩等藥配用，治咽喉腫痛、咳嗽失音 2. 馬勃粉：撒傷口，有止血作用

3-10 西洋參、東洋參、黨參、太子參、珠兒參、土人參

西洋參

　　苦甘涼，補肺、清火。西洋參主產於美國、加拿大及法國。其味厚氣薄，補肺降火、生津液、除煩倦，虛而有火者相宜。並治肺火旺，咳嗽痰多、氣虛呵喘、失血勞傷、生產諸虛。

　　補氣分，兼補益血分，其性涼而補，凡欲用人參而不受人參之溫補者，皆可以此代之。惟白虎加人參湯中之人參，仍宜用黨參而不可以此代之，以其不若黨參具有升發之力，能助石膏逐邪外出也。

東洋參

　　出自東洋日本所產的人參。補中益氣，苦甘溫，氣味微帶羊羶氣。主治與遼參相似，功用亦相近，但力薄耳。又一種出高麗一帶，與關東接壤，亦名東洋參。

　　其功效與人參近似，能補氣、增強免疫力等，宜氣虛、用腦過度、過勞者。

黨參

　　味甘，性平。補中益氣，止渴、健脾益肺，養血生津。治肺虛、益肺氣，用於氣津兩虛、氣血雙虧、食少倦怠、咳嗽虛喘、氣血不足、面色萎黃、津傷口渴、內熱消渴、懶言短氣、四肢無力等證。表證未解而中滿邪實忌用，氣滯、怒火盛者，禁用。該品功效與人參相似，惟藥力薄弱。治一般虛證，可代替人參使用；虛脫重證，則仍用人參為宜。

太子參

　　味甘苦，功同遼參，以塊根入藥。補中益氣、生津，主治肺虛咳嗽、脾胃虛弱等證。

珠兒參

　　苦寒微甘。味厚體重，補肺降火，益氣健脾，生津潤肺，肺熱者宜之。用於脾虛體倦，食慾不振，病後虛弱；亦有止咳、調經，治泄瀉、內痔出血。

　　臟寒者服之，即作腹痛。鬱火服之，火不透發，反生寒熱。其大約與西洋參相同，不過清熱之功，熱去則火不刑金，而肺臟受益，非真能補也。

土人參

　　甘微寒，清肺生津。俗名粉沙參，別名野人參、假人參。根入藥，滋補強壯，補氣血、助消化、生津止渴，治咳嗽喘逆、痰壅火升、咳痰帶血。氣香味淡，性善下降，伸肺經治節，使清肅下行。

小博士解說

　　「參」常見的有：1. 中國人參（吉林人參和大陸東洋參）；2. 西洋參（美國和加拿大的花旗參）；3. 韓國高麗參（南／北韓）；4. 日本東洋參。其中，西洋參屬涼補藥，其餘三者則屬溫補藥，又以韓國高麗參為最。

　　高血壓者濫用人參，易引起腦充血；感冒及發燒之際，用人參易使病情加重。人參大補元氣，服用過多易使血液循環加速，出現失眠、煩躁、心神不安等不良反應，產婦產後二至三週後才服用，較有幫助。常人也不宜過量。

西洋參、黨參、土人參之之性味、歸經、功用及例方

藥名	性味、歸經	功用	例方
西洋參	甘、微苦，寒。歸心、肺、腎經	1. 補氣養陰，清火生津 2. 治陰虛火旺、喘咳痰血	1. 配知母、川貝母、阿膠等，養陰清肺、止咳化痰，兼止血。宜陰虛火旺致喘咳痰血證 2. 配鮮生地、鮮石斛等，養陰清熱生津，治熱病氣陰兩傷、煩倦、口渴
黨參	甘、平。歸脾、肺經	益氣、生津、養血	1. 配黃耆、白术等，補中益氣，治體虛倦怠、食少便溏 2. 配黃芩、五味子等，補益肺氣，治肺氣虧虛、咳嗽氣促 3. 配麥冬、五味子等，益氣生津，治氣津兩傷的氣短口渴 4. 配當歸、熟地，益氣生血，治氣血雙虧的面色萎黃、頭暈心悸
土人參	甘、平	1. 清肺生津、滋補強壯 2. 利尿消腫、健脾潤肺	1. 根、葉均可食用，藥蔬兼用 2. 新鮮莖葉搗爛，外敷腫毒 3. 嫩莖葉醃製醬菜，促進食慾

✚ 知識補充站

　　人參呈長條狀，上部主根和下部的分枝根大致等長，主根長又粗比瘦弱優質。參體以結實、沉重較好；人參以老和堅實為佳，外觀色澤都應鮮亮均勻，外皮應具有特有的皺紋。像空心蘿蔔乾是劣品西洋參之類的生曬參，原本質地較鬆軟。

　　人參有效成分以近皮層部位最多，在等重時，細支比大的好，人參以氣味香郁、嚼後苦甘回味濃者為佳。人參肉質含油，儲存易受潮、發霉、生蟲及返糖，須保持乾燥。

　　人參極易生蟲，特別是參鬚，應儲存於密封箱中，置於通風、乾燥、陰涼處，不宜用塑膠袋保存，容易變質發霉。

3-11 霍山石斛、冬蟲夏草、落得打、水仙根、草棉花子、香蕉、淡竹葉、建蘭、秋海棠、玫瑰花

霍山石斛

甘平，解暑養胃、清虛熱、生津止渴，是石斛中的極品，其乾燥莖和鮮斛均可入藥，功勝金石斛。出霍山，細小而黃，形曲不直。

米斛為霍山獨有品種，植株矮小，清代《藥性論》記載：霍山石斛能「益氣力」，具有藥用價值的活性多醣含量極高，有增強免疫功能的作用。

冬蟲夏草

甘，平。保肺益腎、止血化痰、已勞嗽。多在土中，形如老蠶，有毛能動，至夏毛出土上，連身俱為草，若不取，至冬則復化為蟲。

《本草從新》：「甘平保肺，益腎止血，化痰，已勞嗽。」與人參、鹿茸並稱三大名貴滋補藥材。此外，服用蟲草也有禁忌，兒童不宜服用，以免導致早熟。

落得打

甘平。行血治傷，治跌打損傷，及金瘡出血，並用根煎，酒炒能行血，醋炒又能止血，或搗敷。

水仙根

苦，微辛寒滑，療大熱。治癰疽，切片貼大瘡。

草棉花子

苦辛，性溫。外科用治惡瘡諸毒，俗呼棉花，花燒灰止血。

香蕉

甘涼，潤腸清肺。香蕉為芭蕉科芭蕉屬植物，指其果實。味香、富含營養，終年可收穫。

淡竹葉

瀉火、利便，微苦而涼。利小便、瀉火、涼肺清心，瀉上焦煩熱。

明代以前方劑中所用的竹葉或淡竹葉均非本品，而是來源於同科植物淡竹或苦竹的葉。竹葉以清心除煩見長，而本品則長於清熱利尿。

建蘭

去陳腐氣，花除宿氣、解鬱、催生，和氣血、寬中醒酒。葉通舒經絡，宣洩風邪。開胃清肺，消痰散結氣。

《泉州本草》：「味辛，平，無毒。」入心、脾、肺三經。清熱、涼血、理氣、利濕，治咳嗽、肺癰、吐血、咯血、白濁、白帶、瘡毒、疔腫。

秋海棠

潤肌、悅顏，酸寒。潤肌膚，好顏色；殺蟲解毒，主皮癬。外用：適量，搗汁調蜜搽。

小博士解說

霍山石斛與冬蟲夏草皆甘平，霍山石斛取氣薄則發發散；解暑養胃、生津止渴，清虛熱。冬蟲夏草則取其利竅滲濕，保肺益腎、止血化痰、已勞嗽。

玫瑰花

　　和血、平肝，紫入血分，白入氣分。氣香，性溫，味甘。入脾、肝經，和血行血，理氣平肝氣。

　　玫瑰花芳香疏泄，有疏肝解鬱、醒脾和胃、行氣止痛之功，用於肝胃氣痛之證。玫瑰花能行氣解鬱以調經、活血散瘀以止痛，用於月經不調、經前乳房脹痛、跌打傷痛。

冬蟲夏草、淡竹葉、建蘭、玫瑰花之性味、歸經、功用及例方

藥名	性味、歸經	功用	例方
冬蟲夏草	甘，平。歸肺、腎經	益腎壯陽、補肺平喘、止血化痰	1. 單用浸酒服，或配伍淫羊藿、巴戟天、菟絲子等，補腎助陽益精，治腎虛腰痛、陽痿遺精 2. 配北沙參、川貝母、阿膠等，補益肺腎、平定喘嗽、止血化痰，治肺虛或肺腎兩虛之久咳虛喘、勞嗽痰血 3. 配人參、胡桃肉、蛤蚧等，治喘咳短氣 4. 與鴨、雞、豬肉等燉服，補虛扶弱，宜病後體虛不復、自汗畏寒等
淡竹葉	甘、淡，寒。歸心、胃、小腸經	清熱除煩，通利小便	1. 配石膏、蘆根等，清心泄熱，除煩止渴，治熱病津傷、心煩口渴 2. 配燈芯草、滑石、白茅根等，清心降火、滲濕利尿，治心火熾盛、口舌生瘡，以及移熱小腸、熱淋澀痛等 3. 配牛蒡子、澤瀉、益母草等，滲濕泄熱，治水腫尿少
建蘭	味辛，平，無毒。入心、脾、肺三經	清熱、涼血、理氣、利濕	1. 乾建蘭花葉 40 克、紅鹿含草 (鹿含草已結有孢子囊者)20 克，共火上焙赤，勿過焦、研末。每用 8 至 10 克，開水泡糖服，治勞力咳嗽 2. 建蘭全草煎湯，日服 3 次，每次 10 至 15 克，治肺熱肺癰咳嗽
玫瑰花	甘、微苦，溫。歸肝、脾經	行氣解鬱，活血止痛	1. 配香附、佛手、砂仁等，治肝鬱犯胃之胸脅脘腹脹痛、嘔惡食少 2. 配當歸、川芎、白芍等，治肝氣鬱滯之月經不調、經前乳房脹痛 3. 配赤芍、桃仁、紅花等，治跌打傷痛

✛ 知識補充站

　　冬蟲夏草，是一種寄生於昆蟲的真菌，通常寄生於鱗翅目幼蟲體內生長。在中醫藥用上，具益腎壯陽、補肺平喘、止血化痰之效，適合久咳虛喘者。

　　近年來，不少業者積極投入蟲草人工培育，坊間的冬蟲夏草保健品，以人工培育的「冬蟲夏草菌絲體」為多；菌絲體並不等同中藥材冬蟲夏草。

3-12 仙鶴草、野薔薇、馬蘭、藍根、百脚草、芭蕉根、敗醬、地錦、臙脂、雞血藤、絡石藤

仙鶴草

已勞、止血，治勞傷吐血有神功。味澀收斂而性平，具有收斂止血作用，無論屬熱屬寒均可用之，治咯血、吐血、衄血、便血、崩漏等多種出血證；血熱者，配涼血止血藥同用；虛寒性出血者，配補氣攝血、溫經止血藥同用。又能消積止痢、補虛健脾，尤宜血痢、久病瀉痢，及小兒疳積。

野薔薇

退熱、解毒，治暑天瘡癤，清暑退熱，解毒。花、葉、根、莖並用。

馬蘭

涼血、破血，苦微辛，性涼，入陽明血分，與澤蘭同功。能涼血，治吐血衄血，口瘡舌瘡。

藍根

涼血、破血，甘苦而涼。清熱破血，解毒涼血。主要用於溫熱病發熱、頭痛、喉痛，或溫毒發斑、痄腮、痛腫瘡毒、丹毒、大頭瘟疫等多種熱毒熾盛之證。脾胃虛寒者忌用。普濟消毒飲用之。

百脚草

苦寒、涼血，清熱解毒、利濕消腫，歸大腸、肝、心經。治便血、血毒痢、腸風便血；黃疸、痢疾泄瀉、熱淋尿赤澀痛、帶下赤白、血熱便血、衄血、痔血、咽喉腫痛、乳蛾痄腮、癰腫瘡瘍等證。

芭蕉根

甘寒，解毒火、療癰疽，清熱，止渴，利尿，解毒。治一切腫毒、火證。搗敷或切片貼，內服搗汁用。

葉收暑氣，花明目潤肌。治天行熱病、煩悶消渴、黃疸、水腫腳氣、血淋血崩、癰腫、疔瘡、丹毒。陽虛脾弱無實熱者忌用。

敗醬

排膿、破血。苦平。本品辛散苦泄，解毒排膿、活血消癰、行經破血，治癰腫及內癰，爲治療腸癰要藥。用於腸癰腹痛、肺癰吐膿、癰腫瘡毒、產後瘀阻腹痛。

地錦

辛平，破血、止血。通流血脈，能散血止血。治金刃損傷、撲跌出血、血痢下血、崩中血結，一切瘀血血滯之病。可用於熱毒瀉痢、癰腫及毒蛇咬傷，以及便血、尿血、崩漏及外傷出血等多種出血證。一名「血見愁」。

臙脂

活血、止血、行血，外科用以生肌化血。油臙脂治痘瘡毒，亦取其活血也。

雞血藤

活血、止血、舒筋，治男婦乾血勞、一切虛損勞傷，吐血、咯血、咳血、嗽血，諸病要藥。治月經不調、經行不暢、痛經、血虛經閉等證。

能養血活血而舒筋活絡，配祛風濕藥，治風濕痹痛及手足麻木、肢體癱瘓；配益氣養血活血通絡藥，治中風後肢體癱瘓；血虛萎黃，則配補益氣血藥同用。

絡石藤

祛風、舒筋。苦溫無毒，堅筋骨、利關節、祛風通絡、涼血消腫，治一切風。可單用浸酒服，或與忍冬藤、木瓜、桑枝、豨薟草等同用，治風濕痹痛、筋脈拘攣；以熱痹爲宜。

仙鶴草、藍根、芭蕉根、敗醬、地錦、雞血藤、絡石藤之性味、歸經、功用及例方

藥名	性味、歸經	功用	例方
仙鶴草	苦、澀，平。歸肺、肝、脾經	收斂止血、補虛、消積、止痢、殺蟲	1. 單用或隨證配伍他藥同用，治瀉痢 2. 配伍大棗，補虛、強壯，治脫力勞傷、神倦乏力、面色萎黃
藍根	苦，寒。歸心、胃經	清熱解毒、涼血利咽	1. 配伍玄參、連翹、牛蒡子等，治大頭瘟疫、頭面紅腫、咽喉不利等證，如普濟消毒飲 2. 配伍金銀花、連翹、荊芥等，治外感風熱，發熱頭痛或溫病初起有上述證候者
芭蕉根	甘，淡，大寒，無毒。入脾、肝經	清熱、止渴、利尿、解毒	1. 生芭蕉根，搗絞取汁，時飲一、二合，治消渴、口舌乾燥、骨節煩熱 2. 旱蓮子、芭蕉根各 40 克，細銼，以水二大盞，煎取一盞三分，去渣，食前分 3 服，治血淋心煩、水道中澀痛 3. 芭蕉根 300 克、瘦豬肉 150 克，水燉服，治血崩、白帶、胎動不安、高血壓
敗醬	辛、苦，微寒。歸胃、大腸、肝經	清熱解毒、消癰排膿、祛瘀止痛	薏苡附子敗醬散：生苡仁 30 克、熟附片 5 克、敗醬草 15 克，清水煎取，三汁和勻，每日分 3 次溫服。清熱排膿、化瘀消腫
地錦	苦、辛，平。歸肝、胃、大腸經	清熱解毒、涼血止血	1. 單用，治熱毒瀉痢、便下膿血者，還能止血。或與馬齒莧等配伍，增強清熱解毒治痢之效 2. 鮮品搗爛外敷，治熱毒瘡腫及毒蛇咬傷
雞血藤	苦、甘，溫。歸肝經	行血補血、調經、舒筋活絡	經行不暢，瘀滯者，配川芎、紅花、香附以活血化瘀；痛經經閉，血虛者，配熟地、當歸以養血調經
絡石藤	苦，微寒。歸心、肝、腎經	祛風通絡、涼血消腫、解毒消癰	1. 單用水煎，或配伍山豆根、射干、桔梗、紫菀等，治喉痹 2. 配伍皂角刺、栝蔞、乳香、沒藥等，如止痛靈寶散，治癰腫瘡毒

第 4 章

木部

4-1 茯苓、茯神、琥珀、松節

茯苓

甘、淡、平。松根靈氣結成,以大塊、堅白者良。去皮,乳拌蒸,多拌良。

治憂恚驚悸、心下結痛、寒熱煩滿、口焦舌乾、咳逆嘔噦、膈中痰水、水腫淋瀝,泄瀉遺精。通小便結者能通,多者能止。生津止渴,退熱安胎。皮專能行水,治水腫膚脹。虛寒遺溺、洩精,又當用溫熱之劑,峻補其下者忌用茯苓淡滲之藥。

白者入肺、膀胱氣分,赤者入心、小腸氣分,補心脾白勝,利濕熱赤勝。惡白斂,畏地榆、秦艽、龜甲、雄黃;忌醋。

1. 五皮散:生薑皮、桑白皮、陳皮、大腹皮、茯苓皮各10克,水煎二次作二次服,一日服二劑。治脾虛水腫,改善慢性腎炎、心力衰竭、妊娠水腫。

2. 五皮飲:茯苓皮24克,五加皮、大腹皮各9克,地骨皮8克,生薑皮6克。治水病腫滿、上氣喘急,或腰以下腫。忌生冷油膩食物。

3. 五苓散:澤瀉15克,豬苓、茯苓、白朮各9克,桂枝6克。為散,以白飲和服方寸匕,日三服,多飲暖水,汗出愈,散劑,每服6至10克。湯劑,水煎服,多飲熱水。治小便不利、頭痛微熱、煩渴欲飲、水入即吐;或臍下動悸,吐涎沫而頭目眩暈;或短氣而咳;或水腫、泄瀉。仲景五苓散為治水之總劑。

茯神

即茯苓抱根生者。去皮及中木用。主治略同茯苓,補心開心益智,安魂養神,療風眩心虛,健忘多恚。茯神心木,名黃松節。療諸筋攣縮、偏風喎斜、心掣健忘。

歸脾湯:白朮、當歸、茯神、黃耆、龍眼肉、遠志、酸棗仁、人參各3克,木香1.5克,炙甘草1克。加生薑、大棗,水煎服。治心悸怔忡、健忘失眠、盜汗、體倦食少、面色萎黃、舌淡,苔薄白,脈細弱。脾不統血證、便血、皮下紫癜,婦女崩漏、月經超前、量多色淡或淋漓不止,舌淡,脈細弱。多因思慮過度,勞傷心脾、氣血虧虛所致。

琥珀

通,行水、散瘀、安神。松脂入土,年日久結成,或雲楓脂結成。治心神不寧、心悸失眠、驚風癲癇。能消瘀血、破癥瘕、生肌肉、合金瘡;使肺氣下降通膀胱,治五淋、利小便、燥脾土,又明目磨翳。

松節

松脂苦甘性燥。祛風去濕,化毒殺蟲,生肌止痛。治骨節間之風濕。杵碎酒浸良。養生家煉之服食,今熬膏多用之。杵碎浸酒良。

小博士解說

腰以上腫,宜汗;腰以下腫,宜利小便。腫而煩渴,便秘溺赤,屬陽水,宜五皮散、疏鑿飲子;不煩渴,大便溏,小便數,屬陰水,宜實脾飲、流氣飲。

茯苓、茯神、琥珀、松節之性味、歸經、功用與例方

藥名	性味、歸經	功用	例方
茯苓	甘、淡、平。歸心、脾、腎經	1. 利水滲濕，健脾安神；甘溫益脾助陽，淡滲利竅除濕 2. 色白入肺瀉熱，下通膀胱，寧心益氣，定魄安魂	真武湯：茯苓、芍藥、生薑各9克，白朮6克，附子炮，去皮破八片12克（1枚）。以水8升，煮取3升，去渣，溫服7合。日3服。溫腎陽，利水氣為治腎陽衰微，脾失健運常用方。太衝穴與太溪穴僵硬或腫脹疼痛
茯神	甘、淡、平。入心、肺、脾、腎	1. 茯苓入脾腎之用多，茯神入心之用多。健脾滲濕，寧心安神 2. 治心悸怔忡、失眠、健忘、驚癇，小便不利、水腫、泄瀉 3. 腎虛小便不利或不禁、虛寒滑精者慎服	茯神湯：茯神150克，人參、茯苓各110克，芍藥、甘草、當歸、桂心各40克，生薑300克、大棗30枚，上九味㕮咀，以水1斗，煮取3升，去渣，分3服，日3良。治產後忽苦、心中怔悸、恍惚、志意不定、言語錯謬，心虛所致方。太衝穴與三陰交穴多僵硬或腫脹疼痛
琥珀	甘、平。歸心、肝、膀胱經	1. 鎮驚安神，活血散瘀，利尿通淋 2. 宜瘀血阻滯證及淋證、癃閉 3. 為生肌收斂外用藥物，治癰腫瘡毒	琥珀散：滑石8克，琥珀、木通、扁蓄、木香、當歸、鬱金炒各4克，為末服。治氣淋、血淋、膏淋、砂淋。關元穴與崑崙穴僵硬或腫脹疼痛
松節	苦溫	松之骨，堅勁不凋，取其苦溫之性，以治骨節間之風濕	史國公藥酒方：羌活、防風、白朮土炒、當歸酒洗、川牛膝酒浸、川萆薢、杜仲薑汁炒斷絲、松節杵、虎脛骨、鱉甲醋炙、晚蠶砂各75克，秦艽、蒼耳子炒搥碎各150克，枸杞185克、茄根蒸熟300克。為粗末，絹袋盛，浸無灰酒11000克，煮熟退火毒服，每日數次，常令醺醺不斷。治中風語言蹇澀，手足拘攣，半身不遂，痿痺不仁。太衝穴與太白穴多僵硬或疼痛

✚ 知識補充站

《內經‧五色》顏面望診示例：

人中平又青灰黯或青白、下巴青灰黯：真武湯。

額眉之間、下巴、頰、耳際青灰黯：史國公藥酒方。

眉眼之間黯、鼻軟骨青灰黯：茯神湯。

4-2 柏子仁、側柏葉

柏子仁

辛甘而潤，補心脾、潤肝腎。氣清香透心脾而悅脾。益智寧神、聰耳明目、益血止汗，除風濕、癒驚癇、澤皮膚。炒研去油，油透者勿用。畏菊花。

1. 柏子仁丸一：柏子仁炒研去油 75 克，人參、白朮、半夏、五味子、牡蠣、麻黃根各 40 克，麥麩 20 克，棗肉為丸，米飲下 50 丸，日 3 服。治陰虛盜汗。

2. 柏子仁丸二：柏子仁、半夏麴各 60 克，牡蠣、人參、白朮、麻黃根、五味子各 30 克，麥麩 15 克。上藥研末，棗肉為丸，梧桐子大。每次 9 克，空腹時用米飲送下。治虛損心陽，心惕盜汗。

3. 柏子仁丸三：熟地 115 克，澤蘭葉、續斷各 75 克，柏子仁、牛膝、卷柏各 20 克，為細末蜜丸，如梧桐子大。每服 30 丸，溫酒送下，不拘時候。治陰虛血弱，經候微少，漸漸不通，手足骨肉煩疼，日漸羸瘦，漸生潮熱。

4. 柏子仁丸四：柏子仁、遠志、乾地黃各 60 克，桂心、茯神、川芎、人參、丹參、防風、沉香各 40 克，菖蒲、甘草各 20 克。為細末蜜丸，如梧桐子大。每服 30 丸，溫酒送下，不拘時候。治心虛恐畏、腹脅暴痛、志意不樂。

5. 柏子仁丸五：柏子仁、麥門冬、熟地各 60 克，紫石英、澤蘭各 40 克，當歸、羚羊角、桂心、川芎、白朮各 20 克，防風、黃耆、酸棗仁、續斷、白茯苓、炮附子、人參各 1 克，炙甘草 0.5 克。為細末蜜丸，如梧桐子大。每服 30 丸，空心及晚食前溫酒送下。治產後風虛勞損、四肢羸弱、不能飲食、不得安眠。

6. 柏子仁丸六：柏子仁、秦椒各 110 克，石榴皮、何首烏、馬齒莧、蓮子草、白芷、旋覆花各 75 克。為末蜜為丸，如梧桐子大。每服 30 丸，空心及晚食前熟水送下。治髭鬢早白。忌大蒜、生蔥等。

7. 柏子仁丸七：柏子仁 500 克，茯苓末 600 克。上搗，合乳和服 10 丸。治婦人無病，久不生子。

8. 柏子仁丸八：韭子 110 克，地膚子 50 克，柏子仁、枸杞子各 40 克，為細末，棗肉為丸，如梧桐子大。每服 30 丸，空心及晚食前以粥飲送下。治虛勞夢洩。

側柏葉

為側柏的嫩枝葉，苦澀微寒（《本草綱目》微溫），補陰、涼血、止血，化痰止咳，為補陰要藥。養陰滋肺而燥土，最清血分。桂、牡蠣為使。惡菊花。

止吐衄崩淋、腸風尿痢、一切血證，如吐血、咯血、衄血、便血、崩漏、尿血等；去冷風濕痹、歷節風痛。

小博士解說

《內經·五色》顏面望診示例：

兩眼之間、下巴兩頰青灰黯：助陽柏子仁丸。

鼻軟骨、下巴兩頰青灰黯：養陰柏子仁丸。

柏子仁、側柏葉之性味、歸經、功用與例方

藥名	性味、歸經	功用	例方
柏子仁	甘、平。歸心、脾、肝、膽經	1. 養心安神、助眠，尤宜心陰虛、心腎不交之心悸失眠 2. 潤腸通便，治腸燥便秘	1. 養陰柏子仁丸：熟地 90 克，澤蘭、續斷各 60 克，柏子仁、牛膝、卷柏各 15 克。為細末蜜丸，如梧桐子大。每次 30 丸，空腹時用米飲送下。治室女經閉成勞。太衝穴與神門穴多僵硬或腫脹疼痛 2. 助陽柏子仁丸：山茱萸 120 克，覆盆子、山藥各 30 克，柏子仁、遠志各 15 克，為細末，用山藥末與白麵同酒煮糊，丸如梧桐子大。每服 30 丸，空腹時用溫酒送下，1 日 2 次。治心腎不足、心悸、失眠、遺精。太衝穴與太溪穴多僵硬或腫脹疼痛
側柏葉	苦、澀，微寒。歸肺、肝、大腸經	1. 各種出血證，尤以血熱者為宜 2. 治咳嗽，肺熱咳嗽有痰者尤宜 3. 治燙傷、防脫髮	1. 柏葉湯：柏葉、乾薑各 9 克，艾葉 3 克，以水 500 毫升，取馬通汁 100 毫升，合煮取 200 毫升，分溫再服。治吐血不止者 2. 單用或配入複方中，清肺熱，化痰止咳，治慢性氣管炎及久咳 3. 單品研末水調或製成酊劑，外擦湯火傷，生肌殺蟲，炙罨凍瘡，汁烏鬚髮。或桑葉、側柏葉、苦丁茶各 20 克，熬成濃茶狀，梳洗頭髮，兩、三天一次，修復頭皮組織，烏髮防掉髮

經常頭痛暈眩、兩眼昏花者
每天按一按太衝穴、太溪穴

思覺失調者每天按
神門穴可鎮心解憂

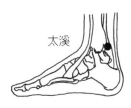

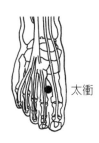

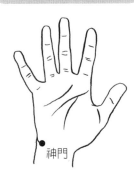

4-3 肉桂、桂心、桂枝

肉桂

大燥，補腎命火，能發汗疏通血脈，宣導百藥，治痼冷沉寒。去營衛風寒、表虛自汗、腹中冷痛、咳逆結氣。木得桂而枯，又能抑肝風而扶脾土，從治目赤腫痛，及脾虛惡食、濕盛泄瀉、補勞明目、通經墮胎。色紫肉濃，味辛甘者，爲肉桂，以肉濃氣香者良。去粗皮用（其毒在皮），去裏外皮，當中心者，爲桂心，枝上嫩皮，爲桂枝。得人參、甘草、麥多良。忌生蔥、石脂。

桂苓丸：肉桂、茯苓等分。上爲細末，煉蜜爲丸，每兩作八丸。每服一丸，熱水嚼下或化下。大解暑毒，治暑月煩渴、水飲停留胸腹、短氣眩暈、面足浮腫、小便不利。

桂心

燥、補陽、活血，治風痺癥瘕、噎膈腹滿、腹內冷痛、九種心痛。

桂心膏：雞脂 185 克，桂心、野葛各 20 克。爲粗散，以雞脂熬 20 至 30 沸，去渣成膏。每用筆管納入少許膏，炙令管熱，側臥滴入耳中。治久耳聾、耵聤。

補心湯：麥門冬 115 克、紫石英 2 克、紫菀 75 克、桂心 1 尺、茯苓 150 克、小豆 24 粒、人參 20 克、大棗 25 枚、炙甘草 5 寸。以水 8 升，煮取 2 升 4 合，羸人分作三服，強人再服。治心氣不足，其病苦滿、汗出心風、煩悶善恐、獨苦多夢、不自覺者，咽喉痛、時時吐血、舌本強、水漿不通、手掌熱、心驚悸。

桂枝

輕、解肌、調營衛，治傷風頭痛，無汗能發，中風自汗，有汗能止，自汗屬陽虛。桂枝爲君，芍藥、甘草爲佐。加薑、棗名桂枝湯，能和營實表，調和營衛，使邪從汗出，而汗自止。亦治手足痛風、脅風。桂枝用作引經。脅風屬肝，桂能平肝。桂枝橫行手臂，以其爲枝也。氣薄則發洩，桂枝上行而解表。氣濃則發熱，肉桂下行而補腎。

汗多用桂枝者，以之調和營衛，則邪從汗出，而汗自止，非桂枝能閉汗孔也，亦惟有汗者宜之。若傷寒無汗，則當以發汗爲主，而不獨調其營衛矣！故曰無汗不得服桂枝，有汗不得服麻黃也。《傷寒例》曰：桂枝下咽，陽盛則斃；承氣入胃，陰盛則亡。

桂枝茯苓丸：桂枝、茯苓、牡丹皮、白芍、桃仁等分；活血化瘀、消積散癥，治妊娠胎動不安、腹痛拒按、產後惡露不盡、婦女經行不暢、舌紫黯或有瘀斑、脈澀。本方擅長祛瘀消癥，爲婦女常用方劑，但男子亦可使用。

小博士 解說

肉桂、桂心、桂枝等品，辛溫助熱，容易傷陰動血，凡外感熱病、陰虛火旺、血熱妄行等證，均當忌用；又含揮發油，稱桂皮油或肉桂油，其主要成分爲桂皮醛等，可引起子宮充血，孕婦及月經過多者慎用。

肉桂、桂心、桂枝之性味、歸經、功用與例方

藥名	性味、歸經	功用	例方
肉桂	辛甘大熱，氣濃純陽。入肝、腎、心、脾經	1. 補命門相火之不足，益陽消陰 2. 散寒止痛、溫經通脈 3. 久病體虛氣血不足者	滋腎丸：黃柏 80 克、知母 40 克、肉桂 4 克蜜丸。治腎虛蒸熱、腳膝無力、陰痿陰汗，衝脈上衝而喘，下焦邪熱，口不渴而小便秘。太衝穴與照海穴多僵硬或脹痛
桂心	苦、辛；苦入心，辛走血	1. 引血、化汗、化膿，內托癰疽痘瘡 2. 益精明目、消瘀生肌 3. 補勞傷、暖腰膝、續筋骨	桂心三物湯：膠飴 300 克，桂心、生薑各 75 克。粗末，以水 6 升，煮取 3 升，去渣納飴，分三次服。治心中痞，諸逆懸痛。太衝穴與足三里穴多僵硬或脹痛
桂枝	辛、甘、溫。歸心、肺、膀胱經	1. 溫經通脈、發汗解肌 2. 助陽化氣	小建中湯：炙甘草 110 克，飴糖 30 克，白芍 18 克，桂枝、生薑各 9 克，大棗 12 枚，以水 1.5 升，煮取 600 毫升，入膠飴，上微火消解。每次 200 毫升，日三服。治虛勞腹痛，溫按則痛減，舌淡苔白，脈細弦而緩；或心中動悸、虛煩不寧、面色無華，四肢痠楚、手足煩熱、咽乾口燥。中脘穴多僵硬或脹痛

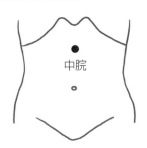

緊張即胃痛、胃食道逆流者多按摩中脘穴

中脘

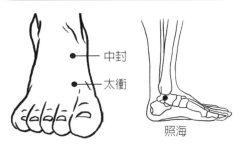

肝病脅痛、疝痛鼓脹、遺精遺尿者經常按摩中封穴、照海穴、太衝穴

中封
太衝
照海

✚ 知識補充站

　　《內經・五色》顏面望診示例：
　　鼻軟骨、雙唇青灰黯：小建中湯。
　　唇角耳邊、下巴兩頰青灰黯：滋腎丸。

4-4 枸杞子、地骨皮

枸杞子

　　平補而潤，補肝腎、明目，治嗌乾消渴、腎虛遺精、肝腎陰虛、視力模糊，腸滑者忌之。

　　甘州所產、紅潤少核者良。酒浸搗用。根名地骨皮。葉名天精草，苦甘而涼。清上焦心、肺客熱，代茶止消渴。

1. 杞菊地黃丸：熟地黃 24 克，山茱萸、山藥各 12 克，澤瀉、牡丹皮、茯苓、枸杞子、菊花各 9 克。滋腎養肝、補血明目，治肝腎陰虛、兩眼昏花、眼睛乾澀、迎風流淚、腰膝痠軟、舌偏紅少苔、脈細數。改善視神經萎縮、視網膜炎、高血壓、頭暈、淚囊炎。服用本方，忌酸性及生冷食物。

2. 八子丸：青葙子、決明子、葶藶子、車前子、五味子、枸杞子、地膚子、茺蔚子、麥門冬、乾地黃、細辛、肉桂、赤茯苓、澤瀉、防風、黃芩各 40 克。為末蜜丸，如梧桐子大。每服 20 丸至 30 丸，茶清送下，溫米飲亦得，日 3 次。治風毒熱眼、內外障眼、暴發赤痛、乾澀昏花。服用本方，忌食蔥、蒜、辣物。

地骨皮

　　涼血退蒸、清肺降火、補正氣，治五內邪熱，吐血尿血（搗鮮汁服），咳嗽消渴。外治肌熱虛汗，上除頭風痛，中平胸脅痛，下利大小腸。療在表無定之風邪及有汗之骨蒸。中寒者忌之。

　　婦人骨蒸，非柴、葛所能治者，用地骨皮有殊功。枸杞、地骨，甘寒平補，使精氣充足，則邪火自退。世人以芩、連降上焦，知、柏降下焦，青蒿佐地骨退熱，累有殊功。

　　地骨皮瀉腎火，牡丹皮瀉包絡火，總治熱在外，無汗而骨蒸。知母瀉腎火，治熱在內有汗而骨蒸。

1. 瀉白散：地骨皮、桑白皮、粳米各 15 克，甘草 3 克，瀉肺清熱、止咳平喘；清瀉肺中伏火以消鬱熱，治肺熱喘咳證，咳嗽氣喘、皮膚蒸熱，午後尤甚，舌紅苔黃、脈細數。

2. 地骨皮飲（二皮四物湯）：四物湯加丹皮、地骨皮。當歸、熟地、地骨皮、牡丹皮各 10 克，白芍 8 克、川芎 6 克，研末或水煎服。治陰虛火旺，骨蒸發熱，日靜夜劇者；婦人骨蒸、熱入血室、胎前發熱者。

3. 地骨皮飲一：柴胡、地骨皮各 90 克，赤茯苓 15 克，知母、炙甘草、鱉甲、黃芩、人參各 7.5 克，為粗末。每服 6 至 9 克，加生薑 1 片、烏梅 1 個，水煎服。治小兒骨蒸、潮熱往來，及熱病後低熱不退、日靜夜劇者。

4. 地骨皮飲二：酸棗仁 110 克，地骨皮、麥門冬各 75 克。為粗末。每服 8 至 10 克，水 1 盞半，加生薑 5 片，煎至七分，去渣，食後溫服。治虛煩客熱，累但夜不得眠、頭痛眼疼。

枸杞子、地骨皮之性味、歸經、功用與例方

藥名	性味、歸經	功用	例方
枸杞子	甘，平。歸肝、腎經	1. 潤肺清肝、滋腎益氣、生精助陽 2. 補虛勞、強筋骨 3. 去風明目、利大小腸	枸杞菊花茶：枸杞子、菊花。清肝明目、清熱祛火、降脂降壓、潤腸排毒，緩解眼睛乾澀以及視疲勞。適用於肝火旺盛引起的易怒、焦躁等，緩解電腦輻射的傷害，為上班族、電腦族、手機族必備茶飲。太衝穴與太溪穴多僵硬或脹痛
地骨皮	甘、淡，寒。歸肺、肝、腎經	1. 涼血、止血 2. 降肺中伏火、瀉肝腎虛熱 3. 補正氣、生津止渴、止內熱消渴	清骨散：銀柴胡 5 克，胡黃連、秦艽、鱉甲、地骨皮、青蒿、知母各 3 克，甘草 2 克，水煎或研末，空腹服。治虛勞陰虛火旺、骨蒸勞熱、身體羸瘦；午後或夜間骨蒸勞熱，或手足心熱、心煩。改善肺結核、骨結核、骨關節結核、低熱不退。太衝穴與神門穴多僵硬或脹痛

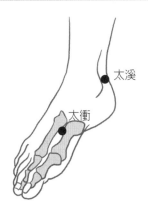

多按太溪穴滋補腎元氣
多按太衝穴療多種病證

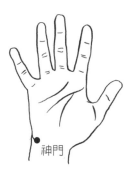

常按神門穴清心解勞熱

✚ 知識補充站

《內經‧五色》顏面望診示例：

兩眼之間、鼻軟骨青灰黯：枸杞菊花茶。

鼻唇、下巴、兩顴青灰黯：清骨散。

4-5 山茱萸、酸棗仁、杜仲、女貞子、楮實

山茱萸

辛溫酸澀，溫補肝腎、固精秘氣、強陰助陽，安五臟。去核（核能滑精）用。治風寒濕痺、鼻塞目黃、耳鳴耳聾。仲景八味丸用之爲君，其性味、歸經可知矣。惡桔梗、防風、防己。

腎氣丸：乾地黃 24 克，山茱萸、薯蕷各 12 克，澤瀉、茯苓、牡丹皮各 9 克，桂枝、炮附子各 3 克。末之，煉蜜和丸梧桐子大，酒下十五丸，加至二十丸，日再服。補腎助陽，治腎氣不足、腰痠腳軟、肢體畏寒、少腹拘急，閉癃或頻尿，舌淡胖、苔薄白，脈沉細無力；亦治痰飲喘咳、水腫腳氣、消渴、久泄。

酸棗仁

補而潤，斂汗、寧心。炒，研用。惡防己。治痠痺久瀉、膽虛不眠。生用酸平，療膽熱好眠。

酸棗仁湯：酸棗仁 50 克，知母、茯苓、川芎各 10 克，甘草 5 克。水八升，煮酸棗仁得六升，內諸藥，煮取三升，分溫三服。或水煎，分三次溫服。養血安神，清熱除煩。治肝血不足，虛熱內擾證。虛煩失眠、心悸盜汗、頭目眩暈、健忘、多夢、驚悸、咽乾口燥，舌紅，脈弦細。

汗不止者，棗仁炒研，同生地、白芍、五味、麥多、竹葉、龍眼肉煎服多效。

杜仲

潤肝燥、補肝虛、強腰膝。濃潤者良。惡黑參。能補肝腎、強筋骨、暖下元，治腰痛腳弱、小便餘瀝；能補肝腎、調衝任、固經安胎，治胎動腰痛如墜、陰下濕癢、胎漏胎墜。

杜仲丸：杜仲、龜板、黃柏、知母、枸杞子、五味子、當歸、芍藥、黃耆、故紙各 30 克。煉蜜同豬脊髓和丸，如梧桐子大。每服 70 丸，空腹時用鹽湯送下。補腎滋陰、益氣養血。治腎虛腰痛，脈大虛。

女貞子

益肝腎、安五臟、強腰膝、明耳目、烏髭髮、補風虛、除百病。女貞、冬青，實一物也。平補肝腎，上品妙藥。冬至採佳。四月即搗桑椹汁，七月搗旱蓮汁，和藥，不必用蜜。

女貞酒蒸，曬乾，750 克，桑椹乾、旱蓮草各 375 克，蜜丸，治虛損百病。

女貞桑椹煎：女貞子、桑椹子、何首烏、旱蓮草各 10 克。加水適量，水煎，去渣取汁，分三次服。滋補肝腎、養血明目，改善老年性黃斑部病變。

楮實

助陽氣、起陰痿、補虛勞、壯筋骨、明目充肌。取子浸去浮者，酒蒸用。楮皮善行水，治水腫氣滿。

小博士解說

杜仲雞肉酒：黨參、枸杞、杜仲、白朮、當歸、熟地、紅棗各 6 克，雞腿肉 300 克切成塊。上藥水煎煮 30 分鐘，倒入米酒，湯水沸騰後加入雞肉，入少許薑、蔥、鹽，約 15 分鐘後，將雞肉及藥材撈出裝盤，涮完雞肉後的米酒湯水，與鮮嫩雞肉，和麻油雞湯一樣是產後護理珍品，也適合過勞者滋補。

山茱萸、酸棗仁、杜仲、女貞子之性味、歸經、功用與例方

藥名	性味、歸經	功用	例方
山茱萸	辛溫酸澀，入肝、腎經	1. 補腎溫肝 2. 固精秘氣，強陰助陽 3. 安五臟、通九竅、暖腰膝、縮小便	固衝湯：白朮 30 克、黃耆 18 克，龍骨、牡蠣、山茱萸各 24 克，白芍、海螵蛸各 12 克，茜草 9 克、棕邊炭 6 克、五倍子 1.5 克，水煎服。益氣健脾，固衝攝血。治脾腎虧虛、衝脈不固證。血崩或漏下不止、月經過多而色淡質稀、頭暈肢冷、心悸氣短、神疲乏力、腰痠膝軟，舌淡，脈微弱。太衝穴與照海穴多僵硬或脹痛
酸棗仁	甘、酸，平。歸心、肝、膽經	1. 專補肝膽，亦能醒脾 2. 助陰氣、堅筋骨 3. 除煩止渴、斂汗寧心	天王補心丹：天冬、當歸、五味子、麥冬、柏子仁、酸棗仁各 30 克，人參、茯苓、玄參、丹參、遠志、桔梗各 15 克，生地 120 克。為末，煉蜜為丸，如梧桐子大，每服 20 至 30 丸，臨臥時用竹葉湯服。養心安神、滋陰清熱。治心腎陰虧血少，虛火內動證；健忘怔忡、心煩少寐、心悸神疲、夢遺失精、口舌生瘡、便秘，舌紅少苔，脈細數。神門穴與大陵穴多僵硬或脹痛
杜仲	甘，溫。歸肝、腎經	1. 潤肝燥，補肝虛 2. 強筋骨 3. 安胎	杜仲丸：炒杜仲、酒浸續斷等分，為末，煮棗肉為丸，如梧桐子大。治慣墜胎者，或受孕一、兩月，大補胎元，或妊娠胎動不安，腰痠背痛者。太衝穴與大鍾穴多僵硬或脹痛
女貞子	甘、苦而平，入肝、腎經	1. 益肝腎、安五臟、強腰膝 2. 明耳目、烏髭髮	1. 配地骨皮、生地等，治陰虛發熱 2. 配熟地、菟絲子、枸杞子等，治目暗不明 3. 配墨旱蓮、桑椹等，治鬚髮早白

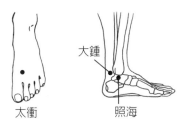

太衝穴、大鍾穴、照海穴

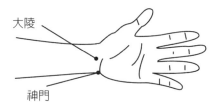

神門穴、大陵穴

4-6 桑白皮、桑寄生

桑白皮

瀉肺火、利二便、散瘀血、下氣行水、止嗽清痰。肺熱喘滿，治肺熱喘咳、唾血熱渴、水腫臚脹；利水消腫，治風水、皮水等；止血清肝，治衄血、咯血及肝陽肝火旺之高血壓。肺氣虛，及風寒作嗽者慎用。續斷、桂心為使。忌鐵。

桑乃箕星之精，其木利關節，養津液、行水祛風。桑枝火拔引毒，祛風寒濕痺，凡癰疽不起，瘀肉不腐，瘰癧流注、膿頑惡瘡不愈，用桑木片紮成小把，燃火吹息，灸患處。煎補藥、熬諸膏，宜用桑柴，內亦宜桑枝攪。

桑葉甘寒，手足陽明大腸、胃之藥。涼血燥濕、去風明目，末服止盜汗，代茶止消渴。

桑椹甘涼，色黑入腎補水、利五臟關節、安魂鎮神、聰耳明目。煉膏，生津止渴，治金石藥熱渴；利水消腫、解酒烏髭，日乾為末，蜜丸良。取極熟者，濾汁熬膏，入蜜煉稠，點湯和酒並炒。

1. 瀉白散（錢乙）：桑白皮、地骨皮、粳米各 15 克，甘草 3 克。治肺熱喘咳證，為瀉肺諸方之準繩。咳嗽氣喘、皮膚蒸熱，午後尤甚，舌紅苔黃、脈細數。

2. 桑麻丸：桑葉 500 克、黑芝麻 125 克、白蜜 500 克，製小丸，1 次服 10 克，1 日 3 服。滋肝腎、清頭目、除風濕，治陰虛血燥、頭暈眼花、久咳不愈、津枯便秘、風濕麻痺、肌膚乾燥。

3. 補肺湯：人參、炙黃耆、五味子、紫菀各 5 克，蜜炙桑白皮、熟地黃各 10 克，水煎，入蜜少許和服。治肺虛欬嗽。此湯與金匱腎氣丸為少陰例藥。

桑寄生

為桑寄生或槲寄生的帶葉莖枝。忌火。補肝腎、除風濕、強筋骨、安胎。治營血虧虛、肝腎不足之風濕痺痛、腰膝痠軟、筋骨無力等；止崩漏而下乳安胎；外科散瘡瘍，追風濕。

1. 桑寄生散一：桑寄生、當歸、阿膠、續斷、艾葉、芎藭各 30 克。搗篩為散。每服用 15 克，加竹茹 20 克，糯米百粒，水 800 毫升，煎煮米熟湯成，去渣，空腹時分 2 次溫服。治妊娠傷胎、腹內結痛、血下暈悶。

2. 桑寄生散二：桑寄生、當歸、川芎、續斷、阿膠、香附、茯神、白朮各 3 克，人參、炙甘草各 1.5 克。400 毫升，加生薑 5 片，煎至 200 毫升，不拘時服。治妊娠胎漏、經血妄行、淋瀝不已。

3. 獨活寄生湯：獨活 9 克，桑寄生、細辛、秦艽、防風、肉桂、牛膝、杜仲、熟地、當歸、川芎、白芍、人參（現多用黨參）、茯苓、甘草各 6 克。治風寒濕痺痛、日久體虛、下肢冷痛麻木，改善慢性關節炎、慢性腰腿痛、風濕性坐骨神經痛等。

桑白皮、桑寄生之性味、歸經、功用與例方

藥名	性味、歸經	功用	例方
桑白皮	甘、寒。歸肺經	1. 瀉肺平喘、益氣 2. 利水消腫	1. 扶桑丸：黑芝麻擂碎熬濃汁，和蜜煉至滴水成珠，入桑葉末為丸。一方以桑葉為末，黑芝麻蒸搗等分，蜜丸；早鹽湯，晚酒下，除風濕、起羸尫、駐容顏、烏髮髭、卻病延年 2. 文武膏：文武實（即黑熟桑椹）1200 克，以布袋取汁，熬成薄膏。每服 1 匙，白湯點下，1 日 3 次，治瘰癧。太衝穴與太溪穴多僵硬或脹痛
桑寄生	苦、甘，平。歸肝、腎經	1. 補筋骨、固齒長髮 2. 散風濕、苦堅腎 3. 安胎	1. 桑寄生散：桑寄生為末。每服 3 克，不拘時，白湯調服。治便血止後但覺丹田元氣虛乏、腰膝沉重少力者。崑崙穴與太溪穴多僵硬或脹痛 2. 壽胎丸：菟絲子炒燉 120 克、桑寄生、川續斷、阿膠各 60 克，前三味軋細，水化阿膠和為丸，每丸重 0.3 克，每服 20 丸，開水送下，日再服。補腎、安胎，治腎虛滑胎及妊娠下血、胎動不安、胎萎不長。崑崙穴與三陰交穴多僵硬或脹痛 氣虛者加人參 60 克 大氣陷者加生黃耆 90 克 食少者加炒白朮 60 克 涼者加炒補骨脂 60 克 有熱者加生地 60 克

壓按崑崙穴速效解頭暈目眩、腰痠背痛

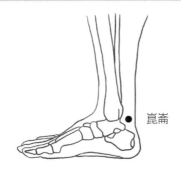

崑崙

4-7 梔子、豬苓

梔子

苦寒。生用瀉火，炒黑止血，薑汁炒止煩嘔。內熱用仁，表熱用皮。治心煩懊憹不眠、心痛、五淋、亡血津枯、口渴目赤、紫癩白癩、瘡瘍。炒黑末服，吹鼻治衄。治實火之血，順氣為先，氣行則血自歸經；治虛火之血，養正為先，氣壯則自能攝血。治血不可單行、單止，亦不可純用寒藥。氣逆為火，順氣即是降火。

1. 梔子豉湯：梔子擘 9 克，香豉綿裹 4 克，以水 4 升，先煮梔子，得 2.5 升，納豉取 1.5 升，去渣，分為 2 服，溫進 1 服，得吐者，止後服。清熱除煩，治發汗吐下後、餘熱鬱於胸膈、身熱懊憹、虛煩不得眠、胸脘痞悶，按之軟而不痛，嘈雜似飢，但不欲食，舌質紅，苔微黃，脈數。梔豉湯，吐虛煩客熱；瓜蒂散，吐痰食宿寒。

2. 茵陳蒿湯：茵陳 30 克、梔子 15 克、大黃 10 克。水 1.2 升，先煮茵陳減 600 毫升，納二味，煮取 300 毫升，去渣，分三服。清熱利濕、消退黃疸，治濕熱黃疸證。一身俱黃如橘、腹微滿、小便不利、口渴、舌苔黃膩、脈沉實或滑數。

豬苓

通、行水，利水滲濕；苦洩滯，淡利竅，甘助陽。升而能降，開腠發汗，利便行水。治傷寒溫疫大熱、懊憹消渴、小便不利、水腫、淋濁、瀉痢痎瘧等。本品甘淡滲泄，利水作用較茯苓強，凡是水濕滯留者均可選用。然耗津液，多服損腎昏目。

1. 豬苓湯：豬苓、茯苓、澤瀉、阿膠、滑石各 5 克，以水 800 毫升，先煮四味，取 400 毫升，去渣，入阿膠烊消。溫服 140 毫升，日 3 服。利水滲濕、清熱養陰，治水熱互結證。小便不利、發熱、渴欲飲水；心煩不得眠或兼有咳嗽、嘔噁、下痢；淋疾、尿血、小便澀痛、小腹脹痛。若實熱傷津，口渴小便不利不宜使用本方。

2. 五苓散：豬苓、白朮、茯苓各 9 克，澤瀉 15 克、桂枝 6 克。利水滲濕，溫陽化氣。治內停水濕、頭痛發熱，煩渴欲飲或水入即吐，小便不利、水腫、泄瀉，舌苔白、脈浮，痰飲臍下動悸，吐涎沫頭眩、短氣而咳。

3. 四苓湯：茯苓、澤瀉各 15 克，豬苓、白朮各 10 克，燈心草 10 扎，用燈心為引，水煎服。滲濕利水，治水瀉、小便不利。

小博士 解說

比較五苓散與豬苓湯之適證：

1. 五苓散改善全身的水液代謝異常，五苓散用桂枝，又要白飲服，服後須多飲暖水，其證偏寒；舌體多胖大，邊見齒痕，舌苔白。

2. 豬苓湯改善泌尿生殖系統的下焦疾病。豬苓湯用滑石，其證偏熱；舌多紅而少苔。

梔子、豬苓之性味、歸經、功用與例方

藥名	性味、歸經	功用	例方
梔子	苦，寒。歸心、肝、肺、胃、三焦經	1. 瀉火除煩、清熱利濕 2. 涼血解毒、消腫止痛	枳實梔子豉湯：豉（綿裹）9 克、枳實 6 克、梔子 3 克。水 700 毫升，空煮取 400 毫升，納枳實、梔子，煮取 200 毫升，下豉，更煮五、六沸，去渣，分 2 次溫服。覆令微似汗。治大病癒後勞復者。若有宿食者，納大黃 2 至 3 克。太衝穴與太淵穴多僵硬或脹痛
豬苓	甘、淡、平。歸腎、膀胱經	1. 利水滲濕、洩滯利竅、助陽 2. 開腠發汗，無水濕者忌用	茵陳茯苓湯：茵陳 60 克，茯苓、桂枝各 30 克，豬苓 20 克，滑石 15 克。為末。每服 15 克，水煎服。治陰黃。病人五六日，脈沉細微，身溫四肢冷、腹滿、發黃、小便不利、煩躁而渴者。太衝穴與太溪穴多僵硬或脹痛

多按太溪穴改善手腳冰冷
按太衝穴穩定情緒助睡眠

按太淵穴有益病後調養
並預防感冒頭痛咽喉腫

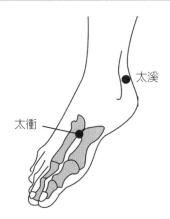

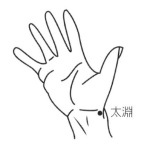

✚ 知識補充站

《內經・五色》顏面望診示例：

鼻下、唇青灰黯：枳實梔子豉湯。

鼻下、下巴、兩頰青黃黯：茵陳茯苓湯。

4-8 黃柏、枳實、枳殼

黃柏（黃藥）

瀉相火、補腎水，瀉膀胱相火，足太陽引經藥。治水瀉熱痢、痔血腸風，漏下赤白、諸瘡痛癢、頭瘡口瘡、殺蟲安蛔。苦寒，久服容易損傷胃氣，脾胃虛寒、尺脈弱者禁用；防虛火上炎，服此苦寒之劑，有寒中之變。

生用降實火，蜜炙則不傷胃，炒黑能止崩帶，又末乳調能塗凍瘡。酒製治上，蜜製治中，鹽製治下。

黃柏為治痿要藥，然非真能補腎。腎苦燥，急食辛以潤之，腎欲堅，急食苦以堅之也，相火退而腎固，則無狂蕩之患矣。知母佐黃柏，滋陰降火，有金水相生之義。古云黃柏無知母，猶水母之無蝦也。黃柏制命門瀉膀胱陰中之火，知母清肺金而滋腎水之化源。

1. 大補丸：單黃柏一味，治腎膀胱虛熱，腰股痛而足心熱；氣虛者用四君子湯下，血虛者四物湯下。
2. 梔子柏皮湯：山梔子擘 12 克、黃柏 9 克、炙甘草 6 克，以水四升，煮取 1.5 升，去渣，分溫再服。傷寒、身黃、發熱，治濕熱鬱蒸，熱重於濕。
3. 滋腎丸（通關丸）：黃柏 60 克、知母 30 克、肉桂 1.5 克，為細末，熟水為丸，如梧桐子大。每服 8 至 10 克，空腹時用白湯送下。治腎虛蒸熱、腳膝無力、陰痿陰汗；熱在下焦血分、小便不通、口不渴。
4. 黃柏滋腎丸：黃柏 60 克、知母 30 克、黃連 1.5 克，治上熱下冷，水衰心煩。

枳實、枳殼

瀉、破氣、行痰。除風去痹辛散風，開胃健脾。治胸痹結胸、食積五膈、痰癖癥結、嘔逆咳嗽、水腫脅脹肝鬱、瀉痢淋閉、痔腫腸風。孕婦及氣虛人忌用。

枳實小而利胸膈，皮厚而小為枳實，治下主血。枳實力猛，大、小承氣湯皆用之。然仲景治上焦胸痹、痞滿用枳實；枳實佐以參、朮、乾薑則益氣，佐以硝、黃、牽牛則破氣；所以益氣又消痞也。

枳殼大而寬腸胃，殼薄虛大為枳殼，治上主氣，枳殼諸方治下血、痢痔、腸秘、後重；枳殼泄肺走大腸，多用損胸中至高之氣。實不獨治下，殼不獨治高也；蓋自口至肛門，皆肺主之，三焦相通，一氣而已。

1. 束胎散（達生散）：大腹皮 9 克、炙甘草 6 克，白朮、白芍、歸身尾各 3 克，人參、陳皮、紫蘇、枳殼、砂仁各 1.5 克，以水煎，食後服，每服 6 克。治孕婦氣血不足，胎氣不調；最宜於八、九個月服十數帖甚得力。
2. 瘦胎飲：黃芩、白朮各 40 克，枳殼 30 克。每服 8 克，飢時砂仁湯送下，在妊娠 9 個月時服。不可多服，恐傷正氣。八、九月胎，氣盛壅滯，用瘦胎飲以順氣，胎前無滯，則產後無虛也。
3. 瘦胎飲子：香附子 120 克，縮砂、枳殼、蘇梗各 90 克，炙甘草 30 克，為細末。每服 6 克，米湯調下。縮胎易產；妊娠九至十月服之，預防難產。

黃柏、枳實、枳殼之性味、歸經、功用與例方

藥名	性味、歸經	功用	例方
黃柏	苦，寒。歸腎、膀胱、大腸經	1. 清熱燥濕、瀉火解毒、退熱除蒸 2. 補腎水不足，堅腎潤燥	二妙散：黃柏、蒼术、生薑汁各 10 克，前二藥為散，1 次服 5 克，1 日服 3 次，薑汁送服；或製小丸，1 次服 10 克；亦可水煎 2 次作 2 次服，1 日服 2 劑。治膝關節紅腫熱痛、筋骨疼痛、下肢痿軟無力、小便短黃，舌苔黃膩者。大鍾、太溪穴區與行間穴多僵硬或脹痛
枳實枳殼	苦、辛，微寒，歸脾、胃、大腸經	1. 破氣除痞、化痰消積 2. 其功皆能破氣。東垣曰：枳實治下而主血，枳殼治上而主氣	枳實導滯丸：大黃 30 克，枳實、神麴各 15 克，茯苓、黃芩、黃連、白术各 9 克，澤瀉 6 克。水泛為丸，每服 6 至 9 克，溫開水送下，每日 2 次。或原方比例酌減，水煎服。治濕熱食滯、胸脘痞滿、下痢泄瀉，或大便秘結、小便短赤、舌苔黃膩、脈沉有力等。太衝穴與足三里穴多僵硬或脹痛

肝氣鬱滯、生理期不適
按摩按行間穴、太衝穴

恐慌不寧、精神不濟都可按
太溪穴、大鍾穴

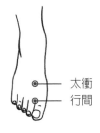

太衝
行間

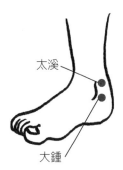

太溪

大鍾

+ 知識補充站

《內經‧五色》顏面望診示例：

鼻下、下巴、兩頰青灰黯：二妙散。

鼻、唇青灰黯：枳實導滯丸。

4-9 厚朴、檳榔、大腹皮

厚朴

瀉、下氣、散滿。誤服脫人元氣，孕婦忌之。乾薑爲使。惡澤瀉、硝石。忌豆，犯之動氣。消痰化食、濃腸胃、行結水、破宿血、殺臟蟲。治反胃嘔逆，喘咳瀉痢，冷痛霍亂。與瀉利藥同用，則濃腸胃；與解利藥同用，則治傷寒頭痛。

厚朴與枳實、大黃同用，則瀉實滿，消痰下氣，即承氣湯。厚朴與橘皮、蒼朮同用，則除濕滿，溫中益氣，即平胃散。厚朴調中佐蒼朮爲平胃散。

1. 厚朴麻黃湯：厚朴、石膏各 9 克，杏仁、半夏、五味子各 10 克，乾薑、細辛各 6 克，麻黃 12 克、小麥 20 克，以水 2.4 升煮小麥熟，去渣，納諸藥，煎取 600 毫升，溫服 200 毫升，日 3 服。咳而脈浮者，風寒病外也，厚朴麻黃湯主之。脈沉者，痰飲病裏也，澤漆湯主之。

2. 半夏厚朴湯：半夏、茯苓各 12 克，乾蘇葉、厚朴 9 克，生薑 6 克，水 1400cc 煮取四 800cc，分溫四服，日 3 夜 1 服。治七情鬱結，咽中如有物阻，吐之不出，吞之不下，胸脇滿悶、或咳或嘔、舌苔白膩、脈弦滑。陰虛有熱者慎用。

檳榔

瀉氣、行水、破脹、攻堅；驅蟲消積、行氣利水，治痰癖癥結、瘴癘瘧痢、水腫腳氣、大小便氣秘、裏急後重；過服則損眞氣，脾虛便溏或氣虛下陷者忌用。同木香用，木香能利氣。陰毛生虱，世鮮良方，以檳榔煎水洗，即除。又方，以心紅擦之亦好。攻堅去脹、消食行痰、下水除風、殺蟲醒酒。

大腹皮

瀉、下氣、通、行水。取皮，酒洗，黑豆湯再洗，煨用；鳩鳥多棲其樹，故宜洗淨。治水腫香港腳，痞脹痰膈、瘴瘧霍亂。氣虛者忌用。子，似檳榔，腹大形扁故與檳榔同功。

1. 大腹皮湯一：大腹皮、枳殼、赤芍、乾地黃各 40 克，秦艽、羌活、郁李仁各 20 克，天門冬、炙甘草各 1 克，爲粗末；或水煎服。得利爲度。治產後熱毒氣結燥、大便不通、壅滯氣悶疼痛、腰重腹脹。

2. 大腹皮湯二：大腹皮、檳榔、三稜、莪朮各 10 克，枳殼、蒼朮各 75 克，甘草 8 克。上銼散。每服 10 克，加生薑皮、蘿蔔子、椒目同煎服。治小兒瘧疾，用藥太早，退熱變作浮腫，外腎腫大，飲食塞於腸胃。

3. 大腹皮湯三：大腹皮、檳榔、前胡、赤茯苓、防己、陳橘皮、赤芍、桑白皮、木通各 40 克，炙甘草 20 克，爲粗末。或水煎，去渣溫服，1 日 2 次。治虛勞，身體浮腫，上氣喘促，小便不利。

《內經‧五色》顏面望診示例：

鼻、唇青灰白：厚朴溫中湯。

鼻、唇青灰紫黯：木香檳榔丸。

厚朴、檳榔、大腹皮之性味、歸經、功用與例方

藥名	性味、歸經	功用	例方
厚朴	苦辛溫。入脾、胃經	1. 行氣、燥濕、消積、平喘 2. 消痰化食、濃腸胃、行結水、破宿血、殺臟蟲	厚朴溫中湯：厚朴、陳皮各 12 克，生薑 9 克，甘草、草豆蔻、茯苓、木香各 6 克，乾薑 1 克。治脾胃寒濕、氣機阻滯之脘腹脹滿，或客寒犯胃、時作疼痛、不思飲食、四肢倦怠、泛吐清水、舌淡、苔白膩，脈沉。足三里至上巨虛穴、太衝穴多僵硬或脹痛
檳榔	苦、辛，溫。歸胃、大腸經	1. 破滯散邪、瀉胸中至高之氣，使之下行 2. 攻堅去脹、消食行痰、下水除風、殺蟲醒酒	木香檳榔丸：香附子（炒）、牽牛各 120 克，黃柏、大黃各 90 克，木香、檳榔、青皮、陳皮、莪蒁、枳殼、黃連各 30 克。為細末，水泛為丸，如小豆大，每服 6 至 8 克，食後生薑湯送下。治積滯內停，濕蘊生熱證。脘腹痞滿脹痛、赤白痢疾、裏急後重，或大便秘結，舌苔黃膩，脈沉實者。中封穴與合谷穴多僵硬或脹痛
大腹皮	辛溫。歸胃、脾、小腸經	1. 泄肺、和脾 2. 下氣行水，通大、小腸	大腹皮湯：大腹皮、五加皮、青皮、陳皮、薑皮等分，水煎服。治胎前浮腫。太白穴與照海穴區域多僵硬或脹痛

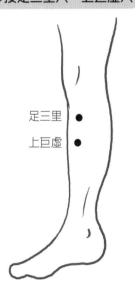

脾胃虛弱、消化不良
多按足三里穴、上巨虛穴

足三里
上巨虛

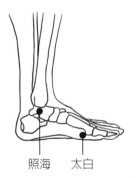

下肢麻痺疼痛、腳氣腫按
太白穴、照海穴

照海　太白

4-10 槐實、苦楝子、蔓荊子、石南葉

槐實

即槐角。疏風熱、潤肝燥，涼大腸。治煩悶風眩、痔血腸風，陰瘡濕癢、明目止淚，固齒烏髭、殺蟲、墮胎。治內、外痔，大法用槐角、地榆、生地以涼血，芩、連、梔、柏以清熱。治腸風略同，不宜專用寒涼，須兼補劑收功。

根、皮皆能洗痔墮胎。槐花苦、涼，入肝、大腸血分而涼血，治風熱目赤、赤白瀉痢、五痔腸風、吐崩諸血。陳者良。

1. 槐角丸：槐角 40 克，地榆、當歸、防風、黃芩、枳殼各 20 克，共研爲末，加酒、糊做成丸子，如梧子大。每服五十丸，米湯送下。治腸風瀉血、痔瘡出血。

2. 槐實丸一：槐實 40 克，厚朴、麝香、木香、川芎、皂莢子各 20 克，黃耆、枳實、貫衆、白朮、肉荳蔻、防風、荊芥穗、樗莢、苦參各 3 克，爲末，麵糊爲丸，如梧桐子大。每服 30 丸，食前米飲送下，晚再服。治腸風、內痔、外痔、脫肛、鼠奶痔五種痔疾。

3. 槐實丸二：皂莢 220 克，槐實 150 克，牽牛子 75 克（慢火炒令微焦黑色，取末 40 克用），川芎、枳殼、菊花各 40 克，木香 20 克，檳榔 1 克。爲末，煉蜜成劑，再入臼內，搗令熟，丸如梧桐子大。每服 20 丸，食後、臨臥荊芥湯送下。治風氣頭目昏眩。

苦楝子

一名金鈴子，瀉濕熱、治疝、殺蟲，治疝氣要藥。宜傷寒熱狂、熱厥、腹痛心痛，殺三蟲、療瘍疥。酒蒸寒因熱用。去皮取肉、去核用。茴香爲使。脾胃虛寒忌之。本品有毒，不宜過量或持續服用。

苦楝子湯：苦楝子不拘多少，煎湯浴兒。治痘瘡不出，出亦稀少。

蔓荊子

輕、宣，散上部風熱，治濕痺拘攣、頭痛腦鳴、目赤齒痛。陽明風熱上攻，則動搖腫痛，頭面風虛之證。明目固齒、長髮澤肌。去膜，打碎用，亦有酒蒸、炒用者。惡石膏、烏頭。

益氣聰明湯：黃耆、人參各 20 克，葛根、蔓荊子各 15 克，白芍、黃柏各 8 克，升麻 6 克、灸甘草 3 克。補益中氣、升提清陽、聰耳明目，治眼翳目花、眩暈、耳鳴耳聾、失眠健忘、倦怠乏力、神疲納呆、腹脹脘悶、嗜臥便溏、四肢不溫、氣短、舌淡苔白薄、脈細弱。

石南葉

宣、去風、補腎，辛散風，苦堅腎。補內傷陰衰，利筋骨皮毛，爲治腎虛腳弱，風痺要藥。灸用。

1. 石南丸一：石南葉、牛膝、枸杞等分，蜜丸，治腳膝攣痺。

2. 石南丸二：石南葉、川芎等分，蜜丸，治偏頭痛。

槐實、苦楝子、蔓荊子、石南葉之性味、歸經、功用與例方

藥名	性味、歸經	功用	例方
槐實 （即槐角）	苦寒、純陰，入肝經	疏風熱、潤肝燥、涼大腸	槐花散：槐花、柏葉各 12 克，荊芥穗、枳殼各 6 克。為細末，每服 6 克，開水或米湯調下；亦可水煎服，用量按原方比例酌定。治風熱濕毒，壅遏腸道，損傷血絡證。便血及痔瘡出血，血舌紅苔黃脈數。中封穴、商丘穴與曲池穴、合谷穴多僵硬或脹痛
苦楝子	苦，寒。有小毒。歸肝、胃、小腸、膀胱經	1. 行氣止痛 2. 殺蟲療癬	1. 與柴胡、白芍、枳實等同用，治肝胃不和之脅肋作痛及疝痛等屬肝經有熱之證 2. 與檳榔、使君子等同用，治蟲積腹痛本 3. 焙黃研末製為軟膏，塗敷治頭癬
蔓荊子	辛苦、微寒，入膀胱、胃、肝經	1. 疏散風熱、清利頭目 2. 搜風涼血、通利九竅	蔓荊子散：蔓荊子、赤芍、生地、桑白皮、甘菊花、赤茯苓、升麻、麥門冬、木通、前胡、炙甘草等分銼散。每服 9 克，用水 300 毫升，加生薑 3 片、紅棗 2 枚，煎至 150 毫升，食後服。治內熱、耳出膿汁、耳鳴而聾
石南葉	辛苦	1. 散風、堅腎 2. 補內傷陰衰，利筋骨皮毛	石南丸：石南、白朮、牛膝、防風、天麻、枸杞、黃耆、肉桂、鹿茸、木瓜等分，麵糊為丸，如梧桐子大，每服 8 至 10 克，空心溫酒下，鹽湯亦得。治腳膝攣痺。中封穴與築賓穴多僵硬或脹痛

按中封穴、商丘穴、築賓穴紓緩
足部腫脹、手腳冰冷、過勞倦怠、宿醉

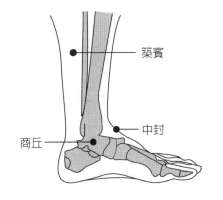

按摩曲池穴、合谷穴
改善腸道功能止痔血

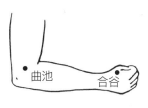

4-11 辛夷、郁李仁、金櫻子、訶子、烏藥

辛夷

即木筆花。宣散上焦風熱，助胃中清陽上行，通於頭腦。治鼻淵鼻塞、目眩齒痛、九竅風熱之證。然性走竄，氣虛火盛者忌服。芎爲使，惡石脂，畏黃、菖蒲、石膏。去外皮毛，毛射肺，令人咳，微炒用。

辛夷清肺飲：百合、知母、石膏、麥冬、梔子、黃芩各 40 克，辛夷 25 克，甘草 20 克，枇杷葉、升麻各 10 克。適用於肺胃鬱熱所致之鼻病，治風熱鬱滯肺經，致生鼻內瘜肉、閉塞鼻孔、氣不宣通者。

郁李仁

潤燥、泄氣、破血，去皮、尖，蜜浸研。潤腸順便，利水消腫，治水腫癃急，大腸氣滯，關格不通。用酒能入膽，治悸、目張不眠。

郁李仁能散結，隨酒入膽，結去膽下，而目瞑矣。然治標之劑，多服滲人津液。

金櫻子

澀精、固腸，治夢遺洩精、瀉痢便數。和芡實等分，爲丸，名水陸丹：金櫻子，去刺、子，洗淨，搗碎，蒸熟，取汁慢火熬稀膏；芡實肉研爲粉。兩者和勻爲丸，如梧桐子大。每服 50 丸，用鹽湯送下。補脾益腎、收澀固精，治男子遺精、白濁、女子帶下。

訶子

澀腸、斂肺、利咽，生用清金行氣，煨熟溫胃固腸。泄氣消痰、斂肺降火、收脫止瀉、開胃調中，治冷氣腹脹、膈氣嘔逆、痰嗽喘急、瀉痢脫肛、腸風崩帶、開音止渴。氣虛及嗽痢初起者，忌服。

訶子清音湯：訶子 4 個、桔梗 30 克、甘草 10 克（半炙，半生）爲細末。每服 6 克，水 300 毫升，煎至五七沸，溫服。宣肺止咳、利咽開音，治因傷風咳嗽，而失音不能言語者。

烏藥

宣、順氣，一切病之屬氣者皆宜；治中氣、中風厥逆、頭目眩暈、癱瘓、言語蹇澀、痰壅、口噤、脈伏，及膀胱冷氣、小便頻數，反胃吐食、宿食不消、瀉痢霍亂；女人血凝氣滯、小兒蚘蟲；療貓犬百病。氣虛、氣熱者忌用。

(1) 四磨湯：檳榔 15 克，烏藥、人參各 10 克，沉香 5 克，各濃磨水後合煎服。治情志不遂、上氣喘急、煩悶不食，降中兼收，瀉中兼補。改善慢性膽囊炎、慢性胃炎。

(2) 縮泉丸：烏藥、益智仁、山藥各 60 克爲末，酒煎山藥末爲糊，製小丸，1 次服 10 克，1 日服 3 次，米飲送服；或上藥各 1/3 量水煎 2 次作 2 次服，1 日服 2 劑。治虛寒便數者，肢冷，脈沉。改善習慣性遺尿、老年性痴呆症，見小便頻數者。

小博士解說

《內經・五色》顏面望診示例：
額眉之間青灰白：訶子清音湯。
額眉之間、下巴兩頰青灰黯：縮泉丸。

辛夷、郁李仁、金櫻子、訶子、烏藥之性味、歸經、功用與例方

藥名	性味、歸經	功用	例方
辛夷	辛溫輕浮，入肺、胃經	1. 發散風寒，宣通鼻竅 2. 溫中解肌、通九竅、利關節	辛夷散：辛夷、白芷、升麻、藁本、防風、川芎、細辛、木通、甘草等分為末，每服 5 至 8 克，茶調下。治鼻中壅塞，涕出不已，鼻息不通，不聞香臭。太淵穴與豐隆穴多僵硬或脹痛
郁李仁	辛、苦、甘，平。歸大腸、小腸經	下氣行水、破血潤燥	五仁丸：桃仁、杏仁各 30 克，柏子仁 15 克、松子仁 4 克、郁李仁 3 克、陳皮 120 克，五仁另研為膏，入陳皮末研勻，蜜製小丸，1 次服 15 克，1 日服 3 次，米飲送下；或上藥各 1/3 量，陳皮 10 克，水煎 2 次 2 次服，1 日 2 劑。潤腸通便，治習慣性便秘、熱病後便秘
金櫻子	酸、澀。入脾、肺、腎三經	固精秘氣	1. 配伍人參、熟地，治精從便出 2. 配芡實、蓮子，治陰虛作瀉
訶子	苦、酸、澀、平。歸肺、大腸經	1. 澀腸止瀉 2. 斂肺止咳，利咽開音	訶子散：訶子、人參、白茯苓、白朮各 40 克，木香、陳皮、炙甘草、肉荳蔻各 20 克。為末。治冷熱不調、泄瀉、裏急後重。經渠穴與行間穴多僵硬或脹痛
烏藥	辛，溫。歸肺、脾、腎、膀胱經	1. 行氣止痛，疏胸腹邪逆之氣 2. 溫腎散寒、縮尿止遺	烏藥順氣散：烏藥、橘紅各 10 克，麻黃、川芎、白芷、桔梗、枳殼各 5 克，殭蠶、炮薑、炙甘草各 2.5 克，加薑、蔥煎。順氣祛風、散結行滯；治一切風氣、骨節疼痛、婦人血風、老人冷氣。尺澤穴與陰陵泉穴僵硬脹痛

虛腫肥胖、腸胃虛弱、氣血不足
可按豐隆穴、陰陵泉穴、行間穴

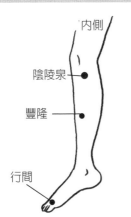

呼吸道過敏、常受風邪、哮喘者
多按摩太淵穴、經渠穴、尺澤穴

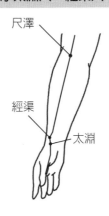

4-12 五加皮、椿樗白皮、榆白皮、秦皮

五加皮

宣、去風濕，補、壯筋骨。辛順氣而化痰，苦堅骨而益精，溫祛風而勝濕，逐肌膚之瘀血，療筋骨之拘攣。治五緩虛羸、五臟筋脈緩縱、陰痿囊濕、女子陰癢、小兒腳弱、明目愈瘡。遠志爲使。惡玄參。釀酒尤良。

五加皮散：麻黃、羌活各 60 克，五加皮、防風、白朮、炮附子、萆薢、芎藭、桂心、赤芍、枳殼、荊芥、羚羊角、丹參各 30 克，炙甘草 15 克，爲散，每服 5 至 10 克；或以水 300 毫升，加生薑 1 片，煎至 200 毫升，食前服。治半身不遂、肌體煩痛、肢節無力。

椿樗白皮

澀腸、燥濕，清熱燥濕、止帶止瀉、收斂止血。治濕熱爲病、泄瀉久痢、崩帶腸風、夢遺便數，有斷下之功。去疳（匿蟲），樗皮尤良。

香椿和臭椿（樗）爲兩種不同科屬植物，在歷代本草中常合併敘述，兩者主治大體相同，目前使用較廣者爲樗白皮。香者爲椿，肌實而赤嫩，其苗可茹；臭者爲樗，肌虛而白，主治略同。椿皮入血氣而性澀，樗皮入氣分而性利；血分受病不足者宜椿皮；氣分受病有鬱者宜樗皮。

1. 樗白皮丸：樗根白皮 21 克，白朮、枳實、茯苓、柴胡、升麻各 6 克，黃柏、知母、牡蠣各 9 克，韭子 30 克、芍藥 15 克，研末，神麴糊爲丸。每服 5 至 10 克，空腹時用鹽湯送下。治濕熱傷脾之遺精。

2. 人參樗皮散：樗皮、人參各 40 克，爲末，空心溫酒或米飲下 5 至 10 克，治臟毒挾熱下血、久痢膿血不止。

3. 樗皮散：槐角仁 150 克，枯白礬、樗根白皮各 75 克，炙甘草 40 克，爲細末。每服 5 至 10 克，清米飲調下。治下血及血痢，下後不止。

榆白皮

滑、利竅，甘滑下降行經脈、利諸竅、通二便、滲濕熱、滑胎產或胎死腹中，治五淋腫滿、喘嗽不眠，療疥癬禿瘡、消赤腫妬乳、乳癰汁不出。

榆白皮湯：榆白皮 55 克，滑石 75 克，石韋、瞿麥、乾地黃各 40 克，冬葵子 20 克，粗搗篩，每服 10 克；或水一盞半，煎至六分，去渣，食前溫服。治小便出血、水道中澀痛。

1. 妊娠榆白皮散：葵子一升、榆白皮一把，以水五升，煮五沸，服 1 升，日 3 次。治妊娠小便不利。

2. 榆白皮粥：榆皮搗屑，隨意多少，與米作粥食。治身體暴腫、五淋腫滿。

秦皮

澀而補、明目，補肝、膽而益腎，除肝熱、治目疾、定驚癇。治崩帶下痢、補下焦、益精有子。大戟爲使。惡吳茱萸。

秦皮湯：黃柏 30 克，秦皮、薏仁、黃連、梔子各 15 克，大棗 5 枚，粗搗篩，以水 800 毫升，煎取 400 毫升，濾渣，待微熱，分數次洗之，冷則重暖，餘渣可重煎洗。治眼目暴赤，及積年瞼爛不愈、兩目澀痛、睛上有白膜。

五加皮、椿欓白皮、榆白皮、秦皮之性味、歸經、功用與例方

藥名	性味、歸經	功用	例方
五加皮	辛、苦，溫。歸肝、腎經	1. 順氣化痰、堅骨益精、袪風勝濕 2. 利尿	五加皮散：五加皮、桂心、羌活、杏仁、萆薢、枳殼、炮附子、牛膝、薏苡仁、丹參各 40 克，莒蘼、秦艽、防風、當歸各 60 克，為散。治中風手足不遂、肌肉頑痹、骨節疼痛
椿欓白皮	苦、澀，寒。歸大腸、肝經	1. 苦燥濕、寒勝熱、澀收斂 2. 收斂止血，入血分而澀血	欓白皮丸：龜板、梔子各 60 克，黃柏 30 克，白朮、白芍各 25 克，欓根、白皮、山茱萸、苦參、香附、白葵花各 15 克，乾薑、貝母各 6 克。研末酒糊丸。空腹時用溫水送下 5 至 10 克。治白帶。絕骨穴（懸鐘穴），與三陰交穴多僵硬或胀痛
榆白皮	甘滑下降，入大、小腸、膀胱經	1. 行經脈、利諸竅、通二便、滲濕熱 2. 滑胎產或胎死腹中，下有形留著之物	墮胎榆白皮煮散：榆白皮、當歸各 20 克。搗篩，每服 5 至 10 克。水 1 盞，入生薑 3 片，同煎至七分，去渣，空心服。治墮胎後下血不止。陰陵泉、三陰交到太白穴，及合谷穴都僵硬或胀痛
秦皮	苦、澀，寒。歸大腸、肝、膽經	1. 清熱燥溫、解毒、止痢、止帶 2. 清肝瀉火、明目退翳	秦皮散：秦皮、滑石、黃連各 300 克，為細末。每用 5 至 10 克，湯泡去渣，日熱洗二、三次。治大人、小兒風毒，赤眼腫痛、瘙澀眵淚、昏暗羞明

絕骨穴（懸鐘穴）強健骨髓運行

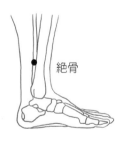

絕骨

陰陵泉、三陰交、太白養脾益血行

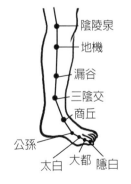

陰陵泉
地機
漏谷
三陰交
商丘
公孫
太白　大都　隱白

4-13 海桐皮、菥仁、密蒙花、芙蓉花、山茶花、木槿、杉木、烏桕木、水楊柳

海桐皮

宣，祛風濕、通經絡，治風躄頑痺、腰膝疼痛、疳匿疥癬；目赤煎洗。牙蟲煎服或含漱。

菥仁

亦名白蒚。養肝明目，疏風散熱。治目赤腫痛、瞼弦赤爛、淚出、目暗羞明，亦治心腹邪熱、結氣痰痞。另，生治沉睡，熟治不眠。

菥仁洗眼湯：菥仁 30 克、細辛 15 克、苦竹葉 3 握，以水 1.2 升，煎取 600 毫升，濾去渣，微洗眼，冷即再暖，以愈爲度。治眼中飛血赤脈及發癢、肝經風熱所致之急性結膜炎或急性角膜炎。

密蒙花

潤肝、明目。葉多不凋，其花繁密蒙茸，故名。甘而微寒，入肝經，潤肝燥。治肝熱目痛、目中赤脈、青盲翳障、赤腫眵淚、羞明多淚、小兒疳氣攻眼。

芙蓉花

清肺涼血、散熱止痛、消腫排膿，治一切癰疽腫毒。用芙蓉花或葉或皮或根，生搗或乾研末，蜜調塗癰疽四圍，中間留頭，乾則頻換。初起者即覺清涼，痛止腫消。已成者即膿出，已潰者則易斂。

清涼膏（清露散）：大黃、芙蓉葉等分，爲細末，米醋調敷之。治初患癰腫瘡癤、熱焮大痛。

山茶花

瀉、涼血，治吐衄腸風，研細末敷或麻油調末塗湯火傷，爲止血良藥。用紅者爲末，入薑汁、酒調服，可代鬱金。

木槿

苦涼瀉熱、活血潤燥，用根、皮。治腸風瀉血、痢後熱渴；作飲服，令人得睡。用川槿皮肥皂水浸，時時搽之，或浸汁磨雄黃，治癬瘡有蟲。

杉木

去惡氣、散風毒，治腳氣腫痛、香港腳腫痛、心腹脹滿、洗毒瘡。

杉木湯：杉木節、橘葉各 1 升，大腹檳榔 7 枚，水 3 升煮，分 2 服。若 1 服得快利，即停後服。治夜半痞絕、脅塊如石、昏困欲絕。

烏桕木

苦涼，性沉而降，利水通腸，功勝大戟。瀉熱毒、療疔腫、解砒毒，凡患腫毒、中砒毒者，不拘根、皮、枝、葉，搗汁多飲，得大利即癒；虛人忌用。小便不通，用烏桕根皮；大便不通，用烏桕根一寸。煎湯飲服，不宜多吃。

1. 烏桕根皮散一：烏桕根白皮，乾後研爲末。先以芒硝 75 克煎湯服，取吐，再以熱水送服烏桕根皮末 5 至 8 克。治大、小便均不通。
2. 烏桕根皮散二：用烏桕根白皮研爲末敷塗患部，治腳氣濕癢成瘡。

水楊柳

　　苦平、宣、行氣血，治痘瘡頂陷，漿滯不起者，用水楊柳枝煎湯浴之，再用助氣血藥更效。水楊柳枝煎汁，治黃膽。水楊柳根，氣味甘，寒，無毒。主治一切五淋白濁、大腸下血，其效如神。水楊柳花，味甘、苦，淡平。專治一切血證，吐血、咯血、咳血、唾血、下血、血淋。

海桐皮、蕤仁、密蒙花、木槿之性味、歸經、功用與例方

藥名	性味、歸經	功用	例方
海桐皮	苦、辛、平。歸肝經	1. 祛風去濕，能行經絡達病所 2. 殺蟲	海桐皮酒：海桐皮、薏苡仁、芎藭、羌活、地骨皮、五加皮各 75 克，甘草 20 克、生地 260 克，酒 2 斗浸。早、中、晚飲，常令醺醺。治風躄頑痺、腰膝疼痛。中封穴與大陵穴多僵硬或脹痛
蕤仁	甘溫、微寒。入心、肝、脾三經	1. 疏風清熱、養肝明目 2. 補血益肝、養血安神	蕤仁丸：蕤仁、決明子、秦皮、車前子、甘菊花、黃連、防風、槐實、炙甘草各 45 克，柴胡、人參、白茯苓、川芎、大黃各 30 克，為末煉蜜為丸，如梧桐子大。每服 5 至 10 克，空腹米飲送下。治眼目生瘡、疼痛赤腫、心躁不安、視物不明。大敦穴與少衝穴多僵硬脹痛
密蒙花	甘、微寒。入肝經	清肝明目，涼血退翳	密蒙花散：密蒙花 30 克，楮實、蒺藜子、甘菊花、防風、蛇蛻各 15 克，炙甘草 7.5 克。為散。每服 3 克，食後用溫水調下，日 3 服。治肝熱目澀磣痛，視物昏暗不清。瞳子髎穴與蠡溝穴多僵硬或脹痛
木槿	苦涼	瀉熱、潤燥、活血	木槿散：木槿花陰乾為末，敷瘡口，瘡自合。一方用葉爛研，罨痔上，治痔瘡、暑癤腫毒

按大陵、少衝促進心血循環

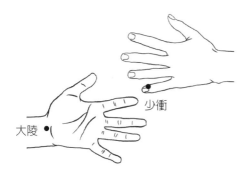

少衝

大陵

按瞳子髎消除黑眼圈並明目止澀

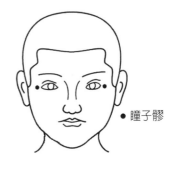

瞳子髎

4-14 皂角、肥皂莢、棕櫚、茶、吳茱萸

皂角

辛鹹性燥、氣浮而散，能通關竅、搜風，治中風口噤、胸痹、喉痹，凡中風不省人事、口噤不能進藥，急提頭髮，手招人中，用皂角末或半夏末吹入鼻中，有嚏者生，無嚏者肺氣已絕，死。塗之則散腫消毒，煎膏貼一切痹痛，治風濕風癩、痰喘腫滿、堅癥囊結。柏實為使，惡麥冬。畏人參、苦參。年老、氣虛人忌用。

皂角刺辛溫，搜風殺蟲，功同皂莢。但其鋒銳，能直達患處，潰散癰疽。治癩毒妒乳，風屬惡瘡癩，同癩。癰疽已潰者禁用，孕婦忌之。皂角子通大便燥結。

肥皂莢

皂莢樹的果實。形扁長者，稱大皂莢；其植株受傷後所結的小型果實，彎曲成月牙形，稱豬牙皂，又稱小皂莢，均入藥。瀉熱毒，用於頑痰阻肺、咳喘痰多之證，及痰盛關竅阻閉之證；能散結消腫，熬膏外敷可治瘡腫未潰者。

研末服，每服 1 至 1.5 克；亦可入湯劑，1.5 至 5 克。外用適量。內服劑量不宜過大，易引起嘔吐、腹瀉。本品辛散走竄性強，非頑痰證實體壯者不宜輕投。孕婦、氣虛陰虧及有出血者忌用。

棕櫚

澀、止血。苦能泄熱，澀可收脫，燒黑能止血。治吐衄下痢、崩帶腸風。多種出血證，如吐血、衄血、崩漏、便血、尿血等，治婦人崩漏，可單味用之，以無瘀滯者為宜。亦治久瀉久痢、婦人帶下等證。失血過多者，初起未可遽用。

茶

瀉熱、清神、消食，苦寒下行，熱下降，則上自清矣；醒昏睡清神、解酒食、油膩、燒炙之毒，利大、小便。多飲消脂最能去油，寒胃故濃茶能引吐。由痰、厥氣上衝致卒頭痛如破，非中冷、中風，為厥頭痛，單煮茶恣飲取吐，直吐出膽汁乃已，渴而即瘥。酒後飲茶，引入膀胱、腎經，患瘕疝水腫，空心亦忌之。

薑茶飲：茶葉、薑等分濃煎，治赤白痢、寒熱交雜。茶、薑使寒熱平調；解酒食毒。

吳茱萸

燥，去風、寒、濕；宣，下氣開鬱。走氣動火，昏目發瘡，血虛有火者禁用。治厥陰頭痛、陰毒腹痛、嘔逆吞酸、痞滿噎膈、食積瀉痢、血痹陰疝、痔疾腸風，腳氣水腫，口舌生瘡。衝脈為病，氣逆裏急。性雖熱而能引熱下行，利大腸壅氣、下產後餘血。陳者良。泡數次泡去苦烈汁用。黃連水炒止嘔。鹽水炒治疝。醋炒治血。惡丹參、硝石。

治厥陰頭痛仲景用吳茱萸湯，陰毒腹痛痛在小腹，嘔逆吞酸俗名醋心。亦有吐酸者，宜降火清痰，用吳萸作嚮導。性雖熱，而能引熱下行。

吳茱萸湯：生薑 20 克，吳茱萸、人參各 9 克，大棗 4 枚。治胃虛寒證，食穀欲嘔、胸膈滿悶、泛酸嘈雜或胃脘疼痛；厥陰頭痛、乾嘔、吐涎沫；少陰吐利、手足厥冷、煩躁甚。

皂角、肥皂莢、棕櫚、吳茱萸之性味、歸經、功用與例方

藥名	性味、歸經	功用	例方
皂角	辛、溫。入肺、大腸經	1. 搜風泄熱，通上、下關竅 2. 活血消腫、排膿通乳	稀涎散：皂角去皮弦炙 4 挺、白礬 40 克，為末，溫水調下五分，或加藜蘆。治中風暴仆、痰涎壅盛、氣閉不通，先開其關，令微吐稀涎，續進他藥
肥皂莢	辛、鹹、溫，有小毒。歸肺、大腸經	1. 除風濕、去垢膩，療無名腫毒 2. 袪頑痰、通竅開閉、袪風殺蟲	皂莢丸：皂莢 300 克（刮去皮酥炙），末之，蜜丸如梧桐子大，以棗膏和湯，服 3 丸，日 3 服，夜 1 服。治咳逆上氣、時唾濁痰、但坐不得眠者
棕櫚	苦、澀、平。歸肝、肺、大腸經	1. 泄熱、收脫 2. 收斂止血，燒黑能止血	十灰散：棕櫚、大薊、小薊、荷葉、側柏葉、白茅根、茜草根、梔子、大黃、丹皮等分，各燒炭存性，共研極細末製為散。每服 3 至 9 克，每日 2 至 3 次，白蘿蔔汁或開水沖服，亦可改作湯劑使用。涼血止血，治血熱妄行之嘔血、吐血、咯血、嗽血等
吳茱萸	辛、苦，熱。有小毒。歸肝、脾、胃、腎經	1. 散寒止痛、溫中止嘔、潤肝燥脾 2. 助陽止瀉、除濕解鬱、去痰殺蟲 3. 開腠理、逐風寒	1. 吳茱萸丸：附子、营藭各 75 克，吳茱萸、細辛、白茯苓、獨活、木香、山茱萸、牛膝、石斛、萆薢各 20 克。為細末，以酒煮麵糊為丸，如梧桐子大。治腎經虛損、腰膝疼痛。太衝穴與太溪穴多僵硬或脹痛 2. 溫經丸：吳茱萸、人參、桂枝、川芎、生薑、半夏、甘草各 6 克，當歸、芍藥、阿膠、牡丹皮各 9 克，以水 1 斗，煮取 3 升，分溫 3 服。活血祛瘀、溫經散寒、益氣養血，治衝任虛寒、瘀血阻滯證，月經失調、漏下不止、少腹裏急，及宮冷久不孕。

＋ 知識補充站

1. 吳茱萸湯，治胃虛寒證，食穀欲嘔、胸膈滿悶、泛酸嘈雜或胃脘疼痛。厥陰頭痛、少陰吐利；改善自體免疫功能。額、眉之間及鼻軟骨區青灰黯，按壓太衝穴與足三里穴較強烈。
2. 吳茱萸丸，治腎經虛損，惡風多汗、面色浮腫、腰膝疼痛、形色憔悴。下巴、兩頰青灰黯，按壓太衝穴與太溪穴較強烈。

4-15 川椒、胡椒、蘇木、沉香、檀香、紫檀

川椒

辛熱純陽，治風寒咳嗽、心腹冷痛、吐瀉痢、痰飲水腫、腎氣上逆、陰汗洩精；中寒腹痛、寒濕吐瀉、蟲積腹痛、除癥安蚘，能驅蛔殺蟲、燥濕止癢；並堅齒明目、破血通經。使杏仁。畏款多、防風、附子、雄黃、麻仁、涼水。得鹽良入腎。肺、胃素熱者忌服。

子名椒目，苦辛。專行水道，不行穀道。能治水蠱，除脹定喘，及腎虛耳鳴。

胡椒

燥、快膈、消痰，辛熱純陽。暖胃快膈、下氣消痰，治寒痰食積、腸滑冷痢、陰毒腹痛、胃寒吐水；殺一切魚、肉、鱉、蕈毒；牙齒浮熱作痛合蓽茇散之。食料宜之，嗜之者眾。

單用研末入豬肚中炖服，治胃寒脘痛、嘔吐，或加高良薑、蓽茇等同煮。配伍吳茱萸、白朮等，治脾胃虛寒之泄瀉；亦可單味研末敷貼臍部。多食損肺，走氣動火、發瘡、痔、臟毒、齒痛目昏。

蘇木

甘鹹辛涼，瀉、行血、解表，入三陰血分、行血去瘀，發散表裏風氣，宜與防風同用。能袪瘀通經，治婦科瘀滯經產諸證，常配伍川芎、當歸、紅花等。《肘後方》：煮汁服治產後血暈。《海藏方》：加乳香，酒服，排膿止痛，治脹滿欲死、血痛血癖、經閉氣壅、癰腫仆傷。多破血，少和血。忌鐵。

1. 蘇木湯一：蘇木 75 克，好酒一壺。煮熟頻飲，治偏墜腫痛。

2. 蘇木湯二：蘇木 110 克銼碎，水 5 盞，煎 2 盅，入少酒，分作 2 服，治產後血暈。

沉香

色黑，重、宣、調氣、補陽，沉水者良。香甜者性平，辛辣者熱。治心腹疼痛、噤口毒痢、癥癖邪惡、冷風麻痺、氣痢氣淋。入湯劑，磨汁用；入丸散，紙裹置懷中，待燥碾之。

四磨湯：沉香 5 克，人參、烏藥各 10 克，檳榔 15 克，各濃磨水後沖服或水煎取汁服，水煎 2 次作 2 次服，1 日服 2 劑。行氣降逆、寬胸散結，治七情所傷致肝氣鬱結、上氣喘急。

檀香

宣、理氣，為理氣要藥。行氣止痛、散寒調中，治寒凝氣滯胸痛，可配伍延胡索、細辛、蓽茇等；單品研末，乾薑湯泡服，治胃脘寒痛、嘔吐食少；或配伍沉香、白豆蔻、砂仁等。

紫檀

重、和血，血分之藥。止痛、止血、生肌，治頭痛、心腹痛、惡露不盡、小便淋痛、風毒癰腫、金瘡出血。癰腫潰後，諸瘡膿多及陰虛火盛，俱不宜用。

白檀辛溫，氣分藥也，理衛氣而調脾肺，利胸膈。紫檀鹹寒，血分藥也，和營氣而消腫毒，治金瘡。

川椒、胡椒、蘇木、沉香、檀香、紫檀之性味、歸經、功用與例方

藥名	性味、歸經	功用	例方
川椒	辛熱純陽。入肺、脾經	1. 溫中止痛、殺蟲、止癢 2. 發汗散寒、暖胃燥濕、消食除脹	烏梅丸：烏梅肉 15 克，乾薑 5 克，人參、桂枝、細辛、黃連、當歸、川椒、黃柏、附子各 3 克，作小丸，1 次服 10 克，1 日服 3 次；可水煎 2 次作 2 次服，1 日服 2 劑。治蛔厥，兼治寒熱錯雜，正氣虧虛之久瀉、久痢
胡椒	辛熱純陽。歸胃、大腸經	溫中止痛、暖胃快膈、下氣消痰	胡椒丸：胡椒、蠍梢、甘遂等分為末，用燒飯為丸，如黍米大。每服 2 丸，乳食前陳米飲送下，治小兒腹脹
蘇木	甘、鹹、辛，平。歸心、肝經	1. 活血療傷、止痛通經 2. 行血去瘀	蘇木湯：蘇木、人參、麥冬，水煎服。治產後氣滯作喘。曲泉穴與陰包穴多僵硬或脹痛
沉香	辛、苦，溫。歸脾、胃、腎經	1. 行氣止痛、溫中止嘔、理諸氣 2. 納氣平喘、下氣墜痰涎 3. 入右腎命門，暖精助陽	沉香桂附丸：沉香、炮附子、炮乾薑、薑、官桂、茴香、川烏頭、吳茱萸等分，為細末以良醋煮麵糊為丸，如梧桐子大。每服 10 克，空腹熱米湯或溫酒送下。溫陽祛寒、暖脾調中，治下焦陽虛、心腹疼痛、食慾不振、便利無度、手足厥冷。復溜穴與交信穴僵硬脹痛
檀香	苦、溫。歸脾、胃、肺經	1. 行氣止痛、散寒調中 2. 調脾肺、利胸膈、進飲食	檀香丸：烏梅肉 75 克、紫蘇葉 40 克、茴香 12 克，杏仁、百藥煎各 9 克，檀香 6 克，為細末。煉蜜為丸，如彈子大。不時含化，解暑毒。（百藥煎即五倍子釀造者。味酸澀微甘，功用近似五倍子）
紫檀	鹹寒，入肝經	和榮氣，消腫毒，敷金瘡，止血定痛	紫檀以醋調敷治卒毒腫起、急痛。煎湯內服，3 至 6 克；或入丸、散。研末或磨汁，外用敷瘡

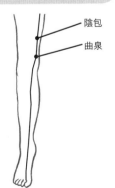

月經失調、性功能不全
多按摩陰包穴、曲泉穴

陰包
曲泉

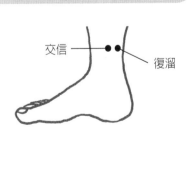

腰脊強痛、尿道發炎、手腳冰冷
多按摩復溜穴、交信穴

交信
復溜

4-16 降真香、丁香、乳香、沒藥、楓脂香

降真香

辛溫，宣、闢惡、止血、生肌，焚之能降諸眞，故名。紫金藤，即降眞香之最佳者。

闢惡氣怪異、療傷折金瘡、止血定痛、消腫生肌，紫金藤散敷刀傷血出不止，血止痛定，結痂無瘢。

丁香

燥、暖胃、補腎，治胃冷壅脹、嘔噦呃逆。畏鬱金火。熱證忌用。

古方單用柿蒂，取其苦溫降氣。《濟生》加丁香、生薑，取其開鬱散痰。

丁香吳茱萸湯：當歸 60 克，吳茱萸、草荳蔻、人參、蒼朮、黃芩各 40克，升麻 3 克，柴胡、半夏、茯苓、乾薑、丁香、甘草各 2 克。每服 10 克，水2 盞，煎至 1 盞，去渣，食前熱服；補胃氣、止嘔逆，治胃寒嘔吐噦、食少、畏寒肢冷。

乳香

宣、活血、伸筋，一名熏陸香。去風伸筋、活血調氣、生肌止痛，治心腹諸痛、口噤耳聾、癰疽瘡腫、產難、折傷皆取其活血止痛。能去風散瘀，亦治癲狂。

活絡效靈丹：當歸、丹參、乳香、沒藥各 15 克，四味作湯服；若為散，一劑分作 4 次服，溫酒送下。活血祛瘀、通絡止痛，治氣血凝滯、癥瘕、心腹諸痛、腿痿背疼、內外瘡瘍，一切臟腑積聚。

沒藥

宣、散瘀定痛，主治與乳香相似，治跌打損傷瘀滯腫痛、金瘡杖瘡血肉受傷、瘡瘍潰後久不收口、外科癰疽腫痛、惡瘡痔漏、產後血氣痛，破癥墮胎。瘡疽已潰者忌用，膿多者勿敷。

乳香活血行氣，沒藥散血化瘀，故每相須兼用。

1. 沒藥散一：獨活、晚蠶沙、芎藭各 60克，沒藥、防風、蔓荊子、當歸、赤芍藥、桂心各 40 克。為細末，每服 5至 8 克，食前熱酒調下。治風寒濕邪侵襲關節、筋骨疼痛。

2. 沒藥散二：沒藥、當歸、蒲黃、牡丹、骨碎補、橘紅各 30 克，為散。不計時候，以溫酒調下 5 至 8 克。治從高墜下、傷筋損骨、皮肉疼痛。

3. 沒藥散三：血竭、肉桂、當歸、蒲黃、紅花、木香、沒藥、延胡索、乾漆、赤芍藥等分，為細末。每服 5 至 8 克，空腹時熱酒調下。治血瘀氣滯、臍腹撮痛，產後惡露不快、腹痛。

楓脂香

即白膠香。宣、調氣血。活血涼血、解毒止痛、生肌，為外科要藥。孕婦禁服。

治血衄咯血、齒痛風疹、癰疽瘡疥、癮疹瘰癧、吐血衄血。與乳香功用頗相近。研末撒或調敷或製膏攤貼，亦可製成熏煙藥。內服煎湯，3 至 6 克；一般入丸、散劑。內服不宜多。

降真香、丁香、乳香、沒藥、楓脂香之性味、歸經、功用與例方

藥名	性味、歸經	功用	例方
降真香	辛溫	宣辟惡、止血定痛、消腫生肌	紫金散：紫金藤 40 克（米泔浸 1 宿，焙乾），為末，每服 5 至 8 克，溫酒下。治婦人血氣刺心痛
丁香	辛、溫，純陽。歸脾、胃、腎經	1. 泄肺溫胃、溫中降逆、散寒止痛 2. 溫腎助陽，壯陽事，暖陰戶	丁香柿蒂湯：生薑、柿蒂各 9 克，丁香 6 克、人參 3 克，用水 1 盞半，煎至 8 分，去渣熱服。為降逆止呃之要方，治體虛久病，胃中虛寒致呃逆、嘔吐、腹脹、納呆、舌淡苔白、脈沉虛等證
乳香	辛、苦、溫。歸肝、心、脾經	1. 活血行氣止痛、消腫生肌 2. 伸筋、補腎	乳香沒藥散：乳香、沒藥、當歸、砂仁、枳殼、甘草等分。研末。每服用 200 毫升，煎三、四沸，加酒 90 毫升服。治跌打損傷，傷在上，食後服；傷在下，空腹時服。太衝穴與然谷穴多僵硬或脹痛
沒藥	苦、辛、平。歸心，肝、脾經	1. 散結氣、通滯血 2. 活血止痛、消腫生肌	四味沒藥調經散：沒藥、紅花、延胡索、當歸等分，為細末。每服 6 至 8 克，溫酒調下。治婦人月水將來或將盡，前後數日腹痛。三陰交穴與太溪穴多僵硬或脹痛
楓脂香	辛苦、平，入肺、脾、肝經	1. 活血涼血 2. 解毒止痛	楓香散：楓香樹脂研末，溫開水沖服，每服 8 至 10 克，治胃痛。末敷之，治金瘡斷筋；或塗擦治牙痛

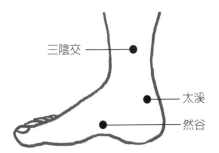

三陰交、然谷穴、太溪穴

三陰交
太溪
然谷

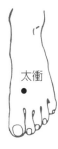

太衝穴維護肝功能與腦神經

太衝

4-17 冰片、樟腦、蘇合香、血竭、阿魏、蘆薈、胡桐淚

冰片

宣、通竅、散火，一名龍腦香。辛溫香竄，善走能散。先入肺，傳於心、脾，而透骨。通諸竅、散鬱火，治驚癇痰迷、目赤膚翳、耳聾鼻瘜、喉痺舌出、骨痛齒痛、痘陷、產難、三蟲五痔。

冰片為涼開之品，宜用治熱病神昏、痰熱內閉、暑熱卒厥、小兒驚風等熱閉之證；亦有清熱解毒、防腐生肌作用。

樟腦

宣、通竅、除濕，通關利滯、除濕殺蟲。治神志昏迷、痧脹腹痛及疥癬瘡瘍、牙痛、凍瘡、跌打損傷腫痛。辛香走竄，能耗氣動胎，孕婦及氣虛者忌服。

內服對胃有刺激性，如用量較大，易致食慾減退、嘔吐、口乾、咽痛等；過量易中毒，引起眩暈、精神錯亂、譫妄、驚厥、昏迷，嚴重者因呼吸衰竭而死亡。另，置鞋中去腳氣；薰衣篋，辟蛀蟲。

蘇合香

宣、通竅、辟惡，香辛香氣烈，辟一切不正之氣。有開竅醒神之效，長於溫通、辟穢，治療中風痰厥、驚癇等屬於寒邪、痰濁內閉者；並化濁開鬱、祛寒止痛，治血瘀或寒凝氣滯之胸脘痞滿、冷痛。

血竭

補、和血、斂瘡，和血之聖藥。味大鹹，有腥氣。能入血分而化瘀止血、生肌斂瘡，配伍乳香、沒藥、兒茶等研末外用，止痛生肌，治外傷出血及瘡瘍不斂等。亦治跌打損傷及其他瘀滯心腹疼痛，為傷科要藥；並散瘀止痛，治內傷血聚、金瘡折跌。性急，不可多使，引膿。

阿魏

消積、殺蟲，消肉食積滯、瘀血疝瘕、腹中痞塊、蟲積腹痛，治心腹冷痛、瘧痢寒熱、傳尸、疳勞痃蟲。孕婦禁用。

蘆薈

瀉熱、殺蟲，涼肝明目、鎮心除煩，治肝經實火證、熱結便秘、煩躁失眠，小兒驚風五疳、癲癇抽搐；外用治療癬瘡。脾胃虛弱、食少便溏及孕婦勿服。

當歸龍薈丸：當歸、龍膽草、梔子、黃芩、酒黃連、黃柏各 30 克，大黃、蘆薈、赤茯苓各 15 克，木香 6 克，麝香 1.5 克，細末，蜜丸，如小豆大。每次 4.5 克，1 日 2 次，生薑湯送下。或改作湯劑，水煎服，用量按原方比例酌減。清瀉肝火、安神定驚，治肝經實火證。頭暈目眩、耳聾耳鳴、神志不寧、驚悸搐搦、躁擾狂越、咽膈不利、大便秘結、小便澀滯，或胸脇作痛、陰囊腫脹。脾胃虛寒者忌用。

胡桐淚

苦鹹、大寒，能殺蟲、入胃軟堅、除熱瀉熱，為口齒要藥。

治咽喉熱痛、齒痛風疳、瘰癧結核。

冰片、樟腦、蘇合香、血竭、蘆薈之性味、歸經、功用與例方

藥名	性味、歸經	功用	例方
冰片	辛、苦，微寒。歸心、脾，肺經	1. 通諸竅、散鬱火 2. 開竅醒神、清熱止痛	蘇冰滴丸：蘇合香、冰片研治成丸，芳香開竅，理氣止痛。近代，與冠心蘇合丸常用於胸悶、心絞痛、心肌梗塞等及冠心病，能較快速緩解症狀
樟腦	辛熱有毒，入心、脾、足厥陰經	1. 通關利滯 2. 內服開竅辟穢，外用除濕殺蟲、消腫止痛	內服，通竅、殺蟲、止痛、辟穢，多入丸、散劑或酒溶化服，內服 0.1 至 0.3 克，不宜過量。研末外用，適量調敷或泡酒擦於患部，治瘡瘍疥癬、跌打損傷
蘇合香	辛，溫。歸心、脾經。	通竅開鬱、醒神、辟穢止痛	冠心蘇合丸：蘇合香 50 克，檀香、木香各 200 克，冰片、乳香各 100 克，檀香、木香、乳香先研成細粉；冰片另研細，與上述藥末配研、過篩、混勻。取煉蜜適量微溫後先入蘇合香攪勻，再與藥末混勻，製小丸。1 次服 1 克，1 日服 3 次。芳香開竅，理氣止痛，治胸悶、胸痛、氣短
血竭	甘、鹹，平。歸心、肝經	1. 化血療傷，止血生肌、散瘀生新 2. 補心包、肝血不足	血竭散：青州棗 20 個、乾地黃 15 克、血竭 7.5 克，研細粉。以津唾調貼瘡上，治瘰癧已破，膿水不止者
蘆薈	苦，寒。歸肝、大腸經	1. 瀉下、清熱殺蟲 2. 清肝明目、鎮心除煩	蘆薈消疳飲：蘆薈、銀柴胡、胡黃連、川黃連、牛蒡子、玄參、桔梗、山梔、石膏、薄荷、羚羊角各 1.5 克，甘草、升麻各 1 克。用水 400 毫升，淡竹葉 10 片，煎至 200 毫升，食後服。治小兒走馬牙疳、身熱氣粗、牙齦腐爛、氣味作臭，以及穿腮破唇者。蠡溝穴與中都穴多僵硬或脹痛

常按摩蠡溝穴與中都穴養護肝經脈

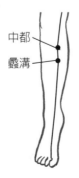

中都
蠡溝

4-18 蕪荑、沒石子、衛矛、漆、巴豆、大楓子

蕪荑

散風濕、消積殺蟲；祛五臟皮膚肢節風濕、心腹積冷、癥痛驚癇、痔漏瘡癬。單用或與殺蟲藥同用，治蛔蟲、蟯蟲等蟲積腹痛。配健運脾胃藥，治小兒疳積、冷痢，腹痛有蟲、面黃肌瘦、泄瀉等證。研末調敷患處，治疥癬、皮膚搔癢。

沒石子

苦溫入腎。蓄精固氣，收陰汗，烏鬚髮；內服澀精，外用染鬚。出大食諸番。顆小、紋細者佳。炒研用。忌銅、鐵器。

衛矛

一名鬼箭羽。瀉、破血、通經、殺蟲，治經閉、癥痕、產後瘀滯腹痛、惡露不下，蟲積腹痛；亦治疝氣、歷節痺痛、瘡腫、跌打傷痛、燙火傷、毒蛇咬傷。有出血傾向及孕婦忌用。內服，煎湯，4 至 9 克；或浸酒或入丸、散。外用，適量搗敷或煎湯洗；或研末調敷。

衛矛湯：衛矛、當歸、甘草各 10 克。水煎，口服 2 次。治血崩。

漆

瀉，破血，消積殺蟲，辛溫有毒。行血殺蟲，削年深堅結之積滯，破日久凝結之瘀血，續筋骨絕傷；治傳尸勞瘵、痕疝蛔蟲。炒令煙盡入藥，或燒存性用半夏為使。畏川椒、紫蘇、雞子、蟹。

巴豆

大燥、大瀉。緩治消堅磨積之劑，連白膜服。或用穀、用仁、用油，生用、炒用、醋煮燒存性用。去心、皮膜、油，生用，為急治水穀道路之劑。炒去煙、令紫黑用，為緩治消堅磨積之劑。可以通暢，可以止瀉。研去油，名巴豆霜。芫花為使。得火良。其毒性又能解毒、殺蟲，療瘡瘍、蛇蠍諸毒。峻用大可劫病，微用亦可和中。畏大黃、黃連、涼水，中其毒者，以此解之，或黑豆、綠豆汁亦佳。

巴豆油作紙拈燃火，吹息，熏鼻或刺喉，能行惡涎惡血；治中風中惡、痰厥氣厥、喉痺不通、一切急病。大黃、巴豆，同為峻下之劑；大黃性寒，腑病多熱者宜之。巴豆性熱，臟病多寒者宜之。仲景治傷寒傳裏多熱者多用大黃；東垣治五積屬臟者多用巴豆。與大黃同服，反不瀉人。

三物備急丸：大黃、巴豆、乾薑等量，大黃、乾薑為末，研巴豆，合用為散或蜜製小丸，1 次服 0.5 克，1 日服 2 次，相隔 4 小時；以便行痛止為度。治寒實冷積內停、心腹卒暴脹痛、痛如錐刺、氣急口噤、大便不通。許叔微常以三物備急丸治「熱結旁流」，乾薑丸治「寒結旁流」，通因通用而奏功。

大楓子

辛、熱，有毒。入肝、脾、腎經。祛風燥濕、攻毒殺蟲，治痲風、疥癬、楊梅瘡、酒齄鼻、粉刺、黃褐斑。外用治瘡癬疥癩，搗敷或煅存性研末調敷。內服煎湯，服 2 至 3 克，或入丸劑。子中有仁，白色，久則油黃，不可用。入丸藥，壓去油。內服宜慎，陰虛血熱者忌服。

蕪荑、衛矛、巴豆之性味、歸經、功用與例方

藥名	性味、歸經	功用	例方
蕪荑	辛、苦，溫。歸脾、胃經	1. 散滿、殺蟲 2. 燥濕化食	蕪荑湯：蕪荑、陳皮各 1 克，為粗末。水 2 盞，煎取 1 盞，去渣，入炒鹽，一點點，頓服。未癒再作服。治冷氣心痛
衛矛	苦寒（酸澀），入肝經	破陳血、通經落胎、殺蟲祛蟲	鬼箭羽湯：益母草 30 克、丹參 15 克、赤芍 12 克，香附、鬼箭羽各 9 克。水煎服。治經閉、瘀血腹痛、產後敗血不散、臍腹堅痛
巴豆	辛，熱，有大毒。歸胃、大腸、肺經	1. 峻下冷積、逐水退腫 2. 祛痰利咽、破痰癖血瘕、蝕瘡	1. 乾薑丸：比三物備急丸多一味人參，治療慢性寒實泄瀉，苔白，脈沉遲或弦緊。膝關穴、曲泉穴多僵硬脹痛或見血絡 2. 解毒丸：雄黃 40 克、鬱金 4 克、巴豆 14 粒，去皮油，為丸。每服 2 克，津咽下。治喉痹纏喉急證。是厲劑，不可輕用。或用紙拈蘸巴豆油，燃火刺喉；或搗巴豆，綿裹，隨左、右納鼻中，吐出惡涎，紫血即寬

膝關穴、曲泉穴調理腸系循環

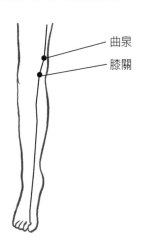

曲泉
膝關

✚ 知識補充站

　　1. 乾薑丸，治療慢性寒實泄瀉，大腸經脈的合谷穴可配合治療。

　　2. 解毒丸，治喉痹纏喉急證，心包經脈的內關穴可配合治療。

4-19 荊瀝、竹瀝、竹茹、淡竹葉、天竹黃、雷丸、赤檉柳

荊瀝

宣通經絡、滑痰瀉熱，能除風熱、化痰涎、開經絡、行血分，為去風化痰妙藥。治中風失音、驚癇痰迷、眩暈煩悶、消渴熱痢；熱多與虛痰用竹瀝，寒多與實痰用荊瀝，並宜薑汁助送，則不凝滯。氣虛、食少者忌之。

竹瀝

即筍之液，瀉火滑痰、甘緩潤燥，能除陰虛有大熱者，為治中風要藥。寒而能補，胎後不礙虛，胎前不損子。寒胃滑腸，有寒濕、寒痰及便溏者勿服。

竹類甚多，淡竹肉薄，節間有粉，多汁而甘最良。簀竹堅而節促，皮白如霜。苦竹本粗葉大，筍味苦，入藥惟此三種，功用略同。薑汁為使。

本品善滌痰泄熱而開竅定驚，配薑汁飲之，治中風口噤、痰迷大熱、驚癇癲狂、煩悶；配膽南星、牛黃等，治小兒驚風；和米煮粥，治反胃。

竹茹

瀉上焦煩熱、涼血，善清痰熱，竹茹甘寒，善治上焦煩熱、溫氣寒熱、膈噎嘔噦、吐血衄血、肺痿驚癇、崩中胎動。溫膽湯用之，治痰火內擾心煩不眠者；配伍栝蔞、桑白皮等，治肺熱咳嗽、痰黃稠；還有涼血止血作用，可用於吐血、衄血、崩漏等。

淡竹葉

辛、淡、甘、寒，除上焦風邪煩熱、咳逆喘促、嘔噦吐血、中風失音、小兒驚癇。仲景治傷寒發熱、大渴，有竹葉石膏湯，乃假其辛寒，以散陽明之邪熱也。

與石膏、蘆根等配伍，治熱病津傷，心煩口渴之證。與牛蒡子、澤瀉、益母草等配伍，滲濕泄熱，治水腫尿少。與茵陳、黃耆、梔子等同用，治黃疸尿赤。

天竹黃

瀉熱、豁痰、涼心、去風熱、利竅豁痰、鎮肝明目；用於小兒驚風、中風癲癇、熱病神昏等心肝經痰熱證。功同竹瀝，而性和緩，無寒滑之患。治大人中風不語，小兒客忤驚癇為尤宜。

雷丸

瀉、消積、殺蟲。大小如栗，竹刀刮去黑皮，甘草水浸一宿，酒拌蒸，或泡用；因含蛋白酶，加熱60℃左右即易破壞而失效，不宜入煎劑。厚朴、芫花為使，惡葛根。

入丸散，每次6至15克，驅條蟲每次12至18克。日服3次，冷開水調服，連用3天。並驅殺鉤蟲、蛔蟲、蟯蟲。

赤檉柳

一名西河柳。宣、解毒，發汗透疹、祛風除濕；研末服10至15克，治痧疹不出、喘嗽悶亂；麻疹初起、疹發不暢者，並治風濕痹證。煎湯淋浴止風疹搔癢。

荊瀝、竹茹、雷丸、赤檉柳之性味、歸經、功用與例方

藥名	性味、歸經	功用	例方
荊瀝	甘、平，歸心、肝經	除風熱，化痰涎，開經絡，行血氣	荊瀝湯：荊瀝、竹瀝、生薑汁等分，三味相合，溫暖為 1 服，每日旦服煮散，午後進此，平復好差乃止。治風疾，多熱煩躁或倦怠乏力
竹茹	甘、微寒。歸肺、胃經	1. 清熱化痰、涼血除熱、除煩止嘔 2. 開胃土鬱、清肺金燥	溫膽湯：橘紅 15 克，半夏、生薑、竹茹、枳實各 10 克，茯苓 8 克，甘草 5 克，大棗 2 枚。治膽胃不和、痰濁內擾證，虛煩失眠、胸悶有痰、噁心嘔吐、呃逆，或驚悸不寧、口苦
雷丸	苦、寒。有小毒。歸胃、大腸經	功專消積殺蟲	追蟲丸：黑牽牛（取頭末）、檳榔各 240 克，雷丸（醋炙）、南木香各 60 克，為末，加茵陳 60 克，大皂角、苦楝皮各 30 克，煎濃汁，水泛為丸。治蟲積
赤檉柳	辛、平。歸肺、胃、心經	1. 發汗透疹 2. 祛風除濕	竹葉柳蒡湯：赤檉柳 1 克，荊芥穗、蟬蛻、薄荷、甘草、蜜炙知母各 3 克，炒牛蒡子、葛根各 4.5 克，玄參 6 克，麥門冬 9 克，竹葉 30 片，水煎服。透疹解毒，清宣肺胃，治痧疹透發不出、咳嗽喘急、煩悶躁亂、咽喉腫痛

✛ 知識補充站

竹瀝一湯至竹瀝四湯，是罹患腦心血管疾病後養護良方：

1. 竹瀝一湯：竹瀝 2000 克、生葛汁 1000 克、生薑汁 3 合，三味相和，溫暖分 3 服。平旦、日晡、夜各 1 服，治全天四肢不收、心神恍惚、不知人、不能言。服訖覺四體改善，進一步服竹瀝二湯。

2. 竹瀝二湯：竹瀝 1000 克、石膏 225 克、生薑 150 克、生葛汁 100 克，羚羊角 75 克，麻黃、防風各 55 克，芎藭、防己、附子、人參、芍藥、黃芩、甘草、桂心各 40 克，杏仁 40 枚，以水 7 升煮減半，內瀝煮取 2 升 5 合，分 3 服，取汗，間五日更服 1 劑，頻與 3 劑，四肢不收、心神恍惚、不知人等症狀有改善，進竹瀝三湯。

3. 竹瀝三湯：竹瀝 3000 克、麻黃 110 克，防風、升麻、羚羊角、防己、桂心、芎藭各 75 克，以水 4 升合竹瀝煮取 2.5 升，分 3 服，兩日服 1 劑。常用加獨活 110 克最佳，此方神良，頻進三劑；若手足冰冷加生薑 150 克、白朮 75 克。四肢不收、心神恍惚症狀仍未除，服竹瀝四湯。

4. 竹瀝四湯：竹瀝 1000 克、葛根 75 克，人參、芎藭、獨活、升麻、防風、麻黃各 75 克，以水 8 升煮減半，內竹瀝煮取 2.5 升，分 3 服，相去如人行十里久，更服。若有氣者，加橘皮、牛膝、五加皮 40 克。

第 5 章

果部

5-1 大棗

甘、溫，脾經血分藥。補中益氣，滋脾土，潤心肺，調營衛，緩陰血。生津液，悅顏色，通九竅，助十二經，和百藥，用於藥性較峻烈的方劑中，可以減少烈性藥的副作用，並保護正氣。傷寒及補劑加用之，以發脾胃升騰之氣。多食損齒，齒屬腎，中滿證忌之。殺烏附毒。忌蔥、魚同食。

配伍黨參、白朮等，補中益氣，治脾虛食少便溏、倦怠乏力。配伍熟地黃、阿膠等，養血安神，治血虛萎黃、神志不安。配甘草、小麥以養心寧神，治婦女臟躁證，如甘麥大棗湯。治水飲脅痛，有十棗湯，益脾土以勝妄水也。此外，配生薑，入解表劑調和營衛，入補益劑調補脾胃，均可增強療效。

1. 十棗湯：芫花、甘遂、大戟等分，大棗 10 枚，分別搗為散。用水 300 毫升，先煮大棗，取 160 毫升，去渣，納藥末，強人每服 1 克，羸人 0.5 克，溫服之，平旦服。若下少病不除者，明日更服，加 2 克，得快下利後，糜粥自養。於清晨空腹服用，從小量開始，服後下少，次日加量；治懸飲或支飲，停於胸脅、咳唾胸脅引痛、心下痞鞕、乾嘔短氣、頭痛目眩，或胸背掣痛不得息、舌苔滑、脈沉弦；一身悉腫，尤以半身以下為重，腹脹、喘滿、二便不利，屬實證者。年老體弱者慎用，孕婦忌服。

2. 葶藶大棗瀉肺湯：葶藶子 10 克、大棗 12 枚，以水三升，煮棗取 2 升，去棗，內葶藶，煮取 1 升，頓服，1 日服 2 劑。治肺癰，喘不得臥，改善肺膿瘍、急性支氣管炎、肺炎、胸腔積液。

3. 桂枝湯：桂枝、白芍、生薑各 9 克，炙甘草 6 克、大棗 12 枚，水 7 升，微火煮取 3 升，去渣，適寒溫，服 1 升。服已須臾，啜熱稀粥 1 升餘，以助藥力，溫服令 1 時許，遍身漐漐微似有汗者益佳；不可令如水流漓，病必不除。若 1 服汗出病差，停後服，不必盡劑；若不汗，更服，依前法；又不汗，「後服小促」其間，半日許令 3 服盡。若病重者，1 日 1 夜服，周時觀之，服 1 劑盡，病證猶在者，「不愈更作」；若汗不出，乃服至 2、3 劑。禁生冷、黏滑、肉麵、五辛、酒酪、臭惡等物。治外感風寒表虛證，頭痛發熱、汗出惡風、鼻鳴乾嘔、苔薄白、脈浮弱或浮緩。桂枝湯為仲景群方之首，無論外感病或雜病均可加減使用。凡表實無汗、外感濕邪、平素嗜酒、內有濕熱者，禁用。

小博士 解說

《內經・五色》顏面望診法：
兩眉之間（肺）淡青白：桂枝湯。
鼻唇（脾胃）淡灰黯：小建中湯。

大棗之性味、歸經、功用與例方

藥名	大棗
性味、歸經	甘、溫，入脾、胃經
功用	1. 補中益氣、滋脾土、潤心肺、調營衛、緩陰血、生津液、悅顏色 2. 通九竅、助十二經、和百藥
例方	1. 小建中湯：飴糖 30 克，白芍 18 克，桂枝、炙甘草、生薑各 9 克，大棗 12 枚。先水 1.5 升，煮取 600 毫升，再入飴糖，更上微火消解。每次 200 毫升，日 3 服。治中焦虛寒、肝脾不和證。腹中拘急疼痛、喜溫喜按、神疲乏力、虛怯少氣；或心中悸動、虛煩不寧、面色無華；或伴四肢痠楚、手足煩熱。嘔吐及中滿者慎用。太衝穴與足三里穴多僵硬疼痛 2. 大建中湯：乾薑 12 克、人參 6 克、蜀椒 3 克，以水 4 升，煮取 2 升，去渣，內飴糖 30 克，微火煮取 1.5 升，分溫再服，如一炊頃，可飲粥 2 升，後更服，當一日食糜，溫覆之。治中陽衰弱、陰寒內盛、心胸中大寒痛、嘔不能食，或腹中漉漉有聲，上沖皮起，出見有頭足，上下痛而不可觸近、手足厥冷、舌質淡、苔白滑、脈沉伏而遲。素體陰虛者慎用，寒凝氣滯者亦不宜。巨闕穴與中脘穴多僵硬疼痛

太衝穴在臨床診治上運用廣泛

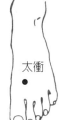

太衝

中脘穴、巨闕穴為紓緩胸腹痛證要穴

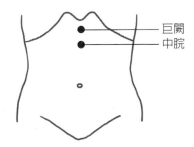

巨闕
中脘

✛ 知識補充站

　　《傷寒論》桂枝湯為「經方」之冠實至名歸。「太陰病，脈浮者，可發汗，宜桂枝湯」，桂枝湯治療太陰病，小建中湯治腹中疼痛，是太陰和太陽並治，以桂枝湯和太陽表之不和，重用芍藥飴糖沉入太陰。《傷寒論》經方 113 方，純用以補虛者不多，小建中湯是其中代表。實人傷寒發其汗，虛人傷寒建其中。小建中湯是桂枝湯的變局，由桂枝湯重用二倍芍藥，並加飴糖半斤而成方。

　　《金匱要略》小建中湯有二，一在虛勞篇，二在婦人病篇。「婦人腹中痛，小建中湯主之。」小建中湯是治腹痛神藥，補虛效力非常好。「建中」強化體內活動機能，用於脾胃虛（消化力低下）與中寒而榮衛不和（血行不良及代謝衰沉）。大、小建中湯皆治裏之虛寒，大建中湯之主治尤甚。

5-2 桃仁

瀉、破血、潤燥，厥陰血分藥；善泄血滯，祛瘀力較強，又稱破血藥。行血連皮、尖生用，潤燥去皮、尖炒用，俱研碎，或燒存性用。雙仁者有毒，不可食。香附為使。孕婦忌服；便溏者慎用，血不足者禁用。

桃為五木之精，枝、葉、花、仁，並能辟邪。治熱入血室衝脈，血燥血痞、損傷積血；血痢經閉、咳逆上氣血和則氣降，皮膚血熱、燥癢蓄血、發熱如狂。桃仁煮粥，治鬼證咳嗽。生桃食多生癰癤。

桃花苦平，下宿水、除痰飲、消積聚、利二便、療瘋狂，能瀉痰飲、滯血。桃葉能發汗，凡傷寒、風痺發汗不出，以火地，用水灑之，鋪乾桃葉濃二三寸，席臥溫覆，取大汗，敷粉極燥，即瘥。

仲景治膀胱蓄血，有桃仁承氣湯，即調胃承氣湯加桃仁、桂枝。

1. 桃仁承氣湯：桃仁、大黃各12克，桂枝、甘草、芒硝各6克，水8杯，煮取3杯，先服1杯，得下止後服，不知，再服。治少腹堅滿、小便自利、夜熱晝涼、大便閉、脈沉實者，蓄血也；甚則抵當湯。少腹堅滿，法當小便不利，今反自利，則非膀胱氣閉可知。改善急性盆腔炎、子宮頸炎、卵巢炎、腸梗阻、高血壓、動脈硬化、習慣性便秘、癲癇、子宮外孕、痛經、閉經、肝昏迷等屬瘀熱者。

2. 抵當湯：大黃48克，水蛭（熬）、虻蟲（去翅、足，熬）各30個，桃仁20個（去皮、尖、雙仁），上藥四味，以水500毫升，煮取300毫升，去渣溫服100毫升（抵當丸方，上四味搗分4丸，以水1升，煮1丸，取7合服之），晬時（一天的某一時辰至次日的同一時辰），當下血；若不下者，更服。治下焦蓄血所致的發狂或如狂、少腹硬滿、小便自利、喜忘、大便色黑易解、脈沉結，及婦女經閉、少腹硬滿拒按者。

小博士 解說

《內經‧五色》顏面望診示例：

鼻唇（脾胃）、下巴兩頰（腎）青灰、紫黑黯：抵當湯。

鼻唇（脾胃）、下巴兩頰（腎）青灰紫：桃花湯。

「桃花湯」是千古名方，至今在臨床上仍備受運用。張仲景創立此方劑時，是因煎藥後出現特殊色澤而命名，而非方中用桃花。方中赤石脂、乾薑、粳米三味，以水7升，煮米令熟；粳米爆開後沾染上紅色的赤石脂，湯液色淡紅，如鮮豔色的桃花一般，故稱桃花湯。赤石脂、乾薑、粳米共用之，虛寒下痢便膿血，溫澀止痢最宜施。本方用於溫中澀腸止瀉痢，主治虛寒血痢證。以下痢不止、便膿血、色暗不鮮、日久不愈、腹痛喜溫喜按、舌淡苔白、脈遲弱或微細為證治要點。臨床上對於慢性細菌性痢疾、慢性阿米巴痢疾、慢性結腸炎、胃及十二指腸潰瘍出血、功能性子宮出血等屬陽虛陰盛、下焦不固者療效佳。

桃仁之性味、歸經、功用與例方

藥名	桃仁
性味、歸經	苦、甘，平。有小毒。歸心、肝、大腸經
功用	1. 治多種瘀血證 2. 活血祛瘀、潤腸通便、通大腸血秘
例方	1. 桃紅四物湯：熟地黃 24 克，當歸、白芍各 12 克，桃仁 9 克，川芎、紅花各 6 克，水煎 2 次作 2 次服，1 日服 2 劑。養血活血、通絡調經、祛瘀止痛，治血瘀經閉、痛經，紓解頭痛、偏頭痛、原發性及繼發性痛經 2. 潤腸丸：桃仁、麻仁各 30 克，當歸梢、大黃、羌活各 3 克；除桃仁、麻仁另研如泥外，其餘搗為極細末，蜜製小丸，1 次服 10 克，1 日服 3 次，開水或米飲送服；或以上藥各 1/3 量，水煎 2 次作 2 次服，1 日服 2 劑，以便行為度。潤燥滑腸，治腸燥便秘、習慣性便秘、老年性便秘

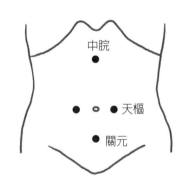

中脘穴主診消化功能
右天樞主診升結腸與橫結腸前半部
左天樞主診降結腸與乙狀結腸
關元穴主診吸收功能及泌尿生殖

中脘

天樞

關元

✚ 知識補充站

　　腹診，臍上四寸中脘穴，主診消化功能狀況；臍下三寸關元穴，主診吸收功能及泌尿生殖狀況；臍旁兩寸右天樞與左天樞，主診排泄狀況；右天樞主診升結腸與橫結腸前半部分，左天樞主診降結腸與乙狀結腸部分。關元穴與中脘穴都初觸疼痛，壓按舒服，宜桃仁承氣湯；關元穴與中脘穴壓按皆僵硬疼痛，宜抵當湯。

5-3 杏仁、烏梅

杏仁

瀉肺、解肌、潤燥、下氣；有小毒，用量不宜過大。肺虛而咳者禁用，嬰兒慎用。去皮、尖，炒研，發散連皮、尖研。雙仁者殺人。得火良。惡黃耆、黃芩、葛根。治時行頭痛、上焦風燥、煩躁喘促；咳逆上氣，杏仁炒研，蜜和爲丸，含咽。有小毒，能殺蟲治瘡，消狗肉積、制狗毒。

杏仁下喘治氣，桃仁療狂治血，俱治大便秘；當分氣血：晝便難屬陽氣，夜便難屬陰血。婦人便秘不可過泄，脈浮屬氣，用杏仁、陳皮；脈沉屬血，用桃仁、陳皮。肺與大腸互爲表裏，賁門胃之上口，賁門上主往來；魄門，即肛門，魄門下主收閉，爲氣之通道，故並用陳皮佐之。杏仁、紫菀，並能解肺鬱、利小便。

1. 杏仁湯：杏仁、滑石、茯苓塊各9克，梨皮6克，黃芩、連翹、桑葉各4.5克，白蔻皮2.4克。用水600毫升，煮取400毫升，日服2次。治肺瘧，咳嗽頻仍、寒從背起、舌白渴飲。

2. 杏蘇散：蘇葉、半夏、茯苓、前胡、杏仁各9克，苦桔梗、枳殼、橘皮各6克，甘草3克，大棗3枚。水煎溫服。

治外感涼燥證，惡寒無汗、頭微痛、咳嗽痰稀、鼻塞咽乾、苔白脈弦。

3. 定喘湯：白果21枚，麻黃、桑白皮、半夏、款冬花各9克，蘇子6克，杏仁、黃芩各5克，甘草3克，水煎。治哮喘證，喘咳氣急、痰稠色黃、胸膈脹悶或發熱惡寒、苔黃膩、脈滑數。

烏梅

斂肺止咳、澀腸止瀉、安蛔止癢、生津止渴，治久咳瀉痢、血痢、瘴癘，及霍亂、吐逆反胃、勞熱骨蒸；並安蚘厥、去黑痣、蝕惡肉。多食損齒傷筋。瘴癘諸證初起者皆禁用；外有表邪或內有實熱積滯者，均不宜。

白梅功用略同。治痰厥殭仆、牙關緊閉、驚癇喉痺，敷乳癰腫毒、刺入肉中。青梅薰黑爲烏梅，稻灰汁淋蒸則不蠹。鹽漬爲白梅，梅花開於冬而實於夏，得木之全氣，故最酸。人舌下有竅，食酸則津生。

連梅湯：烏梅、麥冬、生地各9克，阿膠、雲連各6克，水5杯，煮取2杯，分2次服。脈虛大而芤者，加人參。清心瀉火、滋腎養液，治消渴引飲、心熱煩躁神迷甚者，及筋脈失養、手足麻痺者。

小博士 解說

桃仁、杏仁利於活血化瘀，但都含有毒的氰酸，吃多有礙健康。

杏仁有甜杏仁與苦杏仁兩種。苦杏仁有小毒，所含氰酸可抑制呼吸酵素與呼吸中樞，少量施用起抑制咳嗽平喘作用，如杏蘇散、定喘湯等用之。《本草綱目》指出「杏仁止咳平喘、潤腸通便」；杏子無毒，杏子的核仁（杏仁）才有毒性；桃子也是，桃子沒有毒，桃子的仁（桃仁）微量可活血化瘀，太大量就有害人體。

杏仁、烏梅之性味、歸經、功用與例方

藥名	性味、歸經	功用	例方
杏仁	苦、微溫，有小毒。入肺、大腸經	1. 止咳平喘、瀉肺解肌、除風散寒、降氣行痰、發汗 2. 潤腸通便、潤燥消積、通大腸氣秘	1. 麻杏甘石湯：石膏 18 克，麻黃、杏仁各 9 克，炙甘草 6 克，以 1.4 公升水，先煮麻黃，減 400 毫升，去白沫；內諸藥，煮取 600 毫升，去渣，溫服 200 毫升。宣肺泄熱、止咳平喘，治外感風寒、肺熱壅盛證。身熱不解，喘逆氣急甚，或鼻翼煽動，口渴，舌苔薄黃，脈浮滑而數。太衝穴與太淵穴多僵硬疼痛 2. 五仁丸：桃仁、杏仁各 30 克，柏子仁 15 克、松子仁 4 克、郁李仁 3 克、陳皮 120 克，五仁另研為膏，入陳皮末研勻，蜜製小丸，1 次服 10 至 15 克，1 日服 3 次，米飲送下；或以上藥各 1/3 量，陳皮用 10 克，水煎 2 次作 2 次服，1 日服 2 劑。促進胃腸平滑肌的蠕動，潤腸通便，治習慣性便秘、熱病後便秘
烏梅	酸、澀、平。歸肝、脾、肺、大腸經	1. 脾、肺血分之果，斂肺止咳、澀腸止瀉痢、和胃止嘔 2. 清熱解毒、生津止渴、醒酒殺蟲	椒梅湯（即仲景烏梅丸法也）：烏梅、白芍、川椒各 10 克，黃連、黃芩、乾薑、人參、半夏各 7.5 克，枳實 5 克，水 8 杯，煮取 3 杯，分 3 次服。治暑邪深入厥陰，舌灰、消渴、心下板實，嘔惡吐蛔、寒熱、下利血水，甚至聲音不出、上下格拒者。列缺穴與郄門穴一帶多僵硬疼痛或青筋特別浮顯

壓按列缺穴與郄門穴一帶開胸利膈暢腸胃

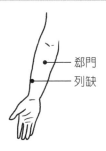

郄門
列缺

＋ 知識補充站

《內經·五色》顏面望診示例：

兩眉之間（肺）青灰白：杏蘇散。

兩眼之間（心）、鼻軟骨（肝膽）青紫黯：連梅湯。

5-4 陳皮、青皮

陳皮

具能燥能宣、有補有瀉、可升可降之特性。辛能散，苦能燥能瀉，溫能補能和；同補藥則補，瀉藥則瀉，升藥則升，降藥則降，爲脾肺氣分之藥。多服久服，損人元氣。入補養藥則留白，入下氣消痰藥則去白（不去白，反生痰）；去白名橘紅，兼能除寒發表。橘核治疝痛，橘葉散乳癰，皆能入厥陰，行肝氣、消腫散毒。腰腎冷痛，橘核炒酒服良。

陳皮、枳殼利氣而痰自下、利水破癥、宣通五臟、統治百病，皆取其理氣燥濕之功。人身以氣爲主，氣順濕除則百病散。

利藥過多則脾虛，而反易生痰。胃氣亦賴痰以養，不可攻盡，攻盡則虛而愈劇。廣中陳久者良，故名陳皮，陳則烈氣消，無燥散之患。薑汁炒，治痰積。鹽水炒，治下焦。

1. 二陳湯：半夏湯洗七次、橘紅各 12 克，茯苓 6 克，炙甘草 4 克，上爲㕮咀，每服 5 克，用水 1 盞，生薑 7 片、烏梅 1 個，同煎 6 分，去渣，熱服，不拘時候。燥濕和痰、順氣和中，治痰咳，一切痰飲爲病，或嘔吐噁心，或頭眩心悸，或中脘不快，或發爲寒熱，或因食生冷，脾胃不和。方中半夏、陳皮用陳久者佳，愈陳愈佳，故名二陳湯。

2. 平胃散：蒼朮 12 克，陳皮、厚朴、生薑各 10 克，甘草 5 克，大棗 5 枚，煮服。治脾胃濕阻證，脘腹脹滿、噯氣泛酸、納差、口淡無味、肢體困重、倦怠喜睡、腹瀉、舌苔白膩、脈緩。

3. 潤下丸：廣陳皮去白 300 克鹽水浸洗、炙甘草 75 克，蒸餅糊丸，或將陳皮鹽水煮爛，曬乾，同甘草爲末，名二賢散，薑湯下，治膈中痰飲。

青皮

瀉肝、破氣、散積；辛苦而溫，色青氣烈，入肝膽氣分。疏肝瀉肺、破滯削堅、除痰消痞。治肝氣鬱積、脇痛多怒、久瘧結癖、疝痛乳腫。最能發汗，有汗及氣虛人禁用。橘之青而未黃者，醋炒用。

乳腫，以青皮疏肝滯，石膏清胃熱，甘草節行濁血，栝蔞消腫導毒；或加沒藥、橘葉、金銀花、蒲公英、皂角刺、當歸，佐以少酒；若於腫處灸三五壯尤捷。久則凹陷，名乳癌，難治矣。

陳皮升浮，入脾、肺治高；青皮沉降，入肝、膽治低。炒之以醋，所謂肝欲散，急食辛以散之，以酸泄之，以苦降之也。入肝散邪，入脾除痰，瘧家必用之品，故清脾飲以之爲君。

1. 清脾飲：生薑 10 克，青皮、厚朴、白朮、柴胡、茯苓、黃芩、半夏、甘草各 5 克，草果 3 克，水煎 2 次作 2 次服，1 日服 2 劑。治往來寒熱、口苦嗌乾、膈滿不食、小便赤澀、脈弦數者。

2. 青皮散：青皮去瓤、穿山甲、白芷、甘草、貝母等分爲細末，治乳癰初起。

3. 青皮湯：青皮 3 克，莪朮、三棱各 2 克，陳皮、神麴各 1.5 克，延胡索 1 克，煮服，治脘腹痞滿脹痛，內有積聚。

陳皮、青皮之性味、歸經、功用與例方

藥名	性味、歸經	功用	例方
陳皮	辛、苦，溫。歸脾、肺經	1. 理氣健脾，治脾胃氣滯證 2. 燥濕化痰，治濕痰，寒痰咳嗽	1. 異功散：人參、茯苓、白朮、陳皮、甘草各 10 克，生薑 5 克、大棗 2 枚，水煎 2 次作 2 次服，1 日服 2 劑。益氣健脾、行氣化滯，治脾胃虛弱、飲食減少、大便溏薄、嘔吐泄瀉、脈弱，或小兒脾虛氣滯致消化不良。壓按右天樞穴，痛感強烈 2. 順氣消食化痰丸：半夏、膽南星各 480 克，青皮、紫蘇子、陳皮、萊菔子、沉香、麥芽、神麴、生薑、山楂、葛根、苦杏仁、香附各 30 克，除生薑，餘粉碎成細粉，過篩混勻。生薑搗汁，加水適量，泛丸、乾燥即得。治積食不化、胸膈脹悶、氣逆不順、咳嗽痰多、酒食生痰。壓按合谷穴，痛感強烈
青皮	苦、辛，溫。歸肝、膽、胃經	1. 消積化滯、脘腹脹痛 2. 疏肝理氣、散結止痛	1. 中滿分消湯：吳茱萸、草果、厚朴、黃耆、黃柏各 1.5 克，益智、半夏、茯苓、升麻、木香各 1 克，川烏、乾薑、生薑、蓽澄茄、黃連、人參、當歸、澤瀉、青皮、麻黃、柴胡各 0.5 克，水煎，飯前熱服。治中滿寒脹、寒疝、腹中冷、心下痞、二便不通、四肢逆冷、食入反出、虛煩躁動、下肢不收。按壓太溪穴，痛感強烈 2. 天臺烏藥散：天臺烏藥、川楝子、巴豆各 12 克，茴香鹽炒、青皮去白各 6 克，良薑炒、檳榔銼各 9 克；巴豆微打破，同川楝麩炒黑，去麩及巴豆，同餘藥為末，酒下 8 至 10 克。行氣疏肝、散寒止痛，治肝經寒凝氣滯、小腸疝氣牽引臍腹疼痛、睪丸偏墜腫脹、婦人瘕聚、痛經等。壓按中極穴，痛感強烈

壓按天樞改善腸胃功能、中極調節下腹滯礙

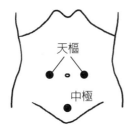

天樞
中極

壓按合谷穴順氣消食化痰

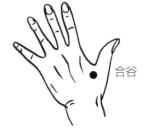

合谷

5-5 栗、柿乾、木瓜、山查、梨、枇杷葉、橄欖

栗

性溫，味甘平；入脾、胃、腎經。厚腸胃、補腎氣，令人忍飢，為腎之果。治反胃不食、泄瀉痢疾、吐血、衄血、便血，筋傷骨折瘀腫疼痛、瘰癧腫毒等。多食則氣滯難消，生則難化，熟則滯氣。

柿乾

甘平性澀、潤肺寧嗽、健脾澀腸、消除宿血，為脾、肺血分之藥，治肺痿熱咳、咯血反胃、腸風痔漏。善降胃氣，為止呃要藥；凡胃氣上逆所致呃逆均可以此為主，結合辨證配伍相應藥物施治。柿霜乃其精液，生津化痰，清上焦心肺之熱，治咽喉口舌瘡癧，忌蟹。柿蒂止呃逆。柿餅煮汁熱飲，治產後呃逆、煩亂。柿乾燒灰飲，治下血。

木瓜

補和脾、舒筋；澀、斂肺。酸澀而溫，入脾、肺血分。治霍亂轉筋、上吐下瀉、瀉痢腳氣、腰足無力；並調營衛、利筋骨、去濕熱、消水脹。多食損齒骨，病癃閉。陳者良。煮汁飲良。忌鐵。

實脾飲：茯苓 15 克，白朮 12 克，厚朴、木瓜、乾薑、檳榔、製附子各 6 克，木香、草果、炙甘草各 3 克，生薑 3 片、大棗 3 枚。煮服。治肢體浮腫、色悴聲短、口中不渴、身重納呆、便溏溲清、四肢不溫，舌苔厚膩而潤，脈沉細。

山查

查，古字作樝。可化食磨積；瀉滯氣消積、散瘀化痰、發小兒痘疹。沙糖調

服，止惡露積少腹。服人參不相宜者，服之即解。有大小二種，小者入藥，一名棠毬子。多食令人嘈煩易飢、破泄太過、中氣受傷。

梨

甘微酸寒。潤肺涼心、消痰降火、止渴解酒、利大小腸，治傷寒發熱、熱嗽痰喘、中風失音。切片貼湯火傷。多食冷利，脾虛泄瀉及乳婦血虛人忌之。搗汁用，熬膏亦良。生者清六腑之熱，熟者滋五臟之陰。實火宜生，虛火宜熟。

枇杷葉

瀉肺降火、和胃降氣、清熱解暑毒、療腳氣，治肺熱咳嗽、嘔逆、口渴；薑汁炙，治胃病；治肺病，以蜜水塗灸乃良。止咳宜炙用，止嘔宜生用。用時拭淨毛，毛射肺，令人咳。

枇杷葉丸：枇杷葉、款冬花、紫菀、杏仁、桑皮、木通等分，大黃減半，蜜丸櫻桃大。食後、夜臥各含化 1 丸，治肺熱久嗽、身如火炙、肌瘦、將成肺癆。

橄欖

宣，甘澀而溫，清肺，為肺、胃之果。生津液、除煩熱、開胃降氣、清咽止渴、化骨止瀉、解毒醒酒、解河豚魚蟹毒；治咽喉熱痛、口乾舌燥、食滯泄瀉、魚骨鯁喉、酒毒。胃寒痛、虛痛勿食。

生橄欖嚼汁緩慢咽之，治魚骨鯁喉，咽喉腫痛。青橄欖搗爛，水煎服，治妊娠惡阻。生橄欖 20 枚燉冰糖，治百日咳。甜、鹽橄欖各 10 枚濃煎，治久痢。

柿乾、木瓜、山查、梨、枇杷葉、橄欖之性味、歸經、功用與例方

藥名	性味、歸經	功用	例方
柿乾	苦、澀、平。歸胃經	1. 降氣止呃 2. 止下血	丁香柿蒂湯：丁香、柿蒂各 8 克，人參 4 克、生薑 5 片，煮服，治體虛久病、胃中虛寒所致之呃逆、嘔吐、腹脹、納呆，為降逆止呃之要方。中脘穴與足三里穴多僵硬疼痛
木瓜	酸，溫。歸肝、脾經	1. 舒筋活絡、除濕和胃 2. 治風濕痺痛、筋脈拘攣腳腫	雞鳴散：檳榔 15 克，木瓜、陳皮各 9 克，吳茱萸、紫蘇葉各 3 克，桔梗、生薑、生薑皮各 5 克。治腳氣腫痛、麻痺冷痛、發熱惡寒、筋脈浮腫者。壓按中都穴、蠡溝穴多僵硬疼痛
山查	酸，甘，微溫。歸脾、胃、肝經	1. 消食化積、脘腹脹滿、便溏 2. 行氣散瘀、治瘀阻、惡露不盡	保和丸：山查 60 克，茯苓、半夏各 30 克，神麴 20 克，陳皮、連翹、萊菔子各 10 克；治食積停滯證、脘腹脹滿、噯腐吞酸、不欲飲食、噁心嘔吐，或大便泄瀉、舌苔厚膩、脈滑。壓按商丘穴、解溪穴多僵硬疼痛
梨	甘、微酸寒，歸肺、心經	潤肺涼心、消痰降火、利大小腸	1. 梨汁頻服：治中風失音與消渴 2. 梨汁煮粥：治小兒心臟風熱昏燥 3. 梨汁熬膏：加薑汁、蜂蜜，治痰嗽
枇杷葉	苦，微寒。歸肺、胃經	清肺、化痰止咳、降逆止嘔	橘皮竹茹湯：橘皮、竹茹、赤茯苓、半夏、枇杷葉、麥冬各 30 克，人參、炙甘草各 15 克，大棗 3 枚、生薑 5 片，水煎 2 次作 2 次服，1 日服 2 劑。理氣降逆，益胃清熱，治久病體弱或吐下後胃虛有熱、呃逆或嘔吐。壓按公孫穴與太淵穴多僵硬疼痛
橄欖	甘澀而溫，入肺、胃經	清咽生津、除煩醒酒、開胃下氣	青龍白虎湯：鮮橄欖搗破 10 枚、白蘿蔔切片 250 克，濃煎飲服，1 日 2 次，治咽喉腫痛、扁桃體炎。壓按孔最穴多僵硬疼痛

壓按太淵至孔最補肺益氣、止咳化痰

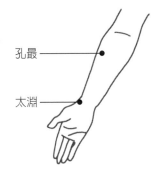

孔最

太淵

體虛胃弱者每天按公孫穴

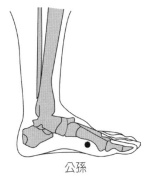

公孫

5-6 白果、石榴皮、枳椇子、胡桃、龍眼肉、荔枝核

白果

澀，斂肺定喘、止帶、縮尿、去痰，一名銀杏。白果暖肺、止喘嗽、減痰量，改善哮喘、慢性氣管及肺結核；滋陰益腎，改善尿頻；嚼漿，塗鼻面手足，去皰疱黑斑皯皺，及疥癬、疳蟲、陰虱。生食降痰解酒，消毒殺蟲；熟食定痰哮，斂喘嗽，縮小便，止帶濁。銀杏果實含銀杏毒素，遇熱毒性減少，生食易引起中毒，多見於小兒；有嘔吐、精神萎靡、發熱、抽搐等症狀。多食收澀太過令人腹脹、壅氣膨脹、小兒發驚動疳。

石榴皮

酸澀而溫，能澀腸、止瀉痢下血、崩帶脫肛。浸水汁黑如墨，外用染鬚。石榴皮、陳壁土，加明礬少許，濃煎熏洗脫肛，再用五倍子炒研，敷托而止之。

枳椇子

潤、清涼利尿、止渴除煩、潤腸通便、生津液、解酒毒；治熱病煩渴、嘔吐、發熱、酒醉，止渴除煩、利大小便房勞病熱。一名木蜜，俗名雞距。經霜黃赤，甚甘。其葉入酒，酒化為水。葛根解酒毒，而發散不如枳。

1. 枳椇子丸：枳椇子 75 克，麝香 4 克，卜為末，麵糊丸，梧桐子大。每服 30 丸，空心鹽湯吞下；治飲酒多，發積為酷熱、熏蒸五臟、津液枯燥、血泣、小便並多、肌肉消爍、專嗜冷物寒漿。
2. 枳椇子茶：枳椇子、竹葉各 30 克，水煎服；治傷暑煩渴、頭暈、尿少。

胡桃

補腎強腰、溫肺定喘、潤腸通便。潤燥養血去皮用，斂澀連皮用。油者有毒，故殺蟲治瘡。殼外青皮壓油烏髭髮。大便溏薄者不宜；動風痰，痰火積熱者少服；陰虛火旺或痰熱咳嗽火熾者忌用。

1. 青娥丸：杜仲鹽炒 480 克、破故紙鹽炒 240 克、核桃仁炒 150 克、大蒜 120 克，為水蜜丸或大蜜丸，每次 6 至 9 克，1 日 2、3 次。補腎強腰，治腎虛腰痛、起坐不利、膝軟乏力。
2. 人參胡桃湯（連皮用）：人參、胡桃肉、生薑等分，水煎 2 作 2 次服，1 日服 2 劑。補肺腎、定喘逆，改善心肺功能，治幼兒病痰喘。
3. 胡桃茶：胡桃、蔥白、薑、茶等分，搗煎，治腰腳虛痛、心腹諸痛、瘡腫諸毒。

龍眼肉

補心脾，益脾長智，一名益智，養心補血，心為脾母，故歸脾湯用之。治思慮勞心脾及腸風下血。老弱體衰、產後、大病後氣血不足者都適合。舌苔厚膩、氣壅脹滿、腸滑便瀉、風寒感冒、消化不良、糖尿病患者忌食；痤瘡、癰疽疔瘡、婦女盆腔炎、尿道炎及月經過多者忌食。

荔枝核

宣，散寒濕滯氣、辟寒邪，治胃脘痛，單服，醋湯下，亦效；並治婦人血氣痛、男子癩疝卵腫。荔枝連殼煅研，止呃逆；殼發痘瘡。

白果、枳椇子、胡桃、龍眼肉、荔枝核之性味、歸經、功用與例方

藥名	性味、歸經	功用	例方
白果	甘、苦、澀，平。有毒。歸肺經	1. 斂肺定喘，止帶，縮尿 2. 生食降痰解酒，熟食溫肺益氣	定喘湯：麻黃、桑白皮、白果、法半夏、款冬花各 9 克，黃芩、杏仁各 5 克，蘇子 6 克、甘草 3 克，白果去殼打碎炒黃，水煎。宣肺清熱、化痰定喘；治哮喘證，喘咳氣急、痰稠色黃、胸膈脹悶或發熱惡寒、苔黃膩，脈滑數。壓按列缺穴多僵硬疼痛
枳椇子	甘平，無毒，入胃經	1. 止渴除煩、解酒毒 2. 煩渴、嘔吐	枳椇子湯：金銀花 25 克，枳椇子、知母各 10 克，燈心 3 克。水煎服，治熱病煩渴、嘔吐、小便不利
胡桃	甘，溫。歸肺、腎、大腸經	1. 斂肺定喘、固腎澀精 2. 通命門、利三焦	胡桃湯：胡桃肉、補骨脂、杜仲各 150 克，水煎，空心服。治腎虛腰痛。壓按大鍾穴多僵硬疼痛
龍眼肉	甘，溫。歸心、脾經	補益心脾，養血安神	歸脾湯：黃耆 15 克，當歸、白朮、茯苓、棗仁、龍眼肉各 9 克，遠志 6 克，炙甘草 4.5 克，木香、人參各 3 克，大棗 3 枚，生薑 2 片，煮服。治心脾氣血兩虛證，心悸怔忡、健忘失眠、盜汗虛熱、食少體倦、面色萎黃，舌淡、苔白薄，脈細緩。內關穴與太白穴多僵硬疼痛
荔枝核	甘澀而溫，入肝、腎經	行氣散結、散寒止痛	蠲痛散：香附 40 克、荔枝核 20 克，為細末。不拘時鹽湯、米飲調下 8 至 10 克。疏肝理氣止痛，治婦人血氣刺痛、室女月經不通

列缺穴治咽喉不適、喘促心悸，內關穴改善健忘失眠、情緒低落

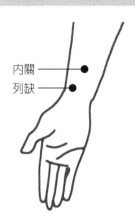

內關
列缺

5-7 榧實、海松子、落花生、蓮子、蓮蕊鬚、藕、荷葉、芡實

榧實

甘、平。入肺、胃、大腸經。潤肺、殺蟲，治蟲積腹痛、小兒疳積、燥咳、便秘、痔瘡。炒香常食，可強筋輕身、明目。有緩瀉作用，脾胃虛弱便溏者慎食。

海松子

潤燥、甘溫，養液、熄風、潤肺、滑腸。炒香熟食，煎湯，或入藥劑；治風痺、頭眩、燥咳、吐血、便秘。便溏、滑精或有痰濕者忌用。

落花生

潤肺舒脾和胃、止血，果中佳品。治燥咳、反胃、腳氣、乳少等。生食，炒食，煮食，或煎湯服。寒濕停滯及腸滑便泄者不宜食。

蓮子

脾之果也，補脾除寒熱、澀腸濃腸胃、固精澀精氣。益十二經脈血氣，治脾泄久痢、白濁夢遺，女人崩帶及諸血病。得茯苓、山藥、白朮、枸杞良。

蓮心為末，米飲下，治產後血竭。大便燥者不宜。

1. 瑞蓮丸：蒼朮、蓮肉、芡實、淮山、扁豆、廣皮、白蔻、百合、生薑、甘草。治上下失血、六脈浮細無力者。

2. 瑞蓮豬肚丸：蒼朮、蓮肉各 600 克，枸杞子 75 克，入豬肚內燉極爛，取出焙乾，研豬肚為膏（每 1 斤約豬肚 2 個）；五味子、熟地黃、破故紙各 75 克，為末與豬肚膏同酒糊丸，每服約 10 克，空心溫酒送下。治元氣大虛、脾胃怯弱、泄瀉不止、不思飲食。

蓮蕊鬚

即蓮鬚，功用略與蓮子同。清心益腎、益血固精、烏鬚黑髮，治夢泄遺精、吐血崩漏、瀉痢。小便不利者忌用。

藕

味澀，收斂止血兼化瘀。治各種出血。鮮品性涼，涼血散瘀，血分有熱者宜；炒炭性平而澀，收斂止血；煮熟甘溫，益胃補心、止瀉止怒。惟藥力單薄，常為他藥之佐，入複方中用之。產後忌生冷，獨藕不忌，能散瘀血；澄粉亦佳，安神益胃。藕節功用相同。

荷葉

輕宣、升陽、散瘀，治吐、衄、崩、淋，能散瘀血，留好血，治一切血證。

清震湯：升麻、蒼朮各 20 克，荷葉 1 枚，煮服。治雷頭風，頭面疙瘩腫痛；憎寒壯熱，狀如傷寒。

芡實

甘、澀。固腎益精，補脾去濕。治泄瀉帶濁、小便不禁、夢遺滑精、腰膝痠痛。蒸熟搗粉用，澀精藥或連殼用。

1. 芡實粥：煮熟研膏，合粳米煮粥食。益精氣，治夢遺滑精。

2. 四神湯：即四臣湯。淮山、芡實、蓮子、茯苓等分，加豬肚或豬小腸或排

骨燉湯食用。治消化不良、脾虛久瀉。

3. 金鎖固精丸：芡實、沙苑子、蓮鬚各 60 克，龍骨、蓮子、牡蠣各 30 克。可固外泄之精，補虧損之腎元，治精滑不禁、腰痠耳鳴、神疲乏力。

蓮子、藕、芡實之性味、歸經、功用與例方

藥名	性味、歸經	功用	例方
蓮子	甘、澀，平。歸脾、腎、心經	1. 益腎固精、補脾止瀉、止帶 2. 養心	清心蓮子飲：黃耆、黨參各 50 克，黃芩、地骨皮各 20 克，麥冬、車前子、柴胡、蓮子、茯苓各 15 克，甘草 5 克，煮服。治遺精淋濁、血崩帶下、遇勞則發、臥睡不安、四肢倦怠、五心煩熱、口乾舌燥，改善泌尿系統功能。壓按三陰交穴與郄門穴多僵硬疼痛
藕	甘、澀，涼。歸心、肝、胃經	收斂止血，治各種出血	1. 藕汁蜜和服：治時氣煩渴，解酒毒 2. 藕汁熱酒調服：解酒毒、蟹毒 3. 藕煮汁：治產後餘血上衝、煩渴。壓按陰郄穴、太衝穴多僵硬疼痛
芡實	甘、澀、平。入脾、腎經	益腎固精、健脾止瀉、除濕止帶	1. 水陸二仙丹：芡實、金櫻子等量，金櫻子熬膏和芡實末為丸，1 次服 10 克，1 日服 3 次。治遺精白濁、習慣性流產、腰膝痠軟。壓按太白穴與太溪穴多僵硬疼痛 2. 易黃湯：山藥、芡實各 30 克，黃柏 6 克，車前子 3 克，白果 10 枚（碎），水煎服。治婦人任脈不足，濕熱侵注，致患黃帶如黃茶濃汁，其氣腥穢者。壓按中封穴與漏谷穴多僵硬疼痛

腎經原穴太溪，為補腎壯陽要穴
肝經原穴太衝，為疏肝解鬱要穴
脾經原穴太白，為補中益氣要穴
肝經經穴中封，為養護肝膽要穴

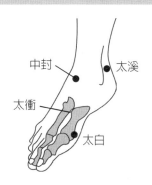

5-8 甘蔗、荸薺、菱、西瓜

甘蔗

　　甘、寒。補脾、潤肺燥，和中助脾、陰熱潤燥、止渴消痰、解酒毒、利二便。嚼嚥或搗汁，治發熱、口乾、大便燥結。甘蔗熬汁，名石蜜，即白霜糖。多食助熱、損齒生蟲。紫（紅）沙糖功用略同。

　　薑蔗汁：蔗汁、薑汁和服，治嘔噦反胃。

荸薺

　　甘、微寒滑。補中、瀉熱、消食。益氣安中、開胃消食，飯後宜食之，除胸中實熱。性味、歸經、成分、功用與栗子相似。生食，絞汁，水煎，炒熟均可。

　　為消堅削積之物，能開五膈，治氣噎、食噎、勞噎、憂噎、思噎等五種噎膈；並宜溫病消渴、咽喉腫痛、口腔炎、黃疸、熱淋，高血壓、肺熱咳嗽等證。

　　小兒、消化力弱、脾胃虛寒、有血淤者不宜食，中氣虛寒者忌之，荸薺常人不宜生吃。

1. 荸薺川貝茶：荸薺汁200 cc，川貝粉1.5克，拌勻服，治肺熱咳嗽，痰濃難咳。
2. 荸薺茶：荸薺打碎，煎湯代茶，每次150克。治黃疸濕熱，小便不利。
3. 荸薺汁：絞汁冷服，治咽喉腫痛。

菱

　　俗名菱角，瀉，解暑、止渴，清暑解熱、益氣健胃、止消渴、解酒毒、利尿通乳、抗癌等功效。治熱病傷津、口渴心煩、酒後煩渴及脾虛泄瀉等。生食，消暑熱、止煩渴，暑熱傷津、身熱心煩、口渴自汗、食慾不振者，可作食療果品；熟食性溫，健脾胃、益中氣，脾虛氣弱、體倦神疲、不思飲食、四肢不仁者宜食。

1. 菱角糊：菱角粉50克，水煎成糊狀加適量白糖。治酗酒引起之口苦、煩渴、咽痛。
2. 菱角燜雞：雞肉600克、菱角300克，加蔥段、薑片、鹽適量，燉煮。調理病後虛弱、營養失調、胃口不佳。
3. 綠豆菱角粥：菱角150克，綠豆、粳米各50克，煮粥，加適量白糖調味。治感冒發熱、水腫、消化不良、腹脹。

西瓜

　　甘寒瀉熱，解暑除煩、利尿醒酒，名天生白虎湯。多食傷脾助濕，中寒濕盛者忌食。

　　西瓜綠皮和紅色果肉之間的白色部分，稱西瓜綿，可為藥用，名西瓜翠衣，能清熱消暑、生津止渴、利尿消腫、醒宿醉，並癒合傷口、口舌之瘡。西瓜皮和西瓜綿富含鉀，能利尿，惟腎臟病患者慎食；另富含維生素 C、B 群和礦物鹽，美容效果佳；還含蛋白酶，能提升人體對蛋白質吸收率。

小博士解說

　　荸薺口感甜脆，營養豐富，熱量不高，含蛋白質、脂肪、粗纖維、胡蘿蔔素、維生素 B 和 C、鐵、鈣、磷、碳水化合物。所含磷質是根莖類蔬菜中較高的，能促進人體生長發育和維持生理功能運作，並促進大腸蠕動，滑腸通便，改善便秘；還具有抗癌降壓作用。

荸薺、菱、西瓜之性味、歸經、功用與例方

藥名	性味、歸經	功用	例方
荸薺	味甘、性微寒滑，入脾、胃、腎經	益氣安中、開胃消食、除胸中實熱	五汁飲：取梨汁、荸薺汁、鮮葦根汁、麥冬汁、藕汁或蔗漿代之，臨證斟酌多少，和勻涼服，不喜涼者，重湯燉溫服。甘寒清熱、生津止渴，治太陰溫病，口渴甚、吐白沫、黏滯不快者。水泉穴、商丘穴周圍多僵硬疼痛或膚表黯濁
菱	生者甘涼、無毒；熟者甘平、無毒。入胃、腸經	清暑解熱、除煩止渴、益氣健脾	1. 菱角粥：大米 100 克，煮粥，煮至半熟時加入菱角粉 50 克，煮熟，加適量紅糖調味。改善營養不良、年老體弱、食慾不振 2. 菱角蓮棗羹：鮮菱角肉 200 克、蓮子 30 克、紅棗 6 枚，加水煮熟，以適量藕粉、冰糖調勻。改善心神不寧、頭暈眼花、情緒不穩。壓按豐隆穴與偏歷穴多僵硬疼痛
西瓜	甘寒	清熱、止渴、利尿、醒酒	1. 西瓜皮燒灰敷之，治口瘡甚者 2. 西瓜皮（用連髓之厚皮，曬乾者入藥為佳）乾者 40 克、鮮白茅根 80 克，水煎，1 日 3 回分服，治腎臟炎、水腫

按摩水泉、商丘穴區清熱益腎、通經活絡

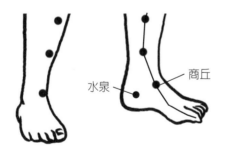

水泉

商丘

按摩豐隆穴區養脾胃除濕氣

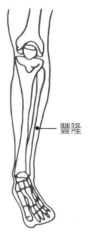

豐隆

5-9 巴旦杏仁、梅花、南棗、香櫞佛手、香欒、櫻桃核、化州橘紅、金柑皮、胖大海

巴旦杏仁

苦巴旦杏仁味苦,性平;甜巴旦杏仁味甘,性平;潤肺化痰、下氣止咳。苦巴旦杏仁偏於化痰下氣;甜巴旦杏仁偏於潤肺化痰。形扁皮白,尖彎如鸚哥者真。功專潤肺、虛勞咳嗽、消心腹逆悶。寒濕痰飲咳嗽、脾虛泄瀉者不宜。

梅花

酸、澀、平,清香,開胃散鬱、生津止渴、解熱滌煩。得先天氣,助清陽上升,清肺氣、去痰壅;為解先天胎毒、痘毒要藥。其梗能通上下膈氣。梅芳香怡人,平時在羹湯中加入幾朵梅花,可開胃醒脾、理氣消食。

南棗

甘、溫,色紅,長寸餘。南棗補而不燥,補中益氣、養顏烏髮、潤心肺、調營衛、補五臟、治虛損。補血生津,功十倍大棗。棗子都有補氣血功效,其中南棗比紅棗在這方面功效更佳。濕氣重、血熱者不宜食棗。

香櫞佛手

辛苦微溫,疏肝解鬱,理氣和中,燥濕化痰、止嘔、健脾進食。理上焦之氣而止嘔,進中州之食而健脾,除心頭痰水,平肝胃氣痛;善於疏肝理氣,又能和胃寬中、行氣止痛,與香附、鬱金、栝蔞等藥配伍應用,對胸腹脹痛、脅肋疼痛等證有效。陳者良。花,功用同,性緩。

香欒

俗稱香圓、文旦、柚子。苦甘、辛酸而平。下氣消食、快膈化痰、解酒毒,能去濁惡之氣,治飲酒人口氣,去腸胃中惡氣,瀉胸滿之氣,療痰氣欬嗽。古人用香欒去核,薄切作細片,以時酒同入砂瓶內煮,即是最簡易又見效的治嗽方。無滯而虛者忌用。

櫻桃核

辛熱,達透疹,得春氣最早。櫻桃核內含有氰化物,但毒性弱;其他像蘋果、杏仁、桃子的籽也都有毒。一個成人要同時吃進 200 顆蘋果種子以上,才可能產生對人體有影響的氰化物。

化州橘紅

辛、微溫,理氣寬中、燥濕化痰,多稱化橘紅,自古有「南方人參」之稱。理氣化痰,功力十倍,出化州。用於濕疾或寒痰咳嗽,及食積、嘔惡、胸悶等。善治胸中痰滯、咳嗽氣喘、嘔吐呃逆、飲食積滯。單品適合風寒咳嗽者;體虛、肺熱者,宜對證配伍其他藥物同用。

金柑皮

味酸、甘,性溫;平肝、化痰,理氣化痰;平肝,功同橘皮,能行散肺氣壅塞瘀結,又能和中,治胃失和降、噁心嘔吐。

胖大海

味甘,微澀平,微涼。取 2 至 3枚,沸水泡服或煎湯服,清熱潤肺、化痰止嗽、利咽解毒、潤腸通便,治嗽痰肺熱,宜肺熱聲啞、乾咳無痰、咽喉乾痛、熱結便閉、頭痛目赤等證。

香櫞佛手、化州橘紅、金柑皮、胖大海之性味、歸經、功用與例方

藥名	性味、歸經	功用	例方
香櫞佛手	辛苦、微溫，入肝、脾、胃、肺經	止嘔、健脾、除心頭痰水、平肝胃氣痛	1. 與柴胡、香附、鬱金等同用，善疏肝解鬱、行氣止痛，治肝鬱胸脇脹痛、肝胃氣痛 2. 與木香、香附、砂仁等同用，行氣導滯、調和脾胃，治脾胃氣滯、脘腹脹痛
化州橘紅	辛，苦，溫；歸肺、脾經	散寒、燥濕、利氣、消痰	1. 化州橘紅茶：化州橘紅 10 克，酌加冰糖，加水燉汁，當茶飲。治寒濕盛者之氣管炎 2. 化橘紅南北杏燉雞：化州橘紅、南杏、北杏各 10 克，雞肉 500 克，生薑 2 片，隔水燉 2 小時，加適量鹽調味，滋陰潤肺、祛濕化痰、止喘利氣
金柑皮	味辛、苦，性溫，歸脾、肺經	行氣健胃、燥濕化痰	1. 金柑皮果醬：新鮮金柑洗淨，取皮切小丁塊，加蜂蜜醃漬 20 天，可直接食用或當果醬，亦適合取來沖茶 2. 金柑皮茶：新鮮金柑洗淨，取皮切細絲，直接沖泡飲用，或是加入茶葉沖泡，開胃、通氣、提神 3. 柑皮薑茶：加生薑煮茶，和中通氣，治胃寒嘔吐
胖大海	味甘，微澀平，微涼；入肺、大腸經	潤肺、止嗽	1. 單味泡服，清宣肺氣，化痰利咽開音，治肺熱聲啞、咽喉疼痛、咳嗽。亦可與桔梗、甘草同用 2. 單味泡服，潤腸通便、清泄火熱，改善燥熱便秘、頭痛目赤。亦可配清熱瀉下藥增強療效

✚ 知識補充站

　　香櫞佛手、香欒、化州橘紅、金柑皮等，都屬芸香科植物的果實，具有破氣消積、化痰散痞等通性；用於治療積滯內停、痞滿脹痛、瀉痢後重、大便不通、痰滯氣阻胸痹、胃脘脹痛……具有一定的效益，平日取其乾品或依其生產季節取鮮品泡茶或入菜，即有寬中解鬱、止咳化痰、幫助消化的作用；惟腸胃素來虛弱者宜慎食。

第6章
穀菜部

6-1 粳米、糯米、米穀芽、大麥芽、小麥

粳米

粳，硬也。甘、涼，補脾清肺、和胃補中、除煩清熱，煮汁止渴，白虎湯、桃花湯、竹葉石膏湯都並用之，以清熱補不足。桂枝湯輔以蕩滌營衞邪氣。粥暢胃氣，生津液，每晨空腹食之，所補不細。

粳，乃稻之總名，有早、中、晚三收。晚者得金氣多，性涼，尤能清熱。

陳廩米沖淡養胃，煮汁煎藥，調腸胃、利小便、去濕熱、除煩渴。

陳米飯紮作團，火煅在性，麻油膩粉調，敷一切惡瘡、百藥不效者。

糯米

是糯稻脫殼的種仁，能補脾益氣、緩急止痛、潤肺止咳。糯米釀酒則熱，熬餳尤甚。餳即飴糖，潤肺和脾、化痰止嗽。張仲景建中湯用之，取其甘以補脾緩中。

糯米煮粥，滋養胃氣，自古即稱：「粳米粥爲資生化育神丹，糯米粥爲溫養胃氣妙品」。適宜胃寒痛、消渴、夜尿頻、小便頻數，脾胃氣虛泄瀉、氣虛自汗，妊娠腰腹墜脹，勞動後氣短乏力、體弱者；惟其性黏滯，多食發濕熱、動痰火、損齒，病人及小兒忌之。

米穀芽

稻子經發芽乾燥而成，製法如麥芽，生用和中，炒用消食。健脾消食，用於米麵薯芋食滯證及脾虛食少，功似麥芽而力較緩，相須爲用。穀芽酶含量較麥芽低，煎煮及炒會降低消食效力。

大麥芽

甘、平，開胃健脾、行氣消積、回乳消脹。炒用。無積服之消元氣，久服消腎氣。用於斷乳乳房脹痛，單用生麥芽或炒麥芽，或生、炒麥芽各半煎服有效，是以授乳期婦女不宜。

與山楂、神麴、雞內金等同用，促進澱粉性食物消化。單品煎服或研末，治小兒乳食停滯。與白朮、陳皮等同用，治脾虛食少，食後飽脹。與其他疏肝理氣藥同用，能疏肝解鬱，治肝氣鬱滯或肝胃不和之脅痛、脘腹痛。

小麥

麥屬火，爲心之穀，善補心氣，常用於心氣不足所致之心神不安。

小麥飯治煩熱、少睡、多渴。麵粉甘溫，補虛養氣、助五臟、厚腸胃，然壅氣作渴，助濕發熱。陳者良。寒食日，紙袋盛，懸風處，名寒食麵，年久不熱，入藥尤良。

浮小麥即水淘浮起者，鹹涼、涼心，止虛汗盜汗、勞熱骨蒸，麥麩同功。

小博士解說

麩質是小麥和小麥族中（如大麥和黑麥）中的一種蛋白質。乳糜瀉是冤疫系統對麩質蛋白質，產生不良反應。治法是終生攝取無麩質飲食。麩質過敏症狀，多腸胃道或神經系統出問題，最後多成了自體免疫疾病。

麥芽糖是澱粉酶分解澱粉產生的雙糖，甜味比蔗糖弱。還原糖的麥芽糖，與酵母發酵變為酒精。和稀硫酸共熱，變為葡萄糖，常被入藥。

粳米、糯米、米穀芽、大麥芽、小麥之性味、歸經、功用與例方

藥名	性味、歸經	功用	例方
粳米	味甘微寒。入脾、胃經	益氣、止煩、止渴、止瀉	白虎湯：石膏 45 克，知母、粳米各 20 克，炙甘草 6 克，以水 1 升煮米熟湯成，去渣。每次溫服 200 毫升，1 日 3 次。治陽明熱盛，口乾舌燥、煩渴引飲、面赤惡熱，改善肺炎、流行性腦膜炎、糖尿病、風濕性關節炎、心肌炎、結膜炎、流感、濕疹、乾癬。壓按公孫穴與中脘穴多僵硬疼痛
糯米	甘、平、無毒。入脾、胃經	1. 暖脾胃，補中益氣 2. 縮小便，收自汗 3. 發痘瘡	小建中湯：飴糖 30 克、白芍 20 克、大棗 12 枚，桂枝、炙甘草、生薑各 10 克，後五味以水 1.5 升，煮取 600 毫升，入飴糖，更上微火消解。每次 200 毫升，日三服。治虛勞腹痛，溫按則痛減，舌淡苔白，脈細弦而緩；或心中動悸、虛煩不寧、面色無華，或四肢痠楚、手足煩熱、咽乾口燥。改善夜啼、夜尿、慢性胃炎、痛經、更年期病症、眩暈、心悸、遺精。漏谷穴至足三里穴多僵硬疼痛或皮表黯濁脫屑
米穀芽	甘溫、入脾、胃經	開胃快脾、下氣和中、消食化積	1. 配伍山查、神麴、青皮等，治食滯脘腹脹滿 2. 配伍黨參、白术、陳皮等，治脾虛食少
大麥芽	甘，平。歸脾、胃、肝經	1. 補脾寬腸、和中下氣 2. 消食除脹、散結祛痰，化米麵諸果食積 3. 通乳下胎	半夏白术天麻湯：半夏、麥芽各 4.5 克，神麴、白术各 3 克，蒼术、人參、天麻、黃耆、橘皮、茯苓、澤瀉各 1.5 克，乾薑 1 克，黃柏 0.5 克，煎服。治脾胃虛弱、痰濕內阻、虛風上擾，致痰厥頭痛，證見頭痛如裂、目眩頭暈、胸脘煩悶、噁心嘔吐、痰唾稠黏、氣短懶言、四肢厥冷、不得安臥，舌苔白膩，脈弦滑。行間穴與大都穴一帶多僵硬疼痛
小麥	甘，涼。歸心、脾、腎經	養心益脾、除煩止渴、利小便	甘麥大棗湯：小麥 100 克、甘草 20 克、大棗 10 枚，以水 1200cc，煮取 600cc，溫分 3 服。治婦人臟躁證，悲傷欲絕，不能自主。適宜躁鬱症、歇斯底里、神經衰弱、不眠、小兒夜啼、胃痙攣、痙攣性咳嗽、心律不整。商丘穴與大鍾穴多僵硬疼痛

6-2 稷、粟、蕎麥、黑大豆、赤小豆

稷

甘、平，益氣和中、宜脾利胃。在古代是非常重要的糧食作物，被當作百穀之長，其米爲黃米。《詩經》：「黍、稷、稻、粱、禾、麻、菽、麥，名八穀。」稷與黍米相似，而粒殊大，食之人發舊病。

李時珍認爲稷、黍一類二種，黏者爲黍，不黏者爲稷。蘆稷者，實既香美，性復中和，幹又高碩，所以能爲五穀之長，而先王以之名官也。

粟

粟爲古代的主要糧食作物，性涼、味甘鹹；健脾和胃、滋補虛損、除煩止渴、通利小便，治胃熱消渴、止霍亂、利二便。亦稱粱米，陳者良，陳粟米味苦性寒；以陳粟米煮飯，改善胃熱消渴口乾。用粟米磨粉水泛爲丸，每服 10 克，加鹽煮熟，空腹和汁吞服；或粟米粉水丸，納醋中，細呑之，治反胃。胃寒者不宜多食。

蕎麥

瀉、利腸下氣，甘寒降氣，寬腸胃沉積。能煉五臟垢穢、解酒積、瀉痢帶濁，敷痘瘡潰爛、湯火灼傷，並消熱腫風痛、除百濁、白帶，脾積泄瀉。蕎麥麵含有蘆丁，可緩解心血管疾病。蕎麥也常是過敏原之一。脾胃虛寒人勿服。

黑大豆

甘、寒。色黑，補腎，屬水似腎，腎之穀。解毒去風、消血結、活血，散熱祛風、消腫止痛。畏五參、龍膽、豬肉，忌厚朴，犯之動氣；得前胡、杏仁、牡蠣、石蜜、諸膽汁良。

豆有五色，各入五臟，黑大豆補腎鎮心明目、利水下氣治水腫；單用，或加他藥。炒熱酒沃飲其汁，治產後中風危篤及妊娠腰痛。黑大豆熬令煙絕，酒淋服，下產後餘血。煮食稀痘瘡。每晨鹽水呑，或鹽水煮食，補腎。搗塗一切腫毒。大豆解百藥毒，加甘草，其驗乃著。

明目丸：黑豆、甘枸杞、女貞子各400 克，爲末，煉蜜丸梧子大，早晚服 10克。治陰虧目昏、老眼失明。

黑白丸：黑豆、白蒺藜各 600 克，炒，磨末，蜜丸梧子大。每服 10 克，開水送下。治痞積，開胃消食、健脾補腎。

赤小豆

通、行水、散血、滲津液，其色赤，心之穀。行水散血、消腫排膿、清熱解毒，止渴解酒、通乳下胎。治水腫、腳氣、黃疸、瀉痢、便血、癰腫。可敷一切瘡疽。然滲津液，久服令人枯瘦。

同鯉魚煮汁食消水腫；煮粥亦佳。

小博士 解說

「五穀」原是中國古代所稱的五種穀物，後泛指糧食類作物，其內容，說法不一。《內經・五味》記載：「五穀爲粳米、麻、大豆、麥、黃黍」，其中，黍磨去皮稱黍米，俗稱黃米。黍實有粳性與糯性之分，粳性黍爲非糯質，不黏，一般供食用；糯性黍爲糯質，性黏，可磨粉作糕點與釀酒。

稷、粟、蕎麥、黑大豆、赤小豆之性味、歸經、功用與例方

藥名	性味、歸經	功用	例方
稷	甘、平	益氣和中、宣脾利胃	蘆稷湯：最能和中，煎湯溫服，治霍亂吐瀉
粟	性涼，味甘鹹。歸腎、脾、胃經	養腎益氣	1. 粟米粥：單用粟米，或配山藥、蓮子、茯苓等研末煮粥，宜脾胃虛弱、消瘦乏力、腹脹、泄瀉、反胃吐食 2. 粟米紅棗粥：粟米、紅棗煮粥，加紅糖，改善素體虛衰或產後體虛 3. 配車前子煎湯服，治小便不利而有熱者
蕎麥	甘、寒	1. 實腸胃益氣力 2. 敷痘瘡潰爛、湯火灼傷	1. 以砂糖水調蕎麥粉炒食，治痢疾 2. 以醋調粉，塗小兒丹毒赤腫熱 3. 炒焦，熱水沖服，治絞腸痧痛
黑大豆	甘、寒，入腎經	1. 補腎鎮心、利水下氣 2. 散熱祛風、活血解毒、消腫止痛	1. 二黑湯：黑豆（馬料豆）200 克，浮小麥 100 克，蓮子、黑棗各 7 枚，水煎服。治盜汗 2. 二紅湯：黑豆 15 克、紅棗 12 枚、枸杞子 10 克，水 2 碗煎，早晨空腹連湯共食之。治筋骨疼痛、明目補腎
赤小豆	甘、酸、平，入心、小腸經	1. 通小腸、利尿 2. 利水除濕、和血排膿、消腫解毒	1. 麻黃連軺赤小豆湯：大棗擘 12 枚，生梓白皮、赤小豆各 10 克，麻黃、連軺（連翹根）、杏仁、生薑、甘草炙各 6 克，以水 1 升，先煮麻黃，去上沫，納諸藥，煮取 300 毫升，去渣。分溫 3 服，半日服盡。治陽黃兼表證，發熱惡寒、無汗身癢、週身黃染如橘色，脈浮滑。太衝穴與足三里穴多僵硬疼痛 2. 赤小豆當歸散：赤小豆浸令芽出，曝乾 150 克，當歸 30 克，杵為散。漿水調服 2 克，日 3 服。治濕熱下注，大便下血，先血後便者。太衝穴與合谷穴多僵硬疼痛

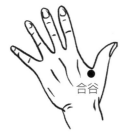

合谷穴是救急要穴

合谷

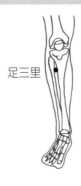

常壓按足三里穴助消化

足三里

6-3 綠豆、白扁豆、淡豆豉、刀豆、胡麻、大麻仁

綠豆

甘寒、瀉熱解毒，爲肝之穀；治瀉痢，其涼在皮，連皮用。粉，撲痘瘡潰爛良。脾胃虛寒、腸滑泄者忌食；綠豆肉多食則飽脹悶氣。

綠豆脫殼成綠豆沙煮綠豆湯，或和小米煮綠豆粥，解暑熱煩渴、尿赤，都是夏季清暑、利尿、消腫良品，還可消癰腫瘡毒。綠豆粒、綠豆皮、綠豆莢、綠豆花及綠豆芽，皆具食療作用。

白扁豆

健脾、除濕、消暑，爲脾之穀。健脾化濕，治脾虛濕盛、運化失常、暑濕吐瀉；單用鮮品研水絞汁服，對食物中毒的嘔吐，有解毒和緩和嘔吐作用；亦解酒毒、河豚毒、砒毒。多食則壅氣。

子粗圓、色白者入藥，生用，浸去皮，或連皮炒，研用。

淡豆豉

宣，解表，除煩。黑豆性平，作豉則溫，既經蒸，能升能散。治傷寒頭痛、煩躁滿悶、懊憹不眠。得蔥發汗，得鹽能吐，得酒治風，得薤治痢，得蒜止血，炒熱止汗。

蔥豉桔梗湯：淡豆豉 15 克、蔥白 10 克、栀子 9 克，桔梗、薄荷葉各 5 克，連翹 6 克、甘草 3 克、鮮淡竹葉 12 克，水煎 2 次作 2 次服，1 日服 2 劑。退熱，抑制病毒、細菌。治急性氣管炎、流行性感冒，見發熱惡風、咳嗽、心煩、口渴，舌尖紅赤，苔薄白，脈浮數者。

大蔥豉湯：豆豉、蔥白各 30 克，葛根 4 克、麻黃 2 克，水煎服。治感冒，頭痛，惡寒發熱，口不渴，苔白脈浮者。

刀豆

宣、溫中下氣、益腎補氣、健脾和中、散寒止嘔、定喘、降氣止呃；燒存性研末服，止呃作用勝於柿蒂。胃熱盛者慎服。鮮刀豆莢飯上蒸熟，白糖蘸食，治久痢。刀豆殼研末，拌糯米飯，治老年腰痛。刀豆殼 60 克，雞蛋 1 個，同煮，治腎虛、妊娠腰痛。

小刀豆湯：刀豆 15 克，水煎服，每日 1 劑，連續 3 日，治呃逆、小兒疝氣。

大刀豆湯：刀豆 50 克，冰糖適量。刀豆洗淨加水 500 毫升，煎煮 10 分鐘，去渣加冰糖，每日分 3 次飲用。治小兒百日咳、老年痰多喘。

胡麻

即芝麻、脂麻，一名巨勝子。補肝腎、潤五臟、清腸；涼血解毒、止痛生肌。治肝腎不足、虛風眩暈、風痺癱瘓、大便燥結、病後虛羸、鬚髮早白、婦人乳少。

治風先治血，血活則風散，胡麻入肝益血，故風藥中不可缺也。單品或配伍胡桃肉、蜂蜜等，潤腸通便，治津枯血燥、大便秘結。配女貞子、桑椹子等，滋

養肝腎，用於病後體虛、眩暈乏力等。麻油滑胎療瘡，生嚼敷小兒頭瘡；可作軟膏基礎劑，常為煎熬膏藥時必用藥品。

大麻仁

俗作火麻。甘平滑利、質潤多脂，潤燥滑腸，為脾胃大腸之藥，潤腸通便，兼滋養補虛；適合老人、產婦及體弱津血不足的腸燥便秘證。凡便秘無他證者，皆可使用。多與其他潤腸通便藥同用。並能破積血、利小便、通乳催生。

綠豆、白扁豆、淡豆豉、胡麻、大麻仁之性味、歸經、功用與例方

藥名	性味、歸經	功用	例方
綠豆	甘、寒。歸心、胃經	1. 清熱解毒、消癰腫 2. 利尿、止消渴	甘草綠豆湯：解藥食中毒，綠豆配甘草煎服，解附子、巴豆、砒霜等辛熱毒烈之劑中毒及食物中毒
白扁豆	甘，微溫。歸脾、胃經	1. 調脾暖胃、通利三焦 2. 降濁升清、消暑除濕、止渴止瀉	1. 配人參、白术、茯苓等，收健脾止瀉、止帶之功，治脾虛濕盛，運化失常，致食少便溏或泄瀉，及脾虛而濕濁下注，白帶過多等證 2. 單品水煎服，健脾化濕、消暑和中，治署濕吐瀉；或配香薷、厚朴同用，如三味香薷飲
淡豆豉	辛、甘、微苦，寒。歸肺、胃經	1. 苦泄肺、寒勝熱 2. 發汗解肌、調中下氣 3. 解表、除煩	梔子豉湯：梔子擘 9 克、香豉綿裹 4 克，以水四升，先煮梔子，得二升半，納豉煮取一升半，去渣，分為二服，溫進一服，得吐者，止後服。治發汗吐下後，餘熱鬱於胸膈、身熱懊憹、虛煩不得眠、胸脘痞悶，按之軟而不痛，嘈雜似飢，但不欲食。太淵、經渠到手三里、曲池穴一帶多僵硬疼痛
胡麻	甘，平。入肺、脾、肝、腎經	1. 補肺氣、益肝腎、潤五臟 2. 填精髓、堅筋骨 3. 明耳目、耐飢渴 4. 利大小腸、逐風濕氣	扶桑丸：嫩桑葉洗淨暴乾 600 克為末、白蜜 600 克、黑脂麻淘淨 150 克，脂麻擂碎熬濃汁，和蜜煉至滴水成珠，入桑葉末為丸。一方桑葉為末，脂麻蒸搗等分，蜜丸，早鹽湯、晚酒下。除風濕、起贏尪、駐容顏、烏髭髮、卻病延年。陰谷穴與膝關穴一帶多僵硬疼痛
大麻仁	甘，平。歸脾、大腸經	潤腸通便、緩脾潤燥	麻子仁丸：麻子仁 100 克，大黃、杏仁各 50 克，厚朴 30 克，白芍、炙枳實各 25 克，蜜和丸如梧桐子大。飲服 10 丸，日 3 服，漸加，以知為度。治腸胃燥熱便秘證，小便頻、大便結硬或數日不行，或飲食小便如常卻便出不暢。地機穴至上巨虛穴一帶多僵硬疼痛

6-4 薏苡仁、御米殼、神麴、紅麴、醋、酒

薏苡仁

炒熟微研，去濕要藥。甘淡微寒，陽明藥也。益胃、滲濕、健脾，治水腫濕痺、腳氣（香港腳）疝氣、瀉痢熱淋；補肺清熱，治肺痿肺癰、咳吐膿血、風熱、筋急拘攣。但其力和緩，用之須倍於他藥；殺蚘墮胎，炒熟微研。

御米殼

即罌粟殼。酸澀微寒，澀腸、斂肺、固腎。治久嗽不止、久瀉久痢、遺精脫肛、肢體胸腹諸痛及遺精滑精諸證。醋炒或蜜炒用性緊澀，不製多令人吐逆。得醋、烏梅、陳皮良。嗽、痢初起者忌用，久痢積滯未消者慎服。本品有毒、易成癮，不宜過量及持續服用；兒童禁用。

罌中有米極細，甘寒潤燥，煮粥食，治反胃，加人參尤佳。

小百勞散：御米殼去筋蜜炙 2 克、烏梅肉 3 枚，水一杯煎七分溫服，治肺虛久咳不止。

神麴

宣、行氣化痰。消食健胃、和中止瀉，治飲食積滯、痰逆癥結、瀉痢脹滿。配山查、麥芽、木香等，治食滯脘腹脹滿、食少納呆、腸鳴腹瀉；又略兼解表之功，尤宜外感食滯者。凡丸劑中有金石、貝殼類藥物者，本品糊丸可助消化。

能回乳下胎。炒研，酒服 8 克，日 2 服，治胎產後血暈，末服亦良；亦治目病，生用發其生氣；熟用斂其暴氣。

紅麴

宣、破血、燥，消食活血、健脾躁胃，治女人血氣痛及產後惡血不盡、赤白下痢，以及跌打損傷。

紅麴以白米飯雜麴麵母，濕熱蒸熏，即變為真紅，治脾胃營血。紅入米心、陳久者良。紅麴溫燥，能腐生物使熟，故魚肉用之。

醋

一名苦酒。散瘀、斂氣、消癰腫、散水氣。磨木香服，治心腹血氣痛，癥結痰癖，亦促食慾。婦人產後血暈，以火淬醋，使聞其氣。疸黃癰腫，外科敷藥多用之。含漱，治口舌生瘡。損傷積血，以麵和塗能散之。解穀、魚、肉、菜、蕈、諸蟲毒。米造、陳久者良。避免空腹喝醋，以防傷胃；且多食收縮太過，傷筋。

酒

醇而無灰，陳久者良。辛者能散，苦者能降，甘者居中而緩；濃者熱而毒，淡者利小便；熱飲傷肺，溫飲和中。少飲和血行氣、壯神禦寒、遣興消愁、闢邪逐穢、暖水臟；宣行藥勢，通行一身之表，引藥至極高之分。過飲傷神耗血亦亂血，飲之身面俱赤；又損胃灼精、動火生痰、發怒助慾，致生濕熱諸病，為害無窮，不可不慎。

人知戒早飲，不知夜飲更甚，醉飽就床，致病者多矣。以醉為節可養生延年。

薏苡仁、御米殼、神麴、紅麴之性味、歸經、功用與例方

藥名	性味、歸經	功用	例方
薏苡仁	甘、淡、微寒。歸脾、胃、肺經	1. 益胃滲濕，陽明胃藥也 2. 瀉水益土、健脾 3. 除痺、清熱排膿	麻杏薏甘湯：麻黃去節湯泡、薏苡仁各 7 克，甘草炙 14 克，杏仁去皮、尖，炒 3 克，銼碎。每服 12 克，用水 240 毫升，煮至 160 毫升，去渣溫服。微出汗，避風。解表除濕、宣利肺氣，治風濕表證。一身盡痛、關節痛、甚則不可屈伸，發熱、日晡所劇
御米殼	酸澀、微寒，入肺、大腸、腎經	斂肺、澀腸、固腎	真人養臟湯：御米殼蜜炙 100 克，白芍各 50 克，木香 40 克，訶子 35 克，肉桂、甘草炙各 25 克，人參、當歸、白朮各 20 克，肉豆蔻 15 克，為粗末，每服 6 克，用水 250 毫升，煎至 180 毫升，去渣，食前溫服。治瀉痢日久、脾腎虛寒、日夜無度、腹痛喜溫喜按、倦怠食少，及脫肛墜下
神麴	甘、辛，溫。歸脾、胃經	1. 散氣、調中、開胃 2. 化水穀、消積滯	健脾丸：枳實 90 克，人參、白朮各 60 克，山楂 45 克，麥芽、陳皮各 30 克，為細末，神麴糊為丸，小豆大，每服 6 克，日 2 至 3 次，白水送服。治脾胃虛弱、飲食不消、胸脘痞滿、食慾不振、大便或溏或不暢者
紅麴	甘溫色赤	1. 入營破血、活血和血 2. 燥胃、消食	1. 紅麴酒：紅麴釀酒，破血行藥勢，殺山嵐瘴氣，治打跌傷損 2. 紅麴飯：炒紅麴 20 克，以飯為丸，加五靈脂 40 克，後用補脾胃血藥送之，治婦人產後三焦濕熱、泄瀉腹痛

✚ 知識補充站

酒、醋無所不入，製藥、服藥多用之。

《傷寒論》：①苦酒湯，半夏與蛋白和米醋，煮滾熄火去渣成稠泥狀。②烏梅丸，五斗米與 300 粒醋泡烏梅肉，一起蒸熟。③豬膽汁方以豬膽汁加醋少許，灌入肛門進入直腸內。

《醫方集解》：①孔聖枕中丹，每服酒調一錢，日三服。②龜鹿二仙膏，每晨酒服三錢。③二至丸，臨臥酒服。④妙香散，每服二錢酒下。⑤活絡丹酒丸，酒下。⑥牽正散，每服二錢酒下。⑦史國公藥酒方，每日數服，常令醺醺不斷。酒能延年或害命，一念之差。

6-5 韭、蔥、大蒜、薤、胡荽

韭

入血分而行氣，歸心益胃，助腎補陽；辛溫微酸，為肝之菜。能除胃熱、充肺氣、散瘀血、逐停痰。生汁治喘息欲絕，解肉脯毒；煮汁飲，止咳盜汗，治吐衄損傷、噎膈反胃（牛乳加韭汁、薑汁，細細溫服）、胃脘痛。並解藥毒，食毒，狂犬、蛇、蟲毒。多食昏神；陰虛內熱及瘡瘍、目疾患者忌食。

韭子辛甘而溫，補肝腎、助命門、暖腰膝，治筋痿遺尿、洩精溺血、白帶白淫。韭子同龍骨、桑螵蛸，能治陽痿夢遺、小便頻數、遺尿、腰膝痠軟冷痛、瀉痢、淋濁。

蔥

生辛散，熟甘溫，為肺之菜；白冷、青熱，仲景傷寒湯中不得用青，白通湯、通脈四逆湯加之以通上下陽氣，發汗解肌、利耳鳴、通二便，治傷寒頭痛、時疾熱狂、陰毒腹痛。氣通則血活，故治吐血衄血、便血痢血、折傷出血、乳癰風痹，並通乳安胎；亦能解藥毒、魚肉毒、蚯蚓毒、犬毒。不可多食，煎煮不宜過久。體虛自汗或狐臭者不宜；有熱者慎用。

蔥白補骨脂湯：杜仲、遠志、當歸、川芎、陳皮、甘草、瞿麥、補骨脂、香附、牛膝、蔥白、車前子，等分，煮服。治產前後腹脹如鼓、小便不通、悶亂欲死。

乳癰蔥白湯：蔥白 6 克、梔子 4.5 克、豉 3 克，水 3 盞，煎至 2 盞，去渣，分作 3 服。治乳部生瘡，熱氣衝胸。

大蒜

一名葫，為腎之菜。溫中健胃、消食理氣、解毒殺蟲，治脘腹冷痛、飲食積滯、飲食不潔或食物中毒所致的嘔吐腹瀉、痢病、外感風寒頭痛、癰癤腫毒、癬瘡等。生吃搗碎，提高免疫力；鮮大蒜，助心臟健康，驅除腸內寄生蟲、降低血壓、穩定血糖；切片灼艾，灸一切癰疽、惡瘡腫核。

氣熏臭，多食生痰動火、散氣耗血、損目昏神，凡陰虛火旺及有目疾、舌、喉、口齒、狐臭諸疾均不宜食。

薤

又名藠子、蕗蕎、藠頭、火蔥。通陽散結、行氣導滯、調中助陽、散血生肌、泄下焦大腸氣滯，治瀉痢下重、胸痹刺痛、肺氣喘急，並安胎利產、塗湯火傷。四逆散加薤白以泄滯。

枳實薤白桂枝湯：枳實、桂枝各 3 克，厚朴 12 克、薤白 9 克、栝蔞實搗 10 克，以水 1 升，先煮枳實、厚朴，取 400 毫升，去渣，納諸藥，煮數沸，分溫 3 服。行氣開鬱、溫化寒痰，治胸痹、心中痞氣、氣結在胸、胸滿、脅下逆搶心。

胡荽

一名香菜、芫荽、園荽。發汗透疹、消食下氣，內通心脾，外達四肢，辟一切不正之氣；單用或加蔥白煎服，宣肺祛風寒。痘疹家懸掛辟邪惡，故荽久食令人多忘，病人不宜食；非風寒外感者忌服，麻疹已透或雖未透出而熱毒壅滯者不宜。

韭、蔥、大蒜、薤、胡荽之性味、歸經、功用與例方

藥名	性味、歸經	功用	例方
韭	辛溫、微酸。入肝、胃、腎經	溫中開胃、行氣活血、補腎助陽	韭汁和五苓散為丸，空心茴香湯下，治腎氣上攻，致心痛者
蔥	辛，溫。歸肺、胃經	1. 發汗解表 2. 通陽散寒 3. 驅蟲、解毒	1. 妊娠蔥白湯：阿膠、當歸、續斷、芎藭各 9 克，蔥白 6 克，煮服。治妊娠胎動不安，腹痛 2. 驚恐蔥白湯：半夏、麥門冬、阿膠各 12 克，蔥白、甘草、當歸、黃耆各 9 克，人參 4.5 克，黃芩、旋覆花各 3 克，生薑 2.5 克，用水 1.6 升，煮至 800 毫升，納清酒 600 毫升；加入阿膠，煎取 800 毫升。每次服 200 毫升，日 3 夜 1。溫臥，當汗出。若不出者，加麻黃 6 克煮，治妊娠七月，忽驚恐搖動、腹痛、卒有所下、手足厥冷、脈若傷寒、煩熱腹滿、短氣，常苦頸項及腰背強 3. 臍腹蔥白湯：橘皮 9 克、蔥白 6 克、葵子 3 克，水 1 升，煮取 400 毫升。分 3 次。治忍尿勞役，或受驚恐，以致突然小便不通、臍腹膨急、氣上衝心、悶絕欲死，脈右手急大者
大蒜	辛、溫。入脾、胃、肺經	1. 開胃健脾，通五臟 2. 去寒濕、解暑氣、辟瘟疫 3. 消癰腫、破癥積、化肉食、殺蛇蟲蠱毒	1. 大蒜雞：大蒜 10 粒剝膜過油至微焦、雞腿 300 公克洗淨拭乾過油，加適量水、醬油、鹽、燜煮至雞肉熟。開胃健脾，增強抵抗力，改善食慾不振、營養失調 2. 大蒜蛤蠣雞湯：大蒜 10 粒剝膜，雞腿 300 公克洗淨，蛤蠣吐沙洗淨。加水淹過食材煮至肉熟，最後下蛤蠣，待開口即加鹽調味起鍋。能通利腸胃，去濕利水消腫
薤	辛、苦，溫。歸肺、胃、大腸經	1. 調中助陽，散血生肌 2. 泄下焦大腸氣滯	栝蔞薤白白酒湯：薤白 12 克、栝蔞實 1 枚、白酒 700 毫升，煮取 200 毫升，分 2 次溫服。治胸陽不振、氣滯痰阻、致成胸痹、喘息咳唾、胸背痛、短氣，寸口脈沉而遲，關上小緊數者
胡荽	辛，溫。歸肺、脾、胃經	1. 內通心脾，外達四肢 2. 宣發痘疹、辟風氣	1. 單用胡荽或配蔥白煎湯服，用於感冒風寒、微熱無汗，或麻疹初起、風寒外束、透發不暢 2. 胡荽 30 克、麥芽粉 15 克，加米湯半碗，糖蒸溶化後服用，治感冒可用

6-6 生薑、乾薑、黑薑

生薑

辛溫。行陽分而祛寒發表、宣肺氣而解鬱調中、暢胃口而開痰下食、治傷寒頭痛、傷風鼻塞、咳逆嘔噦、胸壅痰膈、寒痛濕瀉；產後血上衝心、污穢不盡；通神明、去穢惡、救暴卒、辟霧露山嵐瘴氣、療狐臭、擦凍耳。生薑搗汁，和黃明膠熬，貼風濕痺痛。

瘡癰人忌食，非胃熱者所宜。久食兼酒，患目發痔；妊婦多食，令兒歧指。陰分咳嗽多陰虛，勿用生薑。生薑解半夏、南星、菌蕈、野禽毒。秦椒為使。惡黃連、黃芩、夜明。

理中丸證，吐多加生薑。真武湯證，嘔加生薑。生薑半夏湯治徹心中憒憒然無奈者。生薑瀉心湯治胃中不和、心下痞硬。當歸四逆湯治手足厥寒、脈細欲絕者，有久寒加吳茱萸、生薑。

生薑皮性味辛、涼，和脾行水消腫，治水腫、小便不利。生薑搗汁入藥，功同生薑，但偏重開痰止嘔，便於臨床應急服用。

乾薑

燥回陽、宣通脈。母薑曬乾者為乾薑，或薑的乾燥老根炮製品。生用辛溫，逐寒邪而發表；溫經止血、定嘔消痰，去臟腑沉寒痼冷，治冷痺寒痞，反胃下利。

能去惡生新，使陽生陰長，故吐衄下血，有陰無陽者宜之。引以黑附，能入腎而祛寒濕，能回脈絕無陽。燥脾濕而補脾脾惡濕，通心助陽而補心氣，苦入心，開五臟六腑、通四肢關節，宣諸脈絡。多用損陰耗氣，孕婦忌之。

乾薑宜大棗輔之，或甘草緩之。烏梅丸、桃花湯、四逆加人參湯、四逆湯等都用乾薑；通脈四逆湯是四逆湯（乾薑、炙甘草、附子）加倍乾薑，治脈微欲絕。小柴胡湯、桂枝湯、四逆散等咳嗽嚴重都加乾薑。真武湯下利加乾薑。

1. 甘草乾薑湯：治咽中乾，煩燥吐逆者。
2. 半夏乾薑散：治乾嘔，吐逆，吐涎沫。
3. 乾薑黃芩黃連人參湯：治食入口即吐。
4. 乾薑附子湯：治晝日煩燥，不得眠，夜而安靜。
5. 梔子乾薑湯：治身熱不去，微煩者。
6. 柴胡桂枝乾薑湯：治胸脇滿微結，小便不利，心煩。

黑薑

母薑炮黑為黑薑，辛苦大熱，除胃冷而守中、止吐衄諸血，治脾胃虛寒、腹痛吐瀉、吐衄崩漏、陽虛失血。孕婦及陰虛有熱者禁服。

1. 炮薑散：炮附子 30 克，炮薑、桂心、款多花各 15 克，五味子、細辛、白朮、炙甘草、木香各 1 克，為末，每服 9 克，加大棗 2 枚，水煎服，每日 3 次。治氣嗽、心胸不利。
2. 薑朮二仁湯：炒薏苡仁 24 克，生、熟穀芽 12 克，茯苓 9 克，白朮、當歸各 6 克，半夏、砂仁、厚朴、陳皮各 3 克，炮薑、木香各 1.5 克。先煎穀芽，再取湯煎藥服。治脾脹善呃逆、夜臥不安。

生薑、乾薑、黑薑之性味、歸經、功用與例方

藥名	性味、歸經	功用	例方
生薑	辛溫，入肺、脾、胃經	1. 生用辛溫，逐寒邪而發表 2. 行陽分而祛寒發表 3. 宣肺氣而解鬱調中 4. 暢胃口而開痰下食	1. 五皮散：生薑皮、桑白皮、陳皮、大腹皮、茯苓皮各 10 克，水煎 2 次作 2 次服，1 日服 2 劑。治妊娠水腫、上氣喘促、舌苔白膩，脈沉緩者。陰陵泉一帶多疼痛或浮現青筋血絡 2. 小半夏加茯苓湯：半夏 20 克、生薑 15 克、茯苓 10 克，用水 1 升，煮取 300 毫升，分兩次溫服。祛痰行水、散氣消痞，治痰飲、小便不利，卒嘔吐、心下痞、膈間有水、眩悸者
乾薑	辛苦澀溫，入脾、胃、肝、肺經	1. 去惡生新、溫經止血 2. 溫中止痛，引血藥入氣分	黑地黃丸：蒼朮油浸、熟地黃各 600 克，五味子 300 克，乾薑春冬 37.5 克、秋 25 克、夏 20 克，棗肉丸，米飲或酒下。治脾腎不足、房勞虛損、形瘦無力、面色青黃，舌質淡胖，脈虛弱；及血虛久痔。商丘穴與解溪穴一帶多疼痛
黑薑	辛苦大熱，入脾、胃、腎、心、肺經	1. 除胃冷而守中 2. 溫經止血、定嘔消痰、去臟腑沉寒痼冷	生化湯：當歸 24 克，川芎、桃仁各 9 克，炮薑、甘草各 2 克，酒或水煎，或各半。治產後瘀血內阻挾寒，以致惡露不行，少腹疼痛或兒枕骨痛。照海穴與公孫穴多疼痛

**按陰陵泉穴化濕祛風
治腎炎、遺尿、閉尿**

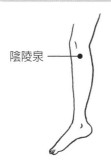

陰陵泉

**常按腳內踝到腳大趾諸穴
促進肝、脾、腎經脈循環**

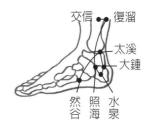

交信　復溜
太溪
大鍾
然　照　水
谷　海　泉

✚ 知識補充站

　　春天嫩薑、冬天老薑，保肝和胃。食薑過量多會有副作用，或紅疹，或胸口灼熱、或噁心。吞食新鮮嫩薑，易導致消化道疾病。薑促進膽汁分泌，膽結石病人易產生不良反應。

　　薑母含有薑油烯與薑黃素，活血化瘀，預防中風。「冬吃蘿蔔夏吃薑，不找醫生開藥方。」薑母炒至外黑內呈老黃色，治脾胃虛寒、腹痛吐瀉、吐衄崩漏、陽虛失血。薑絲炒肉片用生薑；麻油雞就用炮（黑）薑，……依此類推食用。

6-7 山藥、百合、萊菔、白芥子、蔓菁子、蕓薹

山藥

古名薯蕷。補脾肺、澀精氣，色白而堅者入藥。既補脾肺之氣，又益肺腎之陰，並能固澀腎精。治噤口痢、虛損勞傷、健忘、遺精、泄瀉。生搗，敷癰瘡，消腫硬。

配人參、麥冬、五味子等，治肺虛咳喘，或肺腎兩虛久咳久喘。配熟地、山茱萸、菟絲子、金櫻子等，治腎虛不固致遺精、尿頻。配熟地、山茱萸、五味子等，治腎虛不固、帶下清稀、綿綿不止。

濟生腎氣丸：山藥、山茱萸、澤瀉、茯苓、丹皮、車前子各 30 克，熟地黃、肉桂、牛膝各 15 克，炮附子 12 克。治腎陽不足之水腫、腰重腳腫、小便不利。

百合

花白者入藥。養陰潤肺止咳、清心安神、潤肺止嗽，治浮腫臚脹、痞滿寒熱、瘡腫乳癰、傷寒百合病。久嗽者肺氣必虛，百合甘斂，勝於五味子酸收。

百花膏：百合、款冬花等分，蜜丸，食後臨臥薑湯下，或噙化。治喘嗽不已，或痰中有血，虛人尤宜。

百合地黃湯：百合 7 枚，生地黃汁 1 升，水浸洗百合一宿，去其水；再以泉水 400 毫升煎取 200 毫升，去渣，內地黃汁，煎取 300 毫升，分溫再服，中病勿更服，大便常如漆。治百合病，陰虛內熱、神志恍惚，如寒無寒、如熱無熱，時而欲食、時而惡食，口苦，小便赤。

萊菔

俗作蘿蔔。宣，行氣，消食除脹、降氣化痰，治食積氣滯致脘腹脹滿、噯氣吞酸、腹痛等；並治吐血衄血、咳嗽吞酸，利二便、解酒毒。生搗治噤口痢、止消渴，塗跌打湯火傷。本品辛散耗氣，氣虛及無食積、痰滯者慎用。不宜與人參同用。多食滲血，白人髭髮。服何首烏、地黃者忌之；生薑能制其毒。

萊菔子入肺、脾，長於利氣，善治痰；生能升，吐風痰、散風寒、寬胸膈、發瘡疹；熟能降，定痰喘咳嗽，調下痢後重、止內痛。

白芥子

宣，溫肺豁痰、利氣散結，治咳嗽反胃、痺木腳氣、筋骨諸病、老人痰嗽喘滿、懶食。煎湯勿過熟，熟則力減。為末醋調敷，消癰腫。久咳肺虛、陰虛火證忌用。過量易致胃腸炎，致腹痛、腹瀉。

三子養親湯：紫蘇子、萊菔子各 9 克，白芥子 6 克，三藥搗碎，煎湯頻服。治寒痰壅肺、痰多胸痞、咳嗽喘逆、納呆腹脹，舌苔白膩，脈滑者。

蔓菁子

即蕪菁的種子。瀉熱、利水、明目。治黃疸腹脹，或吐或利、癥瘕積聚；蜜和汁服治小兒血痢，搗敷一切瘡癰疽皆良，醋調敷禿瘡，鹽搗敷乳癰。蔓菁根，搗敷陰囊腫大；末服解酒毒。

蕓薹

　　即油菜。辛溫，宣、散血消腫，搗貼乳癰丹毒，動疾發瘡；並治勞傷吐血、風熱腫毒、血痢腹痛、婦女乳腺炎等。麻疹後、瘡疥、目疾患者不宜食。發風動氣，凡患腰腳口齒病，痧痘瘡家痼疾，時感皆忌之。子，與葉同功，治產難。

山藥、百合、白芥子之性味、歸經、功用與例方

藥名	性味、歸經	功用	例方
山藥	甘，平。歸脾、肺、腎經	1. 益氣養陰，補脾肺腎不足 2. 固精止帶、固腸護胃 3. 潤皮毛、化痰涎、止瀉痢	妙香散：山藥 60 克，人參、茯神、茯苓、黃耆、遠志各 30 克，桔梗 9 克、木香 7.5 克，炙甘草、辰砂各 6 克，麝香 3 克。為細末，每服 6 克，溫酒調服，不拘時候。治心氣不足、志意不定、驚悸恐怖、悲憂慘戚、虛煩少睡、喜怒無常、夜多盜汗、飲食無味、頭目昏眩、夢遺失精。俠白穴多疼痛，築賓穴區痛或見色枯脫屑
百合	甘，微寒。歸肺、心經	1. 潤肺寧心、清熱止嗽 2. 益氣調中、止涕淚、利二便	百合固金湯：熟地 10 克、生地 7.5 克，百合、芍藥、當歸、貝母、甘草各 4 克，元參、桔梗各 3 克，麥冬 2 克。治肺腎陰虧、虛火上炎證。咽喉乾燥、疼痛、咳嗽氣喘、咳痰帶血、手足心熱。俠白穴、青靈穴多僵硬疼痛或青筋顯現
白芥子	辛，溫。歸肺、胃經。	1. 通行經絡、溫中開胃 2. 發汗散寒、利氣豁痰、消腫止痛	控涎丹：甘遂、大戟、白芥子各 10 克為細末，製小丸，一次服 2 克，1 日 2 服，食後臨臥溫開水送服；不宜久服。治痰涎內伏，胸背手腳頸項腰胯急痛不可忍，內連筋骨，坐臥不寧，走易不定；或頭痛不可舉，昏倦多睡、飲食無味，痰唾稠黏，夜間喉中多有鋸聲，及手腳沉重、腿冷痺麻、氣脈不通等。雲門穴周圍多疼痛

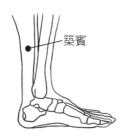

築賓穴清神、理下焦
治腎炎、尿道感染

築賓

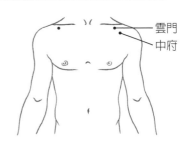

雲門穴清肺順氣、祛痰止咳
紓緩肩臂麻痺痠痛

雲門
中府

6-8 馬齒莧、甜瓜蒂、冬瓜、絲瓜、茄根、豆腐、鍋巴、飯鍋焦滯、范志建麴

馬齒莧

瀉熱散血,能清熱解毒、涼血止血、消腫,治諸淋瘡痢、血癖惡瘡、小兒丹毒;單品煎湯內服外洗,或鮮品搗爛外敷癰腫瘡毒,可配伍清熱解毒藥。單用搗汁服,治血熱妄行、崩漏下血、大腸風熱便血痔血。能利腸滑產,孕婦及脾胃虛寒、腸滑作泄者忌服。忌魚鱉同食。

甜瓜蒂

宣,湧,吐。陽明胃吐藥。涌吐痰食、祛濕退黃,治風眩頭痛、懊憹不眠、癲癇喉痺、頭目濕氣、水腫黃膽;用於痰熱鬱胸中及宿食停滯胃中所致多種病證。與淡豆豉、赤小豆,並為吐藥。又,單品煎湯內服或研末送服,均能退黃。

仲景瓜蒂散、梔豉湯,並是吐藥;瓜蒂散藥性較峻,宜從小劑量開始,不吐,逐漸加量,中病即止,不可過劑。能損胃耗氣,上部無實邪者禁用。

冬瓜

又名白瓜,瀉熱補脾,清熱利水、解暑熱、消熱痰止咳嗽。治水腫脹滿、小便不利、瀉痢諸淋等;治肺熱咳嗽、痰黃黏稠。熱毒癰腫,切片敷之。肥人常食,助消腫減重。冬瓜性急而走,久病陰虛、腹瀉便溏、胃寒疼痛者忌食。女子生理期及寒性痛經者忌食。子,補肝明目。藥中所用瓜子皆冬瓜子。

冬瓜子湯:大黃 110 克,冬瓜子、牡丹皮各 75 克,桃仁 50 粒、芒硝 20 克,為粗散。治產後血上衝心、運悶、腹脇疼痛不可忍、惡血不下或成塊者。

絲瓜

通經活絡、清熱化痰、解毒涼血,治疔瘡癰腫、血淋、祛風化痰通絡、咳嗽痰喘、胸肋疼痛、婦女閉經、乳汁不通;腸風崩漏、疝痔癰疽、睪丸腫痛、滑腸下乳。多食滑腸致瀉,脾虛便溏者不宜。

絲瓜花清熱解毒,治肺熱咳嗽咽痛、鼻炎、疔瘡痔瘡等。絲瓜根消炎防腐。絲瓜藤通筋活絡、祛痰鎮咳。絲瓜葉清熱解毒、化痰止咳,外用止血。鮮絲瓜葉擦治頑癬。絲瓜子清熱化痰、潤燥解毒。絲瓜絡清熱解毒、活血通絡、利尿消腫。

茄根

瀉、散血、消腫,煮汁漬凍瘡,史國公藥酒,用白茄根為君。

茄子甘寒,清熱解毒、散血寬腸,動風發病,治風濕、筋骨癱瘓,洗痔瘡。脾胃虛寒不宜多食、腸滑腹瀉者慎食。

豆腐

甘鹹寒。清熱散血、下大腸濁、和脾胃、消脹滿,能解酒醒神。中其毒者以萊菔解之。腐漿潤腸肺、清咽喉。

鍋巴

即腐漿鍋底所結焦巴,開胃、消滯、逐積,曬焙用。

飯鍋焦滯

一名黃金粉，健脾開胃、化食止泄。

范志建麴

消食、解表、和裏，氣味主治均同六麴，而功倍之。

馬齒莧、甜瓜蒂、冬瓜、絲瓜、豆腐之性味、歸經、功用與例方

藥名	性味、歸經	功用	例方
馬齒莧	甘、酸、涼。歸肝、大腸、膀胱經	散血解毒、祛風殺蟲、利腸滑產	馬齒莧湯：單用水煎服，或用鮮品搗汁入蜜調服，亦可與黃芩、黃連等同用，清熱解毒、涼血止血，為治痢疾常用藥
甜瓜蒂	苦，寒。有毒。歸胃經	1. 吐風熱痰涎 2. 涌吐痰食 3. 祛濕退黃	瓜蒂散：甜瓜蒂炒黃、赤小豆等分，分別搗篩，為散和勻，每服 3 克，以香豉 9 克，用熱湯 700 毫升煮稀糜，去渣，取汁和散，溫頓服之。不吐者少少加；得快吐乃止。治痰涎宿食填塞上脘、胸中痞硬、煩懊不安、氣上衝咽喉不得息；改善腦震盪與中風後遺症。中脘穴與關門穴多僵硬疼痛
冬瓜	甘、淡、涼。入肺、小腸、膀胱經	1. 瀉熱益脾 2. 利二便、消水腫、止消渴 3. 散熱毒癰腫	葦莖湯：葦莖 40 克、薏苡仁 30 克、冬瓜子 20 克、桃仁 9 克，㕮咀，內葦汁中，煮取二升，服一升。清肺化痰、逐瘀排膿，當見吐膿血。治肺癰身有微熱、咳嗽痰多，甚則咯吐腥臭膿血、胸中隱隱作痛；舌紅苔薄黃或黃膩、脈滑數。飛揚穴與下巨虛穴一帶多僵硬疼痛
絲瓜	性味：甘、涼，入肝、胃	1. 涼血解毒、除風化痰 2. 通經絡、行血脈、消浮腫、稀痘瘡	1. 絲瓜散：乾絲瓜 1 條（連皮，燒灰存性）為末，每次 6 克，用酒調空腹服。治酒痢、便血腹痛，或如魚腦、五色腥穢者 2. 加味絲瓜散：絲瓜 1 條（燒灰存性）、槐花等分，為末，每服 6 克，飯飲調服。治大便下血甚多
豆腐	甘、鹹、寒	1. 清熱散血、和中下濁 2. 解酒醒神	涼拌豆腐：嫩豆腐一塊，淋上適量醬油即可食，清熱解毒、消積潤肺、醒酒提神、解宿食油膩

第 7 章

金石水土部

7-1 金、銅綠、自然銅、鉛、鐵、密陀僧、丹砂、水銀、輕粉、空青、雲母石

金

辛平、重墜，鎮心肝、定鬱悸，金制木、重鎮怯，故鎮心肝、安魂魄，治驚癇風熱、魂魄飛揚、肝膽之病。丸散用箔為衣，煎劑加入藥煮。畏錫、水銀。

銅綠

即銅青，酸平、微毒、宣去風痰。合金瘡，止血殺蟲，治風爛淚眼、惡瘡疳瘡、婦人血氣心痛。吐風痰、合金瘡、止血殺蟲。用醋製銅刮用。

自然銅

重，主折傷、續筋骨、散瘀止痛。促進骨折癒合，為傷科接骨續筋要藥，內服外敷均可。銅非煅不可用，火毒金毒相煽，復挾香藥，熱毒內攻，雖有接骨之功，必多燥散之禍，用者慎之。

鉛

重、墜痰、解毒。甘寒屬腎，稟壬癸之氣，水中之金，金丹之母，八石之祖。灶家必用之。安神解毒、墜痰殺蟲、烏鬚明目。

鉛丹係用鉛、硫磺、硝石等合煉而成，即黃丹。辛、鹹、寒，有毒。解毒生肌、墜痰鎮驚，治癰疽潰瘍、金瘡出血、口瘡、目翳、湯火灼傷、驚癇癲狂、瘧疾、痢疾、吐逆反胃。政府已明令口服中藥禁用鉛丹及硃砂。

鐵

重、墜痰、鎮驚，辛平重墜。鎮心平肝、定驚療狂、消癰解毒，諸藥多忌之，補腎藥尤忌之。畏磁石、皂莢。

「鍼砂」消水腫黃疸、散瘰癧，烏髭鬚鬢方多用之。

密陀僧

鹹辛，平，有毒，重、鎮驚、劫痰、消積，消腫殺蟲、收斂防腐、墜痰鎮驚。內服治久痢、驚癇；外用療痔瘡、腫毒、潰瘍、白癜風、疥癬、狐臭、濕瘡、搔癢流水等；癒凍瘡用桐油調敷，解狐臭油調擦腋。染髭鬚。

丹砂

即硃砂。重、鎮心定驚、袪風安神、清熱解毒、辟邪解毒、止渴安胎、明目發汗。體陽性陰，味甘而涼。細研水飛三次用。惡磁石，畏鹽水，忌一切血。

水銀

辛寒、重，大毒之品，不宜內服。歸心、肝、腎經。安神定驚、明目解毒。治癲狂悸悸、心煩失眠、眩暈目昏、腫毒瘡瘍。外用殺蟲，治疥癬、梅毒、惡瘡、痔瘻。能殺五金，墮胎絕孕；頭瘡切不可用，恐入經絡令人筋骨拘攣。

輕粉

辛，寒。歸大腸、小腸經。有大毒，不可過服常用。袪痰消積、逐水通便。善入筋絡，瘰癧藥多用之。

三化神佑散：十棗湯加大黃、牽牛、輕粉，能消涎積。

空青

有毒（一說無毒）。重、明目，甘酸而寒，益肝明目，通竅利水，治青盲，雀目，翳膜內障、中風口歪。產銅坑中。大塊、中空有水者良。

雲母石

有毒（一說無毒），下氣補中、堅肌續絕。治勞傷瘰痢、瘡腫癰疽，同黃丹熬膏貼之。用敷金瘡。有五色，以色白光瑩者爲上。使澤瀉。惡羊肉。

自然銅、密陀僧、丹砂、水銀、輕粉、空青、雲母石之性味、歸經、功用與例方

藥名	性味、歸經	功用	例方
自然銅	辛、平，歸肝經	主折傷、續筋骨，散瘀止痛、接骨療傷	自然銅散：自然銅、密佗僧各 30 克（並煅，研），甘草、黃柏各 60 克（產為末），上四味，一處研細，收密器中。水調塗或乾敷患處，治惡瘡、燒燙傷
密陀僧	鹹辛、平，小毒	墜痰鎮驚、止血散腫、消積殺蟲	密陀僧粉：密陀僧 40 克，加醋和水各 1 碗，煎乾，研為末，每服取末 6 至 8 克，以酒和水各 1 小碗，煎成 1 碗，趁熱服下。治痰結胸中不散，以吐出痰涎為好
丹砂	甘，寒。有毒。歸心經	1. 鎮心清肝、明目發汗 2. 定驚祛風、辟邪解毒、止渴安胎	硃砂安神丸：黃連 5 克、硃砂 3 克、生地黃 10 克、當歸身 6 克、甘草 6 克，製小丸，1 次服 5 克，1 日服 3 次。重鎮安神、清心瀉火，治心煩懊憹、驚悸失眠、心下痞悶、食入反出
水銀	辛寒，陰毒	功專殺蟲	銀粉：水銀、胡粉等量，研末調塗，治燥癬
輕粉	辛冷（時珍曰：燥有毒）	1. 殺蟲治瘡、劫痰消積 2. 善入筋絡、瘈瘲藥多用之	1. 外用：殺蟲、攻毒、斂瘡。用於瘡疥、頑癬、瘡瘍、濕疹，研末敷患處 2. 內服：祛痰、消積。用於逐水通便、痰涎積滯、水腫膨脹、二便不利
空青	甘酸而寒，歸肝經	1. 益肝明目去翳，通竅利水 2. 中風口歪、手臂不仁、頭風耳聾	1. 空青 8 克、蕤仁（去皮）40 克、片腦 12 克，細研日點，治膚翳昏暗 2. 取空青末一豆許，著口中，治卒中風、手臂不仁、口歪僻，漸入咽即癒
雲母石	甘、溫，歸肺、脾、膀胱經	下氣補中、堅肌續絕	為安神藥，煎湯內服，每服 8 至 10 克；或入丸、散

7-2 石膏、滑石、朴硝、芒硝、元明粉

石膏

亦名寒水石。足陽明經胃大寒之藥，發斑發疹要品；治傷寒鬱結無汗，陽明頭痛，發熱惡寒，日晡潮熱，發斑發疹，舌焦苔濃，無津牙痛。然能寒胃，胃弱血虛及病邪未入陽明者禁用。近人因其寒或用火，則不傷胃，味淡難出。入煎劑，須先煮數十沸，雞子為使。忌巴豆、鐵。

因具清熱瀉火、除煩止渴、收斂生肌之功，常用於壯熱煩渴之證，如白虎湯與知母相須為用；若溫邪漸入血分，氣血兩燔而發斑疹者，與生地等清熱涼血藥同用，以兩清氣血，如化斑湯。與麻黃、杏仁等配伍，如麻杏甘石湯，清泄肺熱、止咳平喘，治肺熱喘咳、發熱口渴、痰稠。與升麻、黃連等配伍，如清胃散，治胃火牙痛。煅用則有清熱收濕、斂瘡生肌之效，用於瘡瘍不斂。

1. 白虎湯：石膏碎 45 克，粳米、知母各 18 克，炙甘草 6 克。治口乾舌燥，煩渴引飲，面赤惡熱，大汗出，脈洪大有力或滑數。
2. 人參白虎湯（白虎湯加人參 9 克）：治白虎湯證，脈大無力。
3. 化斑湯：石膏 30 克、知母 12 克、玄參 9 克、犀角 6 克、粳米 30 克、甘草 9 克，水煎 2 次作 2 次服，1 日服 2 劑。消炎抗菌、退熱解毒。

滑石

足太陽經膀胱本藥，蕩熱除濕之要劑，利水通淋、清解暑熱、祛濕斂瘡，治中暑積熱、嘔吐煩渴、黃疸水腫、腳氣，淋閉偏主石淋、水瀉熱痢。白而潤者良。石葦為使，宜甘草以和之。

本品甘寒，既利水又解暑熱，是治暑濕常用藥。與木通、車前子、瞿麥等同用，如八正散，治濕熱下注之小便不利、熱淋、石淋以及尿閉等。與薏苡仁、白蔻仁、杏仁等配用，如三仁湯，用於暑濕胸悶、氣機不暢。外用能清熱收濕斂瘡，單用或與枯礬、黃柏等為末，撒布濕瘡濕疹患處；或與薄荷、甘草等配合製成痱子粉。

朴硝、芒硝

大瀉、潤燥、軟堅。硝者消也，五金八石，皆能消之。治實熱積滯、大便燥結，常與大黃相須為用，以增強瀉下通便、瀉熱作用，如大承氣湯、調胃承氣湯。仲景大陷胸湯、大承氣湯、調胃承氣湯皆用芒硝以軟堅，去實熱，結不至堅者，不可用也；因病非熱邪深固、閉結不通，不可輕投；孕婦及哺乳期婦女忌用或慎用。

朴硝即皮硝。朴硝酷澀性急，芒硝經煉稍緩。能蕩滌三焦腸胃實熱，推陳致新，則瀉亦有補，與大黃同，治陽強之病，寒鬱熱痢、積聚結癖、留血停痰、黃疸淋閉、瘰癧瘡腫、目赤障翳，且通經墮胎。

元明粉

瀉熱，潤燥，軟堅，去胃中之實熱，蕩腸之中之宿垢、潤燥破結、消腫明目。胃虛無實熱者禁用。忌苦參。辛甘而冷。

瀉痢不止，用大黃元明粉以推蕩之，而瀉痢反止，經所謂通因通用也。

石膏、滑石、朴硝、芒硝之性味、歸經、功用與例方

藥名	性味、歸經	功用	例方
石膏	辛、甘，大寒。歸肺、胃經	1. 清熱降火、發汗解肌 2. 緩脾益氣、生津止渴 3. 除煩止渴、收斂生肌	1. 三黃石膏湯：石膏 60 克，黃芩、黃連、黃柏各 260 克，梔子 30 個，麻黃、淡豉各 30 克，每服 40 克，薑 3 片，棗 2 枚，細茶一撮，煎熱服。治傷寒裡熱已熾，表證未解，壯熱無汗、體重拘急、鼻乾口渴、煩躁不眠、神昏譫語，或吐衄發斑、脈滑數。梁丘穴、伏兔穴區多僵硬疼痛 2. 大青龍湯：石膏 30 克、麻黃節 18 克、杏仁 12 克，大棗擘 10 枚，生薑 9 克，桂枝、炙甘草各 6 克，治外感風寒，表實兼裡有熱證。發熱惡寒，寒熱俱甚、身疼痛、不汗出而煩躁，苔白薄，脈浮緊者。列缺穴與陽溪穴多僵硬疼痛
滑石	甘、淡，寒。歸胃、膀胱經	1. 滲濕益氣、瀉熱降火、發表行水 2. 通六腑九竅津液	益元散：滑石 180 克、甘草 30 克，為細末。每服 8 至 10 克，溫水調下，日 3 服；欲飲冷者，新汲水調服。亦可加蜜少許調服。治感受暑濕、身熱煩渴、小便不利，或嘔吐泄瀉，或下痢赤白。亦治膀胱濕熱致癃閉淋痛、砂淋、石淋。跗陽穴與衝陽穴多僵硬疼痛
朴硝 芒硝	鹹、苦，寒。歸胃、大腸經	1. 潤燥軟堅、瀉下除熱 2. 蕩滌三焦、腸胃實熱	大陷胸湯：大黃、芒硝各 15 克，甘遂 2 克，治傷寒下之早，表邪入裏，心下滿而鞕痛，或重汗而復下之，不大便五、六日、舌上燥渴，日晡潮熱，從心至小腹鞕滿，痛不可近，或無大熱，但頭微汗出，脈沉，為水結胸者。溫溜穴與列缺穴多僵硬疼痛

按摩梁丘穴、伏兔穴一帶，靈活膝關節、緩和腸胃不適

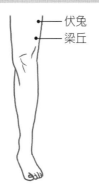

常按跗陽穴、衝陽穴治膀胱濕熱小便不利

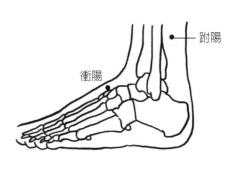

7-3 太陰元精石、赤石脂、禹餘糧、浮石、硼砂、硇砂、磁石、礞石

太陰元精石

鹹寒而降，瀉熱、補陰，爲太陰之精。治上盛下虛，救陰助陽，有扶危拯逆之功。如正陽丹，用治傷寒壯熱；來復丹，治伏暑熱瀉。今世用者，多是絳石。

赤石脂

重，澀，固大小腸，細膩黏舌者良，溫裡澀腸固脫，治久痢瀉癖要藥。益氣生肌而調中，酸澀，收濕止血而下固，療腸癖瀉痢、崩帶遺精、癰痔潰瘍、收口長肉、催生下胞。宜虛寒久痢、滑脫不禁、脫肛等；研細末外用撒患處或調敷。惡芫花，畏大黃。濕熱積滯瀉痢者忌服，孕婦慎用。

禹餘糧

重、甘平、性澀，爲手足陽明血分重劑。治咳逆下痢，血閉血崩，能固下，又能催生。無砂者良。牡丹爲使。

浮石

一名海石。瀉火、軟堅。鹹潤下，寒降火，色白體輕入肺。清其上源，止渴止嗽，通淋軟堅，除上焦痰熱，消癭瘤結核。海中者，味鹹更良。

硼砂

潤，生津，去痰熱。除上焦胸膈之痰熱、生津止嗽。治喉痺、口齒諸病，用於咽喉腫痛、口舌生瘡、目赤翳障。內服清肺化痰，治痰熱壅滯、痰黃黏稠、咳吐不利。外用清熱解毒、消腫、防腐，爲喉科、眼科常用要藥。

硇砂

鹹苦，瀉、消血積；辛熱有毒。消食破瘀，治噎膈癥瘕、去目翳胬肉、暖子宮、助陽道。化人心爲血，不可多服。

硇砂散：硇砂 2 克、白礬 20 克，爲細末。每用少許，點鼻痔、鼻息肉上。

磁石

補腎益精，鎮驚安神、平潛肝陽、聰耳明目，治心神不寧、驚悸失眠、癲癇眩暈、目暗耳聾；並治羸弱周痺、骨節痠痛、止金瘡血。柴胡爲使。

礞石

重、瀉痰，平肝鎮驚、祛頑痰膠固，治驚癇、利痰聖藥。性猛重墜，非痰熱內結不化之實證勿用。脾虛胃弱、小兒慢驚及孕婦忌用。

小博士 解說

立方用藥，各有主對：麴、柏消化米穀，如硇砂、阿魏治傷肉食；橘葉、紫蘇、生薑治傷魚蟹；丁香、桂心治傷菜果；牽牛、芫花治傷水飲；審所傷之因，對用其藥，則無不愈。其間多少，則隨患人氣血以增損之而已。

現代用藥，磁朱丸改善心悸失眠、躁鬱、耳鳴、精神分裂症、痴呆、癲癇、視物昏花。礞石滾痰丸改善精神分裂症、癲癇、眩暈。旋覆代赭石湯改善慢性胃炎、胃潰瘍、幽門不完全性梗阻。

赤石脂、禹餘糧、硼砂、硇砂、磁石、礞石之性味、歸經、功用與例方

藥名	性味、歸經	功用	例方
赤石脂	甘、澀、溫。歸大腸、胃經	1. 益氣生肌而調中 2. 收濕止血而固下 3. 收口長肉、催生下胞	桃花湯：赤石脂（一半全用，一半篩末）、粳米各 30 克，乾薑 9 克，上三味，以水 700 毫升，煮米令熟，去渣，溫服 150 毫升，納赤石脂末，方寸匕，日 3 服。若 1 服愈，餘勿服。治久痢不愈、便膿血、色暗不鮮，腹痛喜溫喜按，舌質淡苔白。伏兔與陰市穴僵硬疼痛
禹餘糧	甘平性澀。歸大腸、胃經	1. 咳逆下痢，血閉血崩 2. 能固下，又能催生	赤石脂禹餘糧湯：赤石脂禹餘糧各 30 克，水 1.2 升，煮取 400 毫升，去渣，分 3 次溫服。治久瀉，久痢，腸滑不能收攝者。改善慢性腸炎。梁丘穴、外犢鼻穴一帶多僵硬疼痛
硼砂	甘、鹹、涼。歸肺、胃經	1. 外用：清熱解毒 2. 內服：清肺化痰	冰硼散：硼砂、玄明粉各 15 克，冰片 1.5 克、硃砂 1.8 克，共研極細末，吹、擦患處。病甚者每日 5 至 6 次。清熱解毒、消腫止痛、軟堅散結、袪腐生肌
硇砂	鹹苦辛熱，有毒	消食破瘀	硇砂散：鯉魚鱗灰 80 克，乾漆、灶突墨、延胡索各 40 克，硇砂、沒藥、麒麟竭、虻蟲、水蛭各 20 克，麝香 4 克。為細散，入麝香等研令勻。食前以溫酒調下 4 克。治婦人月水不通，久成癥塊，時攻心腹疼痛
磁石	鹹，寒。歸心、肝、腎經	1. 補腎益精、除煩袪熱、通耳明目 2. 鎮驚安神、平肝潛陽、納氣定喘	磁朱丸：神麴 120 克、磁石 60 克、硃砂 30 克，蜜製小丸，1 次服 3 克，1 日服 3 次。治心悸失眠、口吐涎沫、兩目上視、四肢抽搐之癲癇證，脈弦細數者
礞石	鹹，平。歸肺、肝經	墜痰下氣、平肝鎮驚	礞石滾痰丸：礞石、燄硝各 30 克，入小砂灌內蓋之，鐵線縛定，鹽泥固濟，曬乾，火煅紅，候冷取出 30 克，大黃、黃芩各 240 克，沉香 15 克，為細末，水泛小丸，每服 5 至 9 克，1 日 1 至 2 次，量虛實加減服，清茶、溫水送下，臨臥食後服，服後仰臥，令藥在胸膈之間，除逐上焦痰滯，不宜飲水行動。治實熱老痰、發為癲狂，或怔忡昏迷、咳喘痰稠、胸脘痞悶、眩暈耳鳴、大便秘結

7-4 代赭石、花乳石、鑪甘石、陽起石、石鍾乳、白石英、紫石英

代赭石

養血氣、平血熱，治吐衄崩帶、胎動難產、小兒慢驚、金瘡長肉。配伍石決明、夏枯草、牛膝，治肝陽上亢肝火盛，如代赭石湯；配伍龜板、牡蠣、白芍藥等滋陰潛陽藥，如鎮肝息風湯，治肝腎陰虛、肝陽上亢；配伍旋覆花、半夏、生薑等，如旋覆代赭石湯，治胃氣上逆嘔吐、呃逆噫氣不止。乾薑為使，畏雄、附。孕婦慎用；含微量砷，不宜長期使用。

花乳石

亦名花蕊石。澀、止血，酸澀氣平，專入肝經。治損傷諸血，胎產惡血，化瘀血為水，止金瘡出血、下死胎胞衣。

1. 花乳石散：硫磺150克，花乳石40克，打碎、曬乾，裝瓦罐中，以泥封口，再焙乾，以炭火煅過，冷定後，取出研細末，收存備用，每服4克。治跌打損傷，下死胎，落胞衣，去惡血。
2. 花乳石散：花乳石、乳香、夜明沙、膽礬、地龍等分。為末，治五痔。每用時，以甘草湯洗拭痔令淨，藥敷痔。

鑪甘石

燥濕、甘溫，陽明胃經藥。解毒明目退翳，善治目疾。止血消腫、退赤去翳，又能收濕止淚止癢，為眼科外用要藥。又治潰瘍不斂，膿水淋漓。

陽起石

凡石藥冷熱皆有毒，宜酌用。溫補命門，治下焦虛寒、腰膝冷痺、男子陽痿、女子宮冷、癥瘕崩漏。陰虛火旺者、營虛血熱者忌服。

石鍾乳

補陽，木石之精，陽明胃氣分藥。強陰益陽、通百節、利九竅、補虛勞、下乳汁。治寒痰喘咳、陽虛冷喘、腰膝冷痛、胃痛泛酸、乳汁不通。

服之令人陽氣暴充，飲食倍進，形體壯盛。然其性悍，須命門真火衰可偶用之。不可久服多服，不免淋濁、癰疽之患。陰虛火旺，肺熱咳嗽者禁服。

白石英

重，潤肺。甘辛微溫，肺大腸經氣分之藥。潤以去燥，利小便、實大腸，治肺痿吐膿、咳逆上氣。但係石類，潤藥頗多，石藥終燥，只可暫用。凡久病者禁用。

紫石英

重、鎮心，潤、補肝。其性溫而補，重以去祛，濕以去枯，入心、肝血分。走二經，散風寒、鎮下焦，為暖宮要藥，心神不安、肝血不足、女子血海虛寒不孕者皆宜之。配伍安神鎮心藥物，治虛勞驚悸、怔忡驚悸、魂魄不寧，或心虛不寐、精神煩亂。

二英俱畏附子。惡黃連。石英五色，各入五臟。

代赭石、花乳石、鑪甘石、陽起石、石鍾乳、紫石英之性味、歸經、功用與例方

藥名	性味、歸經	功用	例方
代赭石	苦，寒。歸肝、心包經	平肝潛陽、重鎮降逆、涼血止血	鎮肝熄風湯：代赭石、牛膝各 30 克，龍骨、牡蠣、龜板、白芍、玄參、天冬各 15 克，川楝子、麥芽、茵陳蒿各 6 克，甘草 5 克。水煎 2 次作 2 次服，1 日 2 服。鎮肝熄風、滋陰潛陽，治頭目眩暈、心中煩熱、腦中熱痛、肢體不利、口眼歪斜，甚則突然昏倒、不省人事，或經前緊張，脈弦長有力者。郄門穴與中都穴多疼痛
花乳石	酸澀，入肝經	止血平氣，治損傷諸血	1. 花乳石散：花乳石，煅過，研細。飯後，水煎溫調服 7.5 克，病重者 20 克。治五內崩損，大出血。止後服獨參湯補身體 2. 花乳石散：花乳石、防風、川芎、甘菊花、白附子、牛蒡子各 40 克，炙甘草 20 克，共研為末，每服 3 克，茶湯送下。治多年目翳
鑪甘石	甘，平。歸肝、胃經	1. 解毒明目退翳 2. 收濕生肌斂瘡	1. 配青礬、朴硝等分，沸水化開，溫洗，治目生翳膜 2. 配硼砂、冰片等，製成眼藥點眼，治多種目疾 3. 配青黛、黃柏、煅石膏，研末外用，治潰瘍不斂、皮膚濕瘡搔癢
陽起石	鹹，溫。入腎經	溫補命門	1. 陽起石煅、研令極細、鐘乳粉等分，治元氣虛寒、精滑不禁、大府溏泄、手足厥冷 2. 陽起石，煅，為末，每服 4 至 6 克，鹽酒下，治陰痿、陰汗
石鍾乳	甘，溫。歸肺、腎、胃經	1. 溫肺、助陽 2. 平喘、制酸	1. 煉成鍾乳粉，每服 3 克，糯米湯下，治吐血損肺 2. 鍾乳粉 40 克、煨肉豆蔻 20 克，為末，煮棗肉丸梧子大，每服 3 克，空心米飲下，治大腸冷滑不止
紫石英	甘平。性溫而補，入心、肝經	1. 鎮心安神、降逆氣 2. 暖子宮、補心氣不足	紫石英 75 克（火煅醋淬七次，研細末，水飛過）、香附（醋炒）、當歸、川芎（俱酒炒）、白朮（土拌炒）各 110 克，枸杞子（酒洗，炒）、熟地黃（酒煮，搗膏）。煉蜜丸梧子大。每早晚各服 4 至 6 克，好酒送下。治婦人胎胞虛冷、久不受孕，或受孕多小產者

常胸痛、心悸、心絞痛者多壓按郄門穴

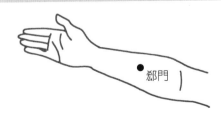

郄門

7-5 雄黃、石硫黃、石蟹、無名異、礬石、砒石、石灰

雄黃

重，解毒，殺蟲。雄黃解毒祛瘀、燥濕豁痰，治驚癇痰涎、頭痛眩暈、暑瘧下痢、泄瀉積聚；及痰濕阻滯、癰瘡腫毒、堅硬疼痛未成膿者。常配乳香、沒藥等活血消癰藥，如醒消丸，治癰腫疔瘡；配等量白礬爲散，清茶調塗患處，收濕止癢功效強，治濕疹疥癬；亦有燥濕祛痰、截瘧作用，宜哮喘、瘧疾，驚癇等。

醫藥上，雄黃作藥物及強刺激劑，主要成分是硫化砷。雄黃加熱氧化還原爲三氧化二砷，即劇毒品砒霜；喝加熱的雄黃酒無異是在服毒，短者十幾分鐘即中毒，輕者腦後疼痛、噁心嘔吐、腹瀉腹痛、大便呈米泔樣，重者甚至死亡。

石硫黃

燥，補陽，殺蟲，爲救危妙藥。硫黃陽精極熱，與大黃極寒，並號將軍，補命門眞火不足。性雖熱而疏利大腸，與燥澀者不同，熱藥多秘，惟硫黃暖而能通；寒藥多泄，惟黃連肥腸湯而止瀉。治寒痺冷癖，足寒無力、老人虛秘、婦人陰蝕、小兒慢驚、暖精壯陽、殺蟲療瘡。

石蟹

鹹寒、重、瀉，明目。治青盲目翳，天行熱疾，解一切金石藥毒，醋磨敷癰腫。身全似蟹而質石。細研水飛用。

無名異

重、和血、行傷，鹹入血、甘補血。治金瘡折傷、癰疽腫毒、止痛生肌。

礬石

重、燥、祛寒積，辛熱有大毒，不煉服殺人。治堅癖痼冷，寒濕風痺。性氣與砒石相近。

砒石

大燥、劫痰，外用蝕瘡去腐，內服劫痰平喘。生者名砒黃，煉者名砒霜。療風痰在胸膈、截瘧除哮；外用蝕敗血，殺蟲枯痔。畏綠豆、冷水、羊血。

研末外用撒敷或入膏藥中貼之。本品劇毒，內服宜愼用，須掌握用法用量，不可持續用，不能做酒劑服。孕婦忌服。外用也不宜過量，防局部吸收中毒。

石灰

重、燥濕、止血生肌，辛溫性烈。能堅物散血、定痛生肌、止金瘡血，殺瘡蟲、蝕惡肉、滅瘢疵、解酒酸。內用止瀉痢崩帶，收陰挺、脫肛、消積聚結核，治頑瘡、膿水淋漓、斂瘡口尤妙。臘月用黃牛膽汁和納膽中，陰乾用。風化者良。

小博士解說

礬石即白明礬，常被拿來當作膨鬆劑（發粉），用於製作油條、冬粉，以及造紙、製筆、製皮革和泡沫滅火器中。水質處理，明礬用作淨水劑。天然除臭劑，消除體臭；明礬亦可令小傷口止血，特別是在刮鬍子時造成的輕微割傷。

雄黃、石硫黃、砒石之性味、歸經、功用與例方

藥名	性味、歸經	功用	例方
雄黃	辛溫，有毒，入肝經	1. 散百節大風、殺百毒、瀉積聚 2. 化血為水、燥濕殺蟲	醒消丸：雄黃 15 克、麝香 1 克、製乳香、製沒藥、黃米飯各 30 克，先將乳、沒、雄黃三味，各研細末，然後入麝香合勻，用米飯搗為丸，如萊菔子大，曬乾，瓶貯。每服 3 至 6 克，日 2 次，熱黃酒送下，以微醉為度，醉臥後溫覆取微汗。活血豁痰、消腫定痛
石硫黃	酸、溫，有毒。歸腎、大腸經	1. 補命門真火不足. 2. 久患寒瀉，脾胃虛寒，命欲垂盡者用之 3. 暖精壯陽、殺蟲療瘡	1. 半硫丸：半夏、硫黃等分，以生薑自然汁同熬，蒸餅末攪和勻，入臼內杵數百下，丸如梧桐子大。每次 15 至 20 丸，空腹時用溫酒或生薑湯送下，婦人醋湯下。治心腹一切癖冷氣，及年高風秘冷秘或泄瀉等 2. 來復丹：太陰元精石、舶上硫黃、硝石各 40 克，橘紅、青皮、五靈脂各 8 克，治心腎不交、氣塞填胸、燥亂口渴、邪結內踞、清濁交混者 3. 黑錫丹：黑錫、硫磺各 60 克，沉香、附子、葫蘆巴、陽起石、小茴、補骨脂、肉豆蔻、川楝子、木香各 30 克，肉桂 15 克，上藥於黑盞內，如常法結黑錫、硫黃砂子，地上出火毒，研令極細，餘藥並杵羅為細末，都一處和勻入研，自朝至暮，以黑光色為度，酒糊圓如梧桐子大。陰乾，入布袋內，擦令光瑩。每服 3、40 粒，空心薑鹽湯或棗湯下；婦人艾醋湯下。治真陽不足，腎不納氣，濁陰上泛，上盛下虛，痰壅胸中，上氣喘促，四肢厥逆，冷汗不止，舌淡苔白，脈沉微；奔豚，氣從小腹上衝胸，胸脇脘腹脹痛，或疝腹痛，腸鳴滑泄，或男子陽痿精冷，女子血海虛寒，月經不調，帶下清稀，不孕
礬石	辛熱有大毒	治堅癖痼冷、寒濕風痺	硝石礬石散：硝石、礬石燒，二味等分為散，以大麥粥汁，和服方寸匕，日 3 服。病隨大小便去，小便正黃，大便正黑，是候也。治黃家，日晡所發熱，而反惡寒，此為女勞；膀胱急、少腹滿、身盡黃、額上黑、足下熱，因作黑疸，其腹脹如水狀
砒石	辛，大熱。有大毒。歸肺、肝經	專能燥痰，可作吐藥	枯痔散：紅砒（放舊瓦上火煅白煙將盡取起）、枯礬各 3 克、烏梅（燒存性）6 克、白靈藥 1.5 克，研細末製成外用藥，治痔瘡，用時以口津調塗痔上，1 日 2 次

＋ 知識補充站

現代醫學認為黑錫丹強心、平喘，促進血液循環，增強性腺分泌功能。主要用於支氣管哮喘、肺氣腫、肺原性心臟病，見上氣喘促，四肢厥逆，冷汗不止，或陽事不舉，或帶下，脈沉微者。

7-6 白礬、膽礬、皂礬、青鹽、食鹽

白礬

澀、燥濕、墜痰，酸鹹而寒，性澀而收。燥濕追涎、化痰墜濁、解毒生津、除風殺蟲、止血定痛、通大小便；蝕惡肉、生好肉、除骨髓痼熱。治驚癇黃疸、血痛喉痹、齒痛風眼、鼻中瘜肉、崩帶脫肛、陰蝕陰挺、疔腫癰疽、癭厲疥癬、虎犬蛇蟲咬傷。多服損心肺，傷骨。

配煅石膏、冰片等，研末外撒，治疥癬、濕瘡瘙癢；與五倍子、地榆等同用，收斂止血，治便血、崩漏下血；與鬱金為丸，治風痰癲狂，如白金丸。此外，還可治脫肛、子宮脫垂、濕熱黃疸等證。

膽礬

一名石膽。宣吐風痰、澀斂咳逆。酸澀辛寒，入少陽膽經。性斂而能上行，涌吐風熱痰涎，治喉痹欬逆、痙癇崩淋，能殺蟲，治牙蟲、瘡毒陰蝕；用於風熱痰涎壅塞、癲癇；外用治口瘡、風眼赤爛、瘡瘍腫毒。畏桂、芫花、辛夷、白薇。體虛者禁服。不宜過量或久服。

皂礬

一名綠礬。酸涌澀收、燥濕化痰，解毒殺蟲，與白礬同，而力差緩。主治略同白礬，利小便、消食積、散喉痹；同健脾消食藥為丸消食積，醋調嚥汁散喉痹。治脹滿黃腫、瘧痢疳疾。多服令人瀉。

青鹽

即戎鹽。補腎、瀉血熱；甘鹹而寒，入腎經；助水臟，平血熱。治目痛赤澀、吐血溺血、齒舌出血、堅骨固齒、明目烏髮，餘同食鹽。

配茯苓，可滋補脾腎之虛，又可清熱利水，用治療淋證之小便不利；配桑葉，祛風熱之邪，治血分有熱的丹赤腫痛、吐血等證。青鹽還可熱敷治療各種疼痛。

李時珍《本草綱目》載：「西海有鹽池，所產青鹽可明目、消腫。」

食鹽

瀉熱潤燥、通心、通二便、宣引吐。鹹甘辛寒。多食傷肺、走血、滲津發渴。鹹潤下，通大小便。鹹補心，治心虛，故補心藥用鹽炒。鹹入腎而主骨，堅肌骨，治骨病齒痛，故補腎藥用鹽湯下。鹹潤燥，而辛泄肺，煎鹽用皂角收，味微辛，治痰飲喘逆。鹹軟堅，治結核積聚。又能涌吐醒酒、解毒殺蟲、定痛止癢。治一切風氣。凡湯火傷，急以鹽生摻之，護肉不壞，再用藥敷。

鹹走血，血病毋多食；食鹹則口乾者，為能滲胃中津液也，凡血病哮喘、水腫、消渴人忌鹽品。

小博士解說

早晨空腹時，飲淡鹽湯一杯，清理胃火、消除口臭。將濃鹽湯輕塗敷頭髮根部，約五分鐘後再用清水洗淨，早晚各取 1 次，連續 15 至 20 日為一療程，防治脫髮。咽喉腫痛，用濃鹽湯每日漱口 5、6 次。鼻出血，用藥棉浸鹽湯塞鼻中，同時飲用鹽湯 1 杯。口腔內小出血，用鹽湯漱口。臨睡前用食鹽約 20 克拌熱水洗面，消面部油脂與酒刺。

白礬、膽礬、皂礬、青鹽、食鹽之性味、歸經、功用與例方

藥名	性味、歸經	功用	例方
白礬	酸、澀，寒。歸肺、肝、脾、大腸	1. 外用解毒、殺蟲、止癢 2. 內服化痰、止血、止瀉	1. 蠟礬丸：黃蠟 80 克、白礬 40 克，先溶化蠟，候少冷入礬和勻，為丸，每服 10 至 20 丸，瘡愈後服之亦佳。治一切瘡癰惡毒，先服此丸，護膜托裏，使毒不攻心；或為毒蟲蛇犬所傷，並宜服之 2. 白金丸：白礬 100 克、鬱金 220 克，薄荷糊丸。治癲狂失心、風痰
膽礬	酸、澀、辛，味寒。有毒。歸肝、膽經	1. 治喉痺咳逆、痙癇崩淋 2. 殺蟲，治牙蟲、瘡毒陰蝕	1. 膽礬細研如麵粉，溫醋湯下，立吐出涎，治初中風癱緩，一日內 2. 膽礬 10 克，燒研、泡湯日洗，治風眼赤爛
皂礬	酸湧澀收	燥濕化痰、解毒殺蟲之功與石礬同，而力差緩	伐木丸：蒼朮 600 克，皂礬 300 克，黃酒麴 120 克，為末，醋糊丸，如桐梧子大。每服 8 至 10 克，好酒或米湯任下，每日 2 至 3 服。治脾土衰弱、肝木氣盛、皮膚黃腫如土色、心腹脹滿、肢倦無力、食而不消化；亦治疳積、瘧痢
青鹽	甘鹹而寒，入腎經	助水臟，平血熱	大青鹽 500 克，入鐵鍋急火爆炒，裝入布袋置於肚臍上或疼痛處熱熨，每次 30 分鐘，每日 1 次。冷卻，再炒熱、再熨。治頭疼、腹痛、腰痛、四肢關節疼痛，以及慢性腹瀉、痛經等
食鹽	鹹甘辛寒，入腎經	1. 清火、涼血 2. 解毒、軟堅 3. 湧吐、醒酒 4. 殺蟲、止癢	1. 內服：食鹽炒黃，沸湯溶化，催吐。外用：炒熱熨敷或水化，點眼、漱口、洗瘡 2. 乾霍亂吐方：燒鹽、熱童便，三飲而三吐之。治乾霍亂欲吐不得吐，欲瀉不得瀉，腹中大痛

✚ 知識補充站

　　食鹽「氯化鈉」，自然結晶成礦鹽稱「岩鹽」或「石鹽」。海水和富含礦物的溫泉中蒸發成「海鹽」。鈉離子是人體中重要的電解質，負責神經和肌肉正常活動，維持體內的滲透壓。人類膳食中大多數的鈉來自食鹽。食鹽是一種調味劑，在烹飪和享用食物時用作調味。常見的餐桌鹽是一種含有 97 至 99% 的氯化鈉的精製鹽。食鹽中鈉的質量分數略低於 40%，所以 6 克（1 勺）鹽中含鈉 2,300 毫克，鹽中的鈉為人體所需的電解質和滲透溶質，過度食用會增加心血管疾病的風險。世界衛生組織建議，成年人每天應攝取少於 2,000 毫克的鈉，相當於 5 公克食鹽，低鈉膳食還能改善高血壓患者的病情。

7-7 逆流迴瀾水、急流水、甘瀾水、井泉水、百沸湯、陰陽水、黃虀水、露水、臘雪水、冰、地漿水、孩兒茶、百草霜、墨、伏龍肝、鹼、古文錢、新絳、石燕

逆流迴瀾水

宣，性逆而倒上，中風卒厥，宣痰飲之藥宜之。

急流水

性速而趨下，通二便，風痺藥宜之。

甘瀾水

水性鹹而重，勞之則甘而輕。仲景用煎傷寒勞傷等藥，取其不助腎氣，而益脾胃也。用流水以瓢揚萬徧，亦曰勞水。

井泉水

補，將旦首汲曰井華水。出甕未放曰無根水。無時初出曰新汲水。解悶熱煩渴，煎補陰之藥宜之。

百沸湯

助陽氣，行經絡。湯須百沸者佳。古方宣助陽氣之法，類似今日之泡熱水澡。患風冷氣痺，以湯淋腳至膝，厚覆取汗。四時暴瀉痢，四肢臍腹冷，坐深湯中浸至腹上。風寒以熱湯澡浴，亦發散之一法。《內經》有可湯熨、浴及摩之法。《備急方》治心腹卒脹痛欲死，煮沸湯以漬手足，冷即易之。

陰陽水

一名生熟水。宣和陰陽，治霍亂吐瀉有神功；以沸湯半鍾，井水半鍾，和服。陰陽不和而交爭，故上吐下瀉而霍亂，飲此則定者，分其陰陽使和平也。

黃虀水

宣涌吐。酸鹹，吐痰飲宿食。酸苦，涌泄為陰也。

露水

甘平潤肺，止消渴，宜煎潤肺之藥。秋露造酒最清冽，百花上露，令人好顏色。

臘雪水

甘寒瀉熱。治時行瘟疫，宜煎傷寒火喝之藥。抹痱良。

冰

甘寒瀉熱，太陰之精，水極似土。傷寒陽毒，熱甚昏迷者，以一塊置膻中良；解燒酒毒。

地漿水

甘寒瀉熱、解毒。治泄痢，冷熱赤白，腹內熱毒絞痛。解一切魚肉、菜果、藥物、諸菌毒，及蟲蜞入腹、中喝卒死者。以新水沃黃土，攪濁，再澄清用。

孩兒茶

瀉熱、生津、澀收濕。苦澀，能清上膈熱、化痰生津、止血收濕、定痛生肌、斂瘡、消痔腫。塗口瘡金瘡濕瘡。

百草霜

辛溫，止血消積。治諸血病、傷寒陽毒發斑、疸膈癥痢、咽喉口舌白禿諸瘡。鼻衄者，水調塗之，紅見黑則止。

墨

辛溫。止血生肌，飛絲塵芒入目，濃磨點之。點鼻止衄。豬膽汁磨，塗諸癰腫，醋磨亦可。酒磨服，治胞不下。

伏龍肝

辛溫。調中，止血，去濕消腫。治欬逆反胃、吐衄崩帶、尿血遺精、腸風、丹毒；癰腫，加醋調塗；臍瘡，研敷之；催生下胎，胎死腹中，以水調服。

鹼

辛苦澀溫。消食磨積，去垢除痰。治反胃噎膈，點痣黶疣贅。發麵、浣衣用之。

古文錢

辛平有毒。治目中障瘀，腐蝕壞肉。內用，重鎮平肝。燒醋淬，煮汁各用。

新絳

止血、行血。大紅帽幃也，或用紅綢綾代，皆備以入血成功。

石燕

甘涼，利竅行濕熱。治諸般淋瀝。月水沉濁、赤白帶下、腸風痔漏、眼赤障翳。磨汁或煮汁，或為末水飛。

孩兒茶、百草霜、伏龍肝之性味、歸經、功用與例方

藥名	性味、歸經	功用	例方
孩兒茶	苦澀，入肺經	1. 清上膈熱、化痰生津 2. 生肌定痛、止血斂瘡	1. 消痰：孩兒茶、薄荷葉、細茶。為末蜜丸，飯後含化 3 至 5 粒 2. 咳嗽：孩兒茶 80 克、細辛 15 克、豬膽 1 個。前二藥共研末，取膽汁煉熱，共為丸，每丸重 3 克。每日 4 次，每次 1 丸，空腹含化 3. 牙疳口瘡：孩兒茶、硼砂等分，為末擦
百草霜	辛、溫、無毒。入肝、肺、胃經	1. 內用：止血、消積、止瀉 2. 外用：治外傷出血、衄血	1. 血虛內熱，血不歸源而崩：陳槐花 40 克、百草霜 20 克，為末。每服 4 至 6 克 2. 婦人崩血大脫：百草霜、炮薑（末）各 10 克，用人參 10 克煎湯飲 3. 口舌生瘡：百草霜 10 克、甘草 5 克、肉桂 1 克。為末，頻頻擦之
伏龍肝	辛、溫，入肝、脾經	溫中燥濕止嘔止血	1. 治心痛冷熱：伏龍肝末，煮水服 100 毫升；若冷，以酒和服，瘥 2. 治吐血、鼻血不止：伏龍肝 0.5 升。以新汲水 1 大升，淘取汁和蜜頓服 3. 治婦人血露：炒伏龍肝 20 克，蠶沙、阿膠各 40 克。同為末，溫酒調，空肚服 4 至 6 克，以知為度

7-8 各種藥露

各種藥露

清暑、化熱、和中、利膈。芳香清冽、和中利膈、清暑化熱，有氣無質，能透竅入絡、疏瀹靈府。各種不同，各以藥性為用。代茶最妙，惟其力極薄，用以入藥，斷難倚仗。

金銀花露

開胃寬中、解毒、清暑消火。治夏月瘡癤，服之最宜，並解痘毒胎毒。

薄荷露

微辛涼。散頭目風熱、涼膈發汗、解熱祛暑。

玫瑰露

氣香，味淡微甘。能和血、平肝養胃、寬膈散鬱，治肝氣胃氣極效。

佛手露

氣香，味淡，微辛。能疏膈氣，專治氣膈解鬱，大能寬胸。

香圓露

氣香，味淡，微辛。消痰逐滯、利膈寬中、平肝散鬱。此即香欒，非為香櫞，香櫞即佛手柑。功用相似，香圓消痰功多，佛手平肝功多。

金橘露、橙子露

二味氣味、主治，皆同香圓。

桂花露

氣香，味微苦。明目疏肝、止口臭，治齦脹牙痛、口燥咽乾。

茉莉露

氣香味淡。其氣上能透頂，下至小腹，解胸中一切陳腐之氣，久服令人腦漏。

薔薇露

氣香味淡，溫中達表。今人有用野薔薇露者，能透熱解暑毒，瘡癤毒。

蘭花露

氣芳味薄。明目舒鬱，能除胸膈間陳腐之氣。

雞露

氣清味甘。消痰益血、助脾長力，能生津明目，為五損虛勞之神藥。

米露

氣清味淡。補脾胃、生肺金。

鮮稻露

和中納食、清肺開胃。稻花蒸露更妙。

薑露

氣清味辛。辟寒解中霜霧毒、驅瘴、消食化痰。

椒露

明目開胃、運食健脾。辟寒用鮮椒蒸取。

丁香露

氣烈味辛。治寒澼胃痛、止嘔吐。

梅露

芳香。能解先天胎毒，小兒未出痘，服之最宜。宜用綠萼梅花蒸取。

地骨皮露

解肌熱骨蒸，一切虛火。

藿香露

清暑辟穢、和中止嘔。

白荷花露

清暑涼肺、止血消痰。

桑葉露

治目疾，去頭面風熱。

夏枯草露

治瘰癧鼠瘻、目痛羞明。

枇杷花露

清肺甯嗽、潤燥解渴、和胃。

甘菊花露

清心明目，去頭面風熱、止眩暈。

第8章
禽獸部

8-1 雞、烏骨雞、鴨、五靈脂、夜明砂

雞

補虛，其肉甘溫，補虛溫中。黑雌雞補產後虛勞，益妊婦靜產。宜食牡雞，爛煮牡雞汁，作粳米粥與食，自然無恙。雞汁性滑而濡，不食其肉，恐難化。四、五年老母雞，取湯煮粥食，能固胎。

1. 「雞冠」居清高之分，其血乃精華所聚。雄而丹者屬陽，治中惡驚忤。
2. 「雞矢醴」微寒，下氣消積、利大小便，治蟲脹。合米炒，治米癥。
3. 「雞子」（雞蛋）治嗽止痢、利產安胎。多食令人滯悶。
4. 「雞肫皮」（雞之脾）一名雞內金，一名膍胵，味鹹性平，入脾胃經，雞的砂囊內壁；消水穀、除熱止煩、通小腸膀胱。治瀉痢便數、遺溺溺血、崩帶腸風、遺精、遺尿、膈消反胃、食積不化、小兒食癖。男用雌，女用雄。
   (1) 消痞散：炒雞內金、枳實、山楂、麥芽，研末服用，治食滯成痞。
   (2) 泄瀉粥：炒雞內金、炮薑炭、炒白芍、炒薏苡仁、山藥配伍，研末與粳米同煮粥，治小兒泄瀉。

烏骨雞

甘、平，補虛勞。故益肝腎、退熱補虛。治虛勞消渴、下痢噤口、帶下崩中、肝腎血分之病。骨肉俱黑者良；舌黑者，骨肉俱黑。男用雌，女用雄。

烏雞肉配冬蟲夏草、淮山共煮湯，常食用，紓緩肺結核中晚期之潮熱不退，身體瘦弱。

烏雞丸：海金沙、側柏葉各 150 克，當歸、厚朴各 110 克，白朮、川芎、白芍，熟地各 75 克，羌活、防風、人參、砂仁、香附各 40 克，粉草 10 克。爲末，白毛烏肉雄雞去毛及內臟，藥末入雞肚中，加好酒五壺、水兩瓶，煮至湯乾，取肉切細，同藥曬乾爲末，用粳米粉、酒、水煮糊爲丸，每服 10 克，空腹米湯或酒送下。治婦人血海虛冷、月經不調、小腹疼痛、面色蒼黃。

鴨

甘冷、補陰，入肺、腎血分。滋陰補虛、除蒸止嗽、利水道、治熱痢。白毛烏骨者，爲虛勞聖藥。老者良，酒煮。其卵滋陰、除心腹膈熱，鹽藏食良。

五靈脂

宣行血、止痛，甘溫純陰，氣味俱厚，入肝經血分。爲去風之劑。治療血瘀諸痛要藥。通利血脈，治血痺血積、血眼血痢、腸風崩中、一切血病；生用通經閉，炒用止經多。又除風化痰、殺蟲消積；解毒消腫止痛，治蛇、蠍、蜈蚣咬傷，可內服、外敷。

血虛無瘀及孕婦慎用。惡人參。

夜明砂

一名天鼠矢，即蝙蝠之乾燥糞便。辛寒、瀉，散血、明目，肝經血分藥，治目盲翳障、瘰疾、驚疳、血氣腹痛。

能清熱明目，治青光眼、夜盲、白內障。又活血消疳積，治疳積、瘀血作痛。

雞子、雞肫皮、烏骨雞、鴨、五靈脂、夜明砂之性味、歸經、功用與例方

藥名	性味、歸經	功用	例方
雞子	甘平	鎮心安臟，益氣補血，清咽開音，散熱定驚	苦酒湯：半夏片 20 克、雞子清 5 個，放入米醋中，煮滾即熄火去渣，蛋清已成稠泥狀，慢慢含嚥。治少陰病，咽中傷、生瘡不能語言、聲不出者。蠡溝穴與間使穴多僵硬或脹痛
雞肫皮	甘平性澀，入脾、胃、小腸、膀胱經	1. 消水穀、除熱止煩 2. 通小腸、膀胱	雞內金丸：雞內金、栝蔞根等分，為末，煉蜜為丸，如梧桐子大。治膈消，膀胱有熱、消渴飲水，下嚥即利
烏骨雞	性味平甘。入肝，腎，肺經	1. 溫中補脾、益氣養血 2. 補腎益精、清虛熱	烏雞丸：白毛烏骨雄雞 1 隻（1 斤重為宜）、香附 150 克，生地黃、熟地黃、天門冬、麥門冬各 75 克，杜仲、當歸、川芎、白朮、丹參、茯苓、補骨脂、人參、炙甘草、肉蓯蓉酒洗、小茴香、砂仁各 40 克。二地、二冬入雞肚內，加好酒 10 碗，用沙鍋煮爛，取出，慢火焙，去雞肚內藥，更以餘酒淹盡，焙至焦枯，再與餘藥為末，酒糊為丸。每服 8 至 10 克，空腹溫酒或米湯送下。治婦人脾胃虛弱、衝任損傷、氣血不足、經候不調致無子。築賓穴與中都穴僵硬脹痛
鴨	甘冷，入肺、腎經	滋陰補虛、除蒸止嗽、利水道	當歸鴨：當歸 10 克、鴨腿 1 隻，燉湯，治一時陰虛過勞，臉色灰黯。尺澤穴、陰谷穴凹陷疼痛
五靈脂	苦、鹹、甘，溫。歸肝經	1. 通利血脈、化瘀止血 2. 除風化痰、殺蟲消積	失笑散：五靈脂、蒲黃各 3 克，醋 5 毫升，水煎 2 次作 2 次服，1 日服 2 劑。治小腸氣及心腹痛，痛處固定而拒按；或產後惡露不行、月經不調、少腹急痛。舌質黯，或舌邊有瘀點、瘀斑；脈弦澀。膝關穴與三陰交穴多僵硬或脹痛
夜明砂	辛寒，入肝經	活血消積 清熱明目	決明夜靈散：夜明砂、石決明各 10 克，羯羊肝（40 克生用；或生豬肝）二藥末和勻，以竹刀切肝作 2 片，以上藥鋪於 1 片肝上，以 1 片合之，用麻皮纏定，勿令藥得洩出，淘米泔水 1 大碗，連肝藥貯砂罐內，不犯鐵器，煮至小半碗，臨臥，連肝藥汁并服。治目至夜則昏，雖有燈月，亦不能睹。太衝穴、光明穴周圍多僵硬脹痛

8-2 豬

古言豬肉閉血脈、弱筋骨、不可久食、多食，助熱生痰、動風作濕，然今人終日食肉，內滋外腴，未見爲害傷；大抵肉能補肉，而其味雋永，食之潤腸胃、生津液、豐肌體、澤皮膚、固其所也。又言豬肉生痰，惟風痰、濕痰、寒痰忌豬肉，如老人燥痰、乾咳，更須肥濃以滋潤之，不可執泥於豬肉生痰之說；但病初愈者宜忌之，因腸胃久枯，難受肥濃厚味也。

豬肉反黃連、烏梅、桔梗，犯之瀉利，臟連丸與黃連豬肝丸，即取其反以利之。

1.「豬肚」爲豬之胃，入胃健脾。

豬肚湯：豬肚一枚，如常著蔥五味，煮食至盡。溫養胎氣至九月。

豬肚粥：雄豬肚一枚，煮取汁，入豉與米，渴即飲之，肚亦可食。治消渴。

2.「豬蹄」含豐富的膠原蛋白，改善進行性肌營養不良；加通草煎，通乳汁、洗敗瘡，治奶婦氣少血衰、脈澀不行、絕無乳汁。一切熱證、實證期間不宜多食。

懸蹄甲，治寒熱痰喘、痘瘡入目、五痔腸癰。

3.「豬腎」味甘鹹、性寒，不能補命門精氣，方藥所用，藉其引導而已。腎有虛熱者宜食之。若腎氣虛寒者，非所宜矣。

豬腎粥：豬腎一對，切小，水三升，粳米半合，加椒、鹽、蔥白煮粥。治產後虛汗、發熱、肢體疼痛（蓐勞）。

豬腎羹：豬腎、枸杞葉、豉汁，入蔥、椒、鹽作羹，治陰痿、羸瘦。

4.「豬膽汁」苦入心，寒勝熱，滑潤燥，瀉肝膽之火，明目殺疳，沐髮光澤。醋和灌穀道，治便秘不通。

仲景用膽汁外導法，治陽明證內無熱而便秘。白通湯加豬膽汁，治厥逆無脈。

5.「豬大腸」補充活力；「豬小腸」補充精力。豬腸治虛弱口渴、脫肛、痔瘡等，活力不足宜豬大腸，如蚵仔大腸麵線；精力不足宜豬小腸，如四神豬腸湯。

6.「豬腦」甘、寒，有毒。豬腦中含的鈣、磷、鐵比豬肉多，但膽固醇含量極高，是常見食物中最高的一種。清蒸薑絲豬腦湯，薑絲豬腦湯：治一時熬夜過勞，是過勞欲死的救命補品。豬腦損男子陽道，臨房不能行事，酒後尤不可食。

7.「豬脊髓」內服：煎湯，適量；或入丸劑。外用：適量，搗敷。煲湯食用，有助孕婦及嬰兒大腦及骨骼生長發育。豬脊髓營養豐富，增進骨骼健康，提高免疫力；豬脊髓的酸性偏大，小孩不宜食用過多。

8.「豬心血」用作補心藥之響導，蓋取心歸心，以血導血。

9.「豬肝」主藏血，入肝明目，補血藥多用之。雄者良，同夜明砂作丸，治雀目。雀目者夜不視物，濕痰及肝火盛也。

10.「豬肺」補肺，治肺虛咳嗽。

11.「豬脬」治遺溺疝氣，用作引經。

12.「豬脂」甘寒，涼血潤燥、行水散風、解毒，瘡藥多用之。利腸通大便、退諸黃，治咳亦用之。

豬肚、豬腎、豬腸、豬脊髓之性味、歸經、功用與例方

藥名	性味、歸經	功用	例方
豬肚 （豬胃）	甘、微溫，入胃經	健脾胃，補虛損，通血脈，利水，除疳	1. 仲景豬肚黃連丸：雄豬肚一枚，入黃連末 180 克，栝蔞根、白粱米各 150 克，知母 110 克，麥門冬 75 克，縫定蒸熟，搗丸每服 6 至 10 克。治消渴，太衝穴與神門穴僵硬脹痛 2. 豬肚丸：豬肚 1 枚，入蒜煮爛搗膏，丸梧桐子大。每鹽湯或米飲服 6 至 10 克。每日五更必水瀉一次。治小兒發育不良 3. 豬肚飯：豬肚 1 具，入人參 180 克、乾薑 50 克、蜀椒 40 克、蔥白 6 個，粳米 0.5 升，密縫煮熟食。治過勞，太衝穴與太白穴僵硬脹痛
豬腎 （豬腰子）	甘、鹹、寒，入腎經	不能補命門精氣，方藥藉其引導而已；宜腎有虛熱者。腎氣虛寒者不宜	豬腎薺苨湯：豬腎 1 附，大豆 27 克，薺苨、石膏各 9 克，人參、茯神、磁石、知母、葛根、黃芩、栝蔞根、甘草各 6 克，㕮咀。以水 3 升，先煮豬腎、大豆取 2 升，去渣，下藥煮取 600 毫升，分 3 服，渴乃飲之。治強中，陰莖長興盛，不交津液自出；消渴病後發癰疽
豬腸	甘、微寒，入大腸經	潤燥、補虛、止渴止血	臟連丸：黃芩 150 克、槐角 100 克，地黃、槐花、地榆炭各 75 克，赤芍、當歸、荊芥穗、阿膠各 50 克，黃連 25 克，上藥粉碎成粗粉。另取豬大腸 350 克，洗淨切段，與粗粉拌勻，蒸透，乾燥，碎成細粉，過篩，混勻。每 100 克粉末用煉蜜 6 至 10 克，加適量水氾丸，乾燥，製成水蜜丸；或加煉蜜 80 至 110 克，製成小蜜丸或大蜜丸，即得。清腸止血，治腸熱便血、肛門灼熱、痔瘡腫痛。口服，每服 6 至 10 克，1 日 2 次。太衝穴與合谷穴僵硬脹痛
豬脊髓	甘、寒，入腎經	滋陰、生肌	1. 大補陰丸：熟地黃 225 克，黃柏、知母各 150 克，為末，合豬脊髓、蜜丸。服 70 丸，空心鹽白湯下。治骨蒸癆熱、遺精帶濁、消渴、瘡瘍。豬脊髓藥用製丸，要炮乾油脂成炭末才能入下焦。太衝穴與照海穴僵硬脹痛 2. 生血補髓飲：豬脊髓 40 克（炮焦炭狀）、龜板 15 克，熟地、丹參各 10 克，當歸 7.5 克，阿膠 5 克，白芍、杞子、杜仲、淡蓯蓉、虎骨（可不用）、鹿角膠各 4 克，煎服。治自體免疫力低、骨髓造血功能不良，最助改善髖關節退化。太衝穴與坵墟穴僵硬脹痛

8-3 犬肉、羊肉、牛肉、牛黃

犬肉

鹹，溫。入脾、胃、腎經。補中益氣、溫腎助陽，主治脾胃氣虛、胸腹脹滿、浮腫、腰膝軟弱、敗瘡久不收斂。補虛寒、助陽事，兩腎陰莖尤勝。黃者補脾，黑者補腎。畏杏仁，忌蒜。

羊肉

補虛勞，人參、羊肉之屬是也。可去弱、益氣血、壯陽道、開胃健力、通氣發瘡，治虛勞羸瘦、腰膝痠軟、久病體虛、氣血不足、產後虛冷、畏寒怕冷、陽痿尿頻、血虛頭暈、腹冷痛。骨煅用，反半夏、菖蒲，忌銅器。

1. 「羊肝」甘、苦、涼，入肝。益血、補肝、明目，治血虛萎黃羸瘦、肝虛目暗昏花、雀目、翳障。
2. 「羊膽」苦寒，點風淚眼、赤障白翳。
3. 「羊脛骨」入腎而補骨，燒灰擦牙良。羊脛骨灰，可以磨鏡。羊頭骨，可以消鐵。誤吞銅錢者，脛骨10克，米飲下。
4. 「羊乳」甘溫，補肺、腎虛，潤胃脘、大腸之燥。治反胃消渴、口瘡舌腫，含漱。蜘蛛咬傷。有渾身生絲者，飲之。
5. 「羊脂」甘、溫，入肺、大腸。補虛潤燥、袪風止癢，用於虛勞羸瘦、肌膚皸裂、久痢、瘡癬等。
6. 「羊血」解金、銀、丹石、砒、硫，一切諸毒。

牛肉

甘溫補脾土。安中補脾，益氣止渴。

1. 「牛乳」味甘微寒、潤腸胃、解熱毒、補虛勞，治反胃噎膈，大便燥結。牛乳加韭汁、或薑汁、或陳酒，治噎膈不通、噤口痢。
2. 「酥酪醍醐」皆牛、羊乳所作，滋潤滑澤，宜於血熱枯燥之人。
3. 「牛膽」納石灰於內，懸掛風處百日，治金瘡良。
4. 「牛肚」即牛胃，具補益脾胃、補氣養血、補虛益精、消渴、風眩之功效，宜病後虛羸、氣血不足、營養不良、脾胃薄弱之人。
5. 「牛尾」煮湯，益氣養血，增強肌力和強健骨骼。

牛黃

瀉熱、利痰、涼驚。牛食百草，其精華凝結成黃，猶人之有內丹，故能散火、消痰、解毒，為世神物。牛黃清心、涼肝，有息風止痙、定驚安神之效，能清心熱，又能化痰、開竅醒神，治中風、驚風、癲癇等。

單用為末，淡竹瀝化服即效，或與麝香、梔子、黃連等配伍，共奏清熱化痰、開竅醒神之功，如安宮牛黃丸。

與黃芩、雄黃、大黃等同用，治咽喉腫痛、口舌生瘡，如牛黃解毒丸；若咽喉腫痛、潰爛，可與珍珠為末吹喉，如珠黃散；又與麝香、乳香、沒藥等合用，以清熱解毒、活血散結，治癰疽、疔毒、乳炎、瘰癧等，如犀黃丸。亦治心熱肝熱、風火相搏、膠痰上壅，遂致中風不語，中臟宜之；若中腑及血脈者，用之反能引風入骨，如油入麵。

小兒百病皆胎毒痰熱所生，初生時，未食乳，用0.5克，合黃連、甘草末蜜調，令咂之良。

得牡丹、菖蒲良。人參為使，惡龍骨、龍膽、地黃、常山。孕婦慎用。

羊肉、牛肉、牛黃之性味、歸經、功用與例方

藥名	性味、歸經	功用	例方
羊肉	甘，溫。入脾、腎經	1. 益氣補虛、壯陽道 2. 溫中暖下、開胃健力	1. 當歸生薑羊肉湯：羊肉 200 克，生薑 15 克，當歸 9 克，以水 1600 毫升，煮取 600 毫升，溫服 200 毫升，日 3 服。治寒疝、虛勞、產後血虛有寒、腹痛、脇痛，喜溫喜按，腹中拘急，苔白，脈沉弦而澀 2. 腎瀝湯：羊腎一副，生薑 300 克，磁石 180 克，玄參、茯苓、芍藥各 150 克，黃耆、苁蓉、桂心、當歸、人參、防風、甘草、五味子各 110 克，地骨皮（2 升，切），以水 1.5 斗煮羊腎，取七升下諸藥，取三升去渣，分 3 服，可服 3 劑。治腎寒虛為癘風所傷，語音蹇澀、腳偏跛蹇、緩弱不能動，耳偏聾塞、腰背相引 3. 羊肝丸：夜明砂淘淨、蟬蛻、木賊去節、當歸酒洗各 40 克，羊肝煮或生用 150 克，羊肝去筋膜，水煮搗爛和丸。治目疾內障、目赤睛痛
牛肉	甘溫，歸脾、胃經	安中補脾，益氣止渴	倒倉法：牡黃牛肉 20 斤，洗淨煮為糜，去渣，熬成琥珀色。前一晚不食，至日空腹坐密室，取汁每飲 1 鍾，少時又飲，積數 10 鍾，身體覺痛，如病在上則吐，在下則痢，在中則吐而利，利後必渴，即飲己溺數碗，以滌餘垢。飢倦先與米飲，二日與淡粥，次與厚粥軟飯，將養一月，沉痾悉安。中年後行一二次，亦卻疾養壽之一助也。倒倉法，治咳而咯血、便濁滑精、病心痛（先以防風通聖散下其積滯）久嗽吐紅、發熱消瘦
牛黃	苦，涼。歸肝、心經	息風止痙、化痰開竅、清熱解毒	牛黃清心丸：黃連 15 克，黃芩、山梔仁各 9 克，鬱金 6 克，辰砂 4.5 克，牛黃 0.75 克，共研細末，麵糊丸，如黍米大。每服 7 至 8 克，燈心湯下。治溫邪內陷、熱入心包、身熱煩躁、神昏譫語；中風痰熱內閉、神昏語蹇，及小兒驚風、發熱抽搐

✚ 知識補充站

當歸生薑羊肉湯治寒疝虛勞，按壓太衝穴與三陰交穴痛感強烈。

腎瀝湯治腎寒虛為癘風所傷，按壓太衝穴與太溪穴痛感強烈。

羊肝丸治目赤睛痛，按壓太衝穴與坵墟穴痛感強烈。

倒倉法治咳而咯血、便濁滑精，按壓太衝穴與足三里穴痛感強烈。

牛黃清心丸治神昏語蹇、小兒發熱抽搐，按壓太衝穴與大陵穴痛感強烈。

8-4 白馬溺、驢溺、阿膠、黃明膠、虎骨、犀角、羚羊角

白馬溺

辛寒、瀉、殺蟲、消癖。破癥積，治反胃。

驢溺

辛寒、瀉、殺蟲。治反胃噎膈。須熱飲之。

阿膠

甘平而潤，平補。補血、止血、滋陰潤燥，治虛勞欬嗽、肺痿吐膿、吐血衄血、血淋血痔、腸風下痢。傷寒伏熱成痢者必用之。妊娠血痢尤宜。腰痠骨痛、血痛血枯、經水不調、崩帶胎動、妊娠下血，酒煎服。治癰疽腫毒及一切風病。

止血作用良好，治多種出血證，配伍人參、白芨等治吐衄咳唾失血、虛倦神怯。為補血佳品，與熟地黃、當歸、黃耆等補益氣血藥同用，治血虛萎黃、眩暈、心悸等。小兒驚風後，瞳仁不正者，以阿膠倍人參服最良。阿膠益神，人參益氣也。瀉者忌用，胃弱便溏者慎用。

黃明膠

即牛皮膠。補虛。真阿膠難得，牛皮膠亦可權用，其性味、歸經皆平補，宜虛熱者，諸膠皆能療風、補虛、止泄。癰疽初起，酒燉黃明膠120克服盡，毒不內攻。阿膠與黃膠、黃蠟並用治瀉痢。

虎骨

宣、辛、微熱，去風、健骨。追風健骨、定痛辟邪，治歷節風痛、風痺拘攣、四肢疼痛、腰腳不隨、驚悸癲癇、痔瘻脫肛。以頭骨、脛骨良。骨發黑者不可入藥。

李時珍曰：「虎骨通可用，凡治驚癇、溫瘧瘡疽、頭風，當用頭骨；治手足諸風，當用脛骨；腰背諸風，當用脊骨。」凡辟邪證，各從其類。

血虛火盛者慎服；若過於酒色勞碌，腎肝血熱者，腰膝痠疼腿痛，相似虎骨證候，不宜誤用。

犀角

苦酸鹹寒，涼心瀉肝，清胃中大熱；祛風利痰，辟邪解毒。治傷寒時疫，發黃發斑、吐血下血、蓄血譫狂、痘瘡黑陷、消癰化膿、定驚明目。能消胎氣，妊婦忌之。

犀角解一切毒，療一切血，及驚狂斑痘之證。犀食百草之毒，及棘，故能解毒。升麻為使，忌鹽。入湯劑磨汁用，入丸散細剉。今多以水牛角代之。

羚羊角

瀉心、肝火。羚之性靈，而精在角，辟邪而解諸毒。能清肝，明目去障；能祛風舒筋，治驚癇搐搦、骨痛筋攣；能瀉心肝邪熱，治狂越僻謬、夢魘驚駭；能散血，治瘀滯惡血、血痢腫毒；能下氣降火，治傷寒伏熱、煩滿氣逆、噎不通。痘科多用以清肝火。以秋季獵取最佳。捕後鋸取其角，曬乾。用時鎊成薄片、銼末或磨汁。

阿膠、虎骨、犀角、羚羊角之性味、歸經、功用與例方

藥名	性味、歸經	功用	例方
阿膠	甘，平。歸肺、肝、腎經	1. 清肺養肝、滋腎益氣、利大小腸 2. 和血補陰、除風化痰、潤燥定喘	1. 炙甘草湯（復脈湯）：生地黃 48 克，炙甘草、麥冬、麻仁各 12 克，桂枝、生薑各 9 克，人參、阿膠各 6 克，大棗擘 30 枚。以清酒 1400 毫升，水 1600 毫升，先煮八味，取 600 毫升，去渣，內膠烊消盡，溫服 200 毫升，日 3 服。治氣虛血少、脈結代、心動悸、胸悶氣短。太衝穴與神門穴僵硬疼痛 2. 膠艾湯：白芍、乾地黃各 12 克，艾葉、當歸各 9 克，川芎、阿膠、甘草各 6 克。以清酒 600 毫升，水 1000 毫升，先煮六味，取 600 毫升，去渣，內膠烊消盡，溫服 200 毫升，日 3 服。不瘥更作。治婦人衝任虛損、血虛有寒證。崩漏下血、月經過多、淋漓不止、產後或流產損傷衝任、下血不絕；或妊娠胞阻、胎漏下血、腹中疼痛。少苔。虛勞肺痿、乾咳無痰，或喀痰不爽、痰中帶血、虛煩失眠、自汗盜汗、咽乾口燥、便乾、脈虛數。石門穴至關元穴一帶疼痛
虎骨	辛鹹、氣平。入肝、腎經為緯	追風定痛、健骨、鎮驚	虎潛丸：黃柏 240 克，龜板 120 克，知母、熟地黃、白芍各 60 克，瑣陽、陳皮各 45 克，虎骨、乾薑各 15 克。治痿證。筋骨痿弱、腰膝痠軟、下肢無力、步履艱難、舌紅少苔、脈細弱。下元虛冷、精血虧損、陽痿早洩。太衝穴與太溪穴僵硬疼痛
犀角	苦、酸、鹹、寒。入心、肝、胃經	1. 涼心瀉肝、清熱定驚 2. 袪風利痰、涼血解毒	1. 消斑青黛飲：青黛、黃連、犀角（以水牛角代之）、石膏、知母、元參、梔子、生地黃、柴胡、人參、甘草，加薑、棗煎，入苦酒一匙，和服。治傷寒熱邪傳裏，裏實表虛，陽毒發斑 2. 導赤各半湯：黃連、黃芩、犀角（以水牛角代之）、知母、山梔、滑石、麥冬、人參、甘草、茯神，加燈心、薑、棗煎。治傷寒後心下不鞕、腹中不滿、二便如常、身無寒熱，漸變神昏不語，或睡中獨語，目赤口乾不飲水，與粥則嚥，不與勿思，形如醉人，名越經證
羚羊角	苦鹹微寒，入肝、肺、心經	1. 平肝息風、清肝明目、清熱解毒 2. 驚癇搐搦、惡血瘀滯 3. 煩滿氣逆、食噎不通	1. 羚角鉤藤湯：羚羊角 4 克、霜桑葉 6 克、川貝母 12 克，生地黃、竹茹各 15 克，雙鉤藤、菊花、茯神木、白芍各 9 克，甘草 3 克，水煎 2 次作 2 次服，1 日服 2 劑。涼肝熄風、增液舒筋，治小兒高熱抽搐，見高熱、煩悶躁擾、手足抽搐，甚至神昏，或妊娠，舌質絳而乾，脈弦而數者 2. 羚羊角散：羚羊角屑 6 克，獨活、防風、芎藭、當歸、棗仁、茯神、杏仁、薏仁各 3 克，木香、甘草各 1.5 克，加薑煎，一方有五加皮。治妊娠中風、涎潮忽仆、目吊口噤、角弓反張，名子癇

8-5 鹿茸、熊膽、麝香、象皮、獺肝、蝟皮、兔矢、鼹鼠矢

鹿茸

甘溫純陽、大補陽虛。生精補髓，養血助陽，強筋健骨。治腰腎虛冷、四肢痠痛、頭眩眼黑、崩帶遺精，一切虛損勞傷。惟脈沉細，相火衰者宜之。

鹿角屑熬黃為末酒服，主治腰脊虛冷、刺痛。

鹿角鹹溫，生用散熱行血、消腫辟邪，治夢與鬼交。鍊霜熬膏，則專於滋補。

鹿角初生長二三寸，分歧如鞍，紅如瑪瑙，破之如朽木者良。酥塗微炙用。或酒炙。

熊膽

苦，寒。歸肝、膽、心經。清熱解毒、息風止痙、清肝明目。治驚癇五痔，塗之即瘥。

能清肝息風止痙，治肝經熱盛，熱極生風致高熱、驚風癲癇、手足抽搐；治子癇、小兒痰熱驚癇。清熱解毒、消散癰腫，治瘡癰腫痛、痔瘡腫痛，用水調化塗於患部，或加少許冰片，用膽汁塗。外用滴眼，或內服治肝熱目赤腫痛、目生翳障；亦治熱毒壅結之咽喉腫痛。

麝香

辛溫香竄，開經絡、通諸竅、透肌骨、暖水臟。治卒中諸風、諸氣、諸痛、諸血、痰厥驚癇、癥瘕瘴瘧、鼻窒耳聾、目翳陰冷，辟邪解毒，殺蟲墮胎，壞果敗酒，治果積酒積。孕婦忌用。

開竅通閉醒神作用極強，為醒神回甦要藥，最宜閉證神昏。中風不醒者，以麝香清油灌之，先通其關。能活血散結、消腫止痛，內服外用均有良效；活血通經，催生下胎；宜風病在骨髓者，治中惡客忤垂死（麝香3克，醋和灌之）。

研用。凡使麝香，用當門子尤妙。忌蒜，不可近鼻，防蟲入腦。

象皮

甘、鹹，寒。斂瘡生肌，皮灰外用，治瘡口金瘡久不癒合。亦可熬膏入散。

「象膽」亦能辟塵，與熊膽同功。

獺肝

甘鹹而溫。益陰補虛、殺蟲止嗽，補肝腎、殺傳屍，治傳屍鬼疰有神功。

古方有獺肝丸，獺肝烘乾炙為末，水服6至8克，日三，以瘥為度。

蝟皮

苦平，瀉、涼血，治腸風瀉血，五痔陰腫。煅黑存性用。「脂」滴耳中，治聾。「膽」點痘後風眼。

兔矢

一名明月砂，宣、明目、殺蟲，治勞瘵五疳，痘後生翳。「兔肝」瀉肝熱，故能明目。「兔肉」治消渴，小兒食之稀痘瘡。

鼹鼠矢

甘而微寒，宣調陰陽。治傷寒勞復發熱，男子陰易腹痛。

「鼠膽」明目，汁滴耳中，治二十年老聾。「鼠肉」治兒疳鼠漏。

鹿茸、麝香之性味、歸經、功用與例方

藥名	性味、歸經	功用	例方
鹿茸	甘、鹹，溫。歸腎、肝經	1. 生精補髓、養血助陽、強筋健骨 2. 調衝任、托瘡毒	1. 龜鹿二仙膠：鹿角 5000 克、龜板 2500 克、人參 500 克、枸杞子 1000 克，熬製成膏狀。大補精髓、益氣養神。治腎虧、陰陽兩虛、瘦弱少氣、夢遺洩精、陽痿早洩、目視不明，精極之證，脈象細弱。有調節免疫、延緩衰老、預防骨質疏鬆，改善精神萎靡、精子不足，緩解退化性關節炎及更年期症狀；亦宜癌症放射治療後白血球降低、體質虛寒者，體內發炎、體質熱、腸胃差者避免服食。水泉穴至中封穴按之痛感強烈 2. 斑龍丸：鹿角膠、鹿角霜、菟絲子、柏子仁、熟地黃各 300 克，白茯苓、破故紙各 150 克，為細末，酒煮米糊和丸，或以鹿角膠入好酒烊化和丸，薑鹽湯下 10 克。治傷中勞絕、腰痛羸疲、婦人血閉無子、止痛安胎，久服輕身延年。宜中老年陰陽兩虛、精神衰減、腰膝痠痛、容顏早衰或滑精早洩者。陰谷穴與膝關穴按之痛感強烈
麝香	辛、溫，歸心、脾經	開竅醒神、活血通經、止痛、催產	1. 當歸龍薈丸：當歸、龍膽草、梔子炒、黃芩、黃連、黃柏各 30 克，大黃、蘆薈、赤茯苓各 15 克，木香 6 克，麝香 1.5 克，共研細末，煉蜜為丸，如小豆大。每次 4.5 克，1 日 2 次，生薑湯送下。或改作湯劑，水煎服，用量按原方比例酌減。治肝經實火證，頭暈目眩、耳聾耳鳴、神志不寧、驚悸搐搦、躁擾狂越，咽膈不利、大便秘結、小便澀滯、陰囊腫脹，或胸脅作痛。陰包穴與地機穴按之痛感強烈 2. 安宮牛黃丸（牛黃清心丸）：牛黃（20%）、犀角（20%）、鬱金（15%）、麝香（5%）、黃連、珍珠，並輔以黃芩、梔子、冰片、硃砂、雄黃。以上諸藥，研極細末，並以蜂蜜（占總重量 15%）煉之成丸，以金箔為衣，外以白蠟保護。每次服一丸，1 至 3　小兒服 1/4 丸。脈虛者，用人參湯送下；脈實者，用銀花薄荷湯送下。安宮牛黃丸原方使用犀牛角，今多以水牛角濃縮粉替之。為治療溫熱病熱陷心包、中風昏迷、小兒驚厥要方，症狀為神昏譫語、煩躁不安等。方中之雄黃、硃砂具有毒性，根據臨床報告記載食用安宮牛黃丸可能導致汞毒性腎病、過敏反應、體溫過低等症狀。按壓足五星穴與手三里穴痛感強烈

8-6 燕窩、雀、鴿、雉、鵝、麋茸、麋角

燕窩

甘淡平。大養肺陰，化痰止嗽；為調理虛勞之聖藥。一切病之由於肺虛，不能肅清下行者，用此皆可治之。開胃氣、潤大小腸、已勞痢，益小兒痘疹。出沿海，有紅、白、烏三色，可入煎藥。

雀

甘溫、補陽、益精，壯陽氣、益精髓、暖腰膝、縮小便，治血崩帶下。不可同李及諸肝食。妊婦食之，令子多淫，服白朮人忌。

「雀頭血」治雀盲。

「雀糞」名白丁香，苦溫。治疝瘕積脹疼癬、目翳胬肉、癰疽瘡癤、咽喉齒齲。

「雀蛋」益精血，治男子腎虛陽痿、精血不足，婦女閉經帶下、便溺不利、肝虛目昏或夜盲，較麻雀肉作用強。可配羊肉、附子、蛇床子等煎湯或熬膏。陰虛火旺、陽盛者不宜食雀蛋。

鴿

一名鵓鴿。鹹平、解毒。解諸藥毒，及人馬久患疥。治惡瘡、風癬白癜、厲瘍風。唯白色者入藥。

「卵」解瘡毒痘毒。「屎」名左盤龍，消腹中痞塊、瘰癧諸瘡、療破傷風，及陰毒垂死者。

臨床上，孩童吸入被鴿糞污染的灰塵，可能會感染隱球菌腦膜炎，多先持續頭痛，開始只是悶痛，後來愈來愈痛，且個性變得暴躁、易怒；之後，發燒合併持續噁心與嘔吐，需接受抗黴菌藥物治療。

雉

即野雞。甘酸而溫，入脾、胃、肝，補中益氣、止瀉痢，治脾虛瀉痢、胸腹脹滿、消渴、小便頻數、痰喘、瘡瘍。有痼疾者不宜食。

鵝

甘溫有毒，發風動瘡。「血」愈噎膈反胃。「卵」甘溫，補中益氣。

皮膚過敏、腸胃虛弱、皮膚瘡毒等患者忌食。有頑固性宿疾、痼疾者，以及慢性濕疹、癰腫疔瘡、痔瘡者，切勿多食。

「鵝肉」是含高蛋白質、低脂肪、低膽固醇的健康肉類，治初期糖尿病、食慾不振、氣短乏力。「血」愈噎膈反胃。「卵」甘溫，補中益氣。

李時珍曾稱道它的藥用功效。另外，鵝血作為食材並不普遍，但在民間認為它有治胃癌、食道癌的神奇療效。

麋茸、麋角

功用與鹿相倣，而溫性差減。

小博士解說

燕窩是中國自明代以來開始被食用的傳統名貴食品之一，含有促進細胞分裂的激素以及表皮生長因子，能清虛熱、治虛損，增強免疫力、養陰潤燥、養顏緩衰老。

現代藥理研究證明，鵝血在醫學上有其藥用價值。鵝血中含有較高濃度的免疫球蛋白，以及一種抗癌因子等活性物質，可增強人體體液免疫而產生抗體，提高免疫功能、增加白血球，促進淋巴細胞吞噬功能，對艾氏腹水癌有一定的抑制率。

燕窩、鴿、鵝之性味、歸經、功用與例方

藥名	性味、歸經	功用	例方
燕窩	甘淡平	1. 大養肺陰、化痰止嗽 2. 開胃氣、潤大小腸、已勞痢 3. 益小兒痘疹	1. 冰糖杞棗燕窩：乾品燕盞放進碗中，以常溫水浸泡 4 至 6 小時（如是燕條和燕碎，浸泡 2 至 3 小時），挑去雜質；和泡開去核紅棗、枸杞一起入燉盅，加常溫水蓋過材料，覆上蓋子，以文火隔水燉煮約 15 分鐘，入冰糖再燉 15 分鐘即可。滋陰補氣、潤澤化痰、養顏防衰、調理虛勞 2. 燕窩蛋白燉奶：同上揭浸泡法，去雜質後，將燕窩、紅棗和牛奶入燉盅內，以中小火隔水燉 15 分鐘，加入冰糖再燉 15 分鐘即可。補肺止咳、養血安神、滋潤養顏
鴿	鹹平	1. 補腎益氣、養血 2. 解諸藥毒，及人馬久患疥	1. 鵪鴿蓮藕湯：鴿肉、豬瘦肉各 150 克，玉竹 20 克，蓮藕半節、紅蘿蔔、栗子、腰果適量，入砂鍋加水淹過材料，煮開後轉文火續燉 1 小時，加鹽調味起鍋。益氣補虛、祛風解毒、病後補養，改善體弱不振、精神不濟 2. 枸杞鴿煲湯：老鴿 1 隻，沙參、白芷、黨參、山藥、百合、蓮子各 5 克，扁豆、枸杞、蔥、薑各 10 克，紅棗 25 克，薏苡仁 40 克。鴿子處理乾淨，川燙去血沫，與所有藥材一起入砂鍋，加水淹過材料，煮開後轉文火續燉 1 小時，加鹽調味起鍋。補肝腎、益氣血，改善老人體虛、腰膝痠軟、男性陰囊腹股溝濕疹搔癢
鵝	甘溫有毒	補虛益氣、暖胃生津	1. 白斬鹽水鵝：市售熟食鹽水鵝肉，剁塊，搭配嫩薑絲食用。促進食慾、補充優質蛋白質，改善虛勞乏力、食慾不振 2. 鵝血韭菜湯：鵝血洗淨，加綠韭菜段煮湯。暖胃補虛、提振精力、增強免疫力

✚ 知識補充站

　　大雄雞蛋，有「卵黃金」之稱。有高營養和食療價值，含多種胺基酸、微量元素及維生素。蛋清中含少量抗菌肽，術後傷後食用可加速傷口癒合，提高病人及孕婦、胎兒的免疫力，增進哺乳婦的母乳質量，預防及降低腦心血管疾病發病率。

　　鴿肉含豐富蛋白質，脂肪量極低，被人體消化吸收率高。鴿肉中富含維生素 A、B、B2、E，以及有助造血功能的微量元素，這些微量元素甚至超過雞、魚、牛、羊肉所含。食用的鴿通常會選擇較年幼的乳鴿。老鴿則多用來煲湯作食療。

第 9 章
鱗介魚蟲部

9-1 龍骨、龍齒、鯉魚、鯽魚、石首魚、鱧魚膽、青魚膽、鱔魚、鰻鱺、蚺蛇膽、白花蛇、烏梢蛇、蛇蛻

龍骨

澀瀉、固腸、斂驚。能收斂浮越之正氣、澀腸益腎、安魂鎮驚、辟邪解毒。治多夢紛紜、驚癇瘈瘲、吐衄崩帶、遺精脫肛、利大小腸、固精止汗、定喘斂瘡，皆以澀止脫之義。

生品潛陽安神，治陰虛陽亢、煩躁易怒、心悸失眠、頭暈目眩、癲狂驚等證；煅後偏收斂固澀，治遺精早洩、帶下崩漏、虛汗久瀉、濕瘡癢疹、瘡口不斂、外傷出血等。煅研外用，收濕斂瘡，治濕瘡流水，日久不愈。

忌魚及鐵。畏石膏、川椒，得人參、牛黃良。牛黃惡龍骨，而龍骨得牛黃更良，有以伏也。

龍齒

澀涼鎮驚、鎮心安魄。治同龍骨，治大人痙癲狂熱、小兒五驚十二癇。

鯉魚

甘平，通行水中利不便。治欬逆上氣、腳氣黃疸、妊娠水腫。骨燒灰，療魚骨鯁。煮食，下水氣、利小便；燒末，能發汗、定氣喘、咳嗽、下乳汁、消腫。

鯽魚

甘溫，補、調胃，諸魚屬火，獨鯽屬土，土能制水，故有和胃、實腸、行水之功，治腳氣及上氣。忌麥冬、芥荽、沙糖、豬肝。

石首魚

甘平，補土、和胃。即乾白魚鯗，首中有石，故名。開胃消食，治暴痢腹脹。痢疾最忌油膩、生冷，惟白鯗相宜，以其無脂，不膩而能消宿食、理腸胃。以石首魚鰾，合破故紙等為丸，名魚鰾丸，暖精種子。

鱧魚膽

瀉熱，凡膽皆苦，惟鱧魚膽甘。喉痺將死者，點入即瘥；病深者，水調灌之。鱧魚俗名烏魚，即七星魚。鱧魚1斤以上，和冬瓜、蔥白作羹，治十種水氣。

青魚膽

苦寒、瀉熱，色青入肝膽，治目疾。點眼消赤腫障翳，嚥津吐喉痺痰涎，塗火熱瘡，療魚骨鯁。

鱔魚

甘溫、宣、去風，補五臟，除風溼。

「尾血」療口眼喎斜；滴耳，治耳痛；滴鼻，治鼻衄；點目，治痘後生翳。鱔善穿穴，故能走經絡、療風邪，及諸竅之病。風中血脈，用血主之，從其類也。

鰻鱺

甘平、補虛損、去風殺蟲，治骨蒸勞瘵、濕痺風痺、陰戶蝕癢。鰻鱺淡炙食，治諸蟲心痛多吐，冷氣上攻滿悶。

蚺蛇膽

瀉熱、明目、護心，蚺稟巳土之氣，膽屬甲乙風木，氣寒有小毒，其味苦而帶甘。涼血明目，療疳殺蟲，主肝、脾之病。肉極腴美，主治略同。

白花蛇

甘鹹而溫，去風濕。蛇善行數蛻，花蛇又食石南，故能內走臟腑，外徹皮膚，透骨搜風，截驚定搐。治風濕癱瘓、大風疥癩、中風、口眼喎斜、半身不遂。本品較溫燥，血虛生風者不宜單用。

烏梢蛇

宣、去風濕。功同白花蛇。性善不噬物，眼光至死不枯。大者力減，去頭與皮骨，酒煮或酥炙用。血虛生風者忌用。

蛇蛻

輕宣、去風毒，甘鹹無毒。性靈而能辟惡，故治鬼魅蟲毒。性竄而善去風，故治驚癇風瘙、重舌喉痺。能殺蟲，故治疥癬惡瘡、疔腫痔漏。屬皮而性善蛻，故治皮膚瘡瘍、難產目翳。

龍骨、鯉魚、白花蛇、烏梢蛇之性味、歸經、功用與例方

藥名	性味、歸經	功用	例方
龍骨	甘澀微寒，入心、腎、大腸、肝經	澀腸益腎、安魂鎮驚、辟邪解毒	1. 柴胡加龍骨牡蠣湯：柴胡、龍骨、黃芩、生薑、鉛丹、人參、桂枝、茯苓、半夏、大黃、牡蠣、大棗以水 8 升，煮取 4 升，內大黃，切如棊子，更煮一、兩沸，去渣，溫服 1 升。治傷寒八、九日，下之，胸滿煩驚，小便不利，讝語，一身盡重，不可轉側者。蠡溝穴與大鍾穴多僵硬脹痛 2. 桂枝去芍藥加蜀漆龍骨牡蠣救逆湯：桂枝、炙甘草、生薑、大棗、熬牡蠣、蜀漆、龍骨右七味，以水 1.2 斗升，先煮蜀漆，減 2 升；內諸藥，煮取 3 升，去渣，溫服 1 升。治傷寒脈浮，醫以火逼劫之，亡陽，必驚狂，起臥不安者。照海穴與中封穴多僵硬脹痛 3. 桂枝甘草龍骨牡蠣湯：桂枝、炙甘草、熬牡蠣、龍骨，右四味，以水 5 升，煮取 2.5 升，去渣，溫服 8 合，日 3 服。治火逆下之，因燒鍼煩躁者。行間穴與然谷穴多僵硬或脹痛
鯉魚	甘平，入脾、肺、肝三經	下水氣，利小便	1. 治癰腫：鯉魚燒作灰，醋和敷之 2. 治水腫：鯉魚、赤小豆煮取湯，或鯉魚煮粥，食粥吃魚，利尿、消腫，治妊娠水腫、一般水腫
白花蛇	甘鹹而溫苦。有小毒。入肝經	祛風通絡、息風定驚	1. 配黃耆、桂枝、白芍、炙甘草、當歸等，補氣活血、養血通絡，治半身不遂日久者 2. 配薄荷、蛇蛻、荊芥、防風、全蠍等；或配當歸、首烏、白芍等，治疥癩頑癬搔癢日久不愈
烏梢蛇	甘，鹹，平。入肺、脾二經	功用同白花蛇，而性善無毒	1. 配白花蛇，祛風通絡、定驚止痙，剛柔相濟，治風寒濕痺、驚癇抽搐；配防風，治風寒濕痺 2. 配天麻，祛風定驚力更甚，治驚風、頭風、風癇

9-2 海狗腎、穿山甲、海螵蛸、龜板、鱉甲、蟹、蝦

海狗腎

甘鹹大熱，補腎助陽。治虛損勞傷、陰痿精冷。功近蓯蓉、瑣陽。

穿山甲

一名鯪鯉。鹹寒善竄，專能行散通經絡、達病所，爲風瘧瘡科要藥。治風濕冷痺，通經下乳、消腫潰癰、止痛排膿、和傷發痘。以其食蟻，燒存性爲末敷之治蟻瘻。如鼉而短，似鯉有足，尾甲力更勝。或生或燒、酥炙醋炙、童便油煎、土炒，隨方用。氣虛者慎用；孕婦及癰腫已潰者忌用。

海螵蛸

一名烏賊骨。宣通血脈。治肝腎經病、血枯血瘕、血崩血閉、腹痛環臍、陰蝕腫痛、瘧痢疳蟲、目翳淚出、聤耳出膿；並有良好的制胃酸止胃痛作用。惡附子、白芨、白斂，能淡鹽。

龜板

甘平至陰，補心益血。滋陰潛陽資智、益腎健骨、固經止血，治陰血不足、勞熱骨蒸、腰腳痠痛、久瀉久痢、久嗽欬瘧、癥瘕崩漏、五痔難產、陰虛血弱之證。大者良，上下甲皆可用。酥炙、或酒炙、醋炙、豬脂炙，煆灰用。惡人參。

龜膠合鹿膠一陰一陽，名龜鹿二仙膏。市售常見的有龜鹿二仙膠（龜鹿杞參，板塊狀）與龜鹿二仙膠錠（龜鹿）。

鱉甲

補陰、退熱，滋陰潛陽、軟堅散結。用於骨蒸潮熱證，骨蒸盜汗、肌肉消瘦、往來寒熱、溫瘧瘧母、腰痛脅堅、血瘕痔核、經阻產難、腸癰瘡腫、驚癇斑痘。治陰虛發熱作用較龜甲爲優，爲治瘧及治陰虛發熱要藥，如鱉甲煎丸治瘧母。惡礬石，忌莧菜、雞子。

「鱉肉」涼血補陰，亦治瘧痢。

蟹

鹹寒、瀉、散血，除熱解結、散血通經、續筋骨、塗漆瘡。然寒胃動風。「蟹爪」墮胎，產難及胎死腹中者，服蟹爪湯即出。

中蟹毒者，搗藕節，熱酒調服。

蝦

甘溫、補陽。託痘瘡、下乳汁、吐風痰、壯陽道。

中風證，以蝦半斤，入薑、蔥、醬料水煮，先吃蝦，次喝汁，以鵝翎探引吐出痰涎，隨證用藥。

穿山甲、海螵蛸、龜板、鱉甲之性味、歸經、功用與例方

藥名	性味、歸經	功用	例方
穿山甲	鹹、微寒、善竄。歸肝、胃經	1. 能行散、通經絡、達病所 2. 活血消癥、通經下乳、消腫排膿	1. 復元活血湯：柴胡 15 克，栝蔞根、當歸各 9 克，紅花、甘草、炮穿山甲各 6 克，酒浸大黃 30 克，桃仁（酒浸，去皮尖，研如泥）15 克。除桃仁外，銼如麻豆大，每服 40 克，水一盞半，酒半盞，同煎至七分，去渣，食前大溫服之。以利為度，得利痛減，不盡服。現代用法：共為粗末，每服 30 克，加黃酒 30 毫升，水煎服。治跌打損傷、瘀血阻滯證，脅肋瘀腫，痛不可忍 2. 透膿散：生黃耆 12 克、當歸 6 克、穿山甲炒 3 克、皂角刺 4.5 克、川芎 9 克，水煎服，或加黃酒少許。補益氣血、托毒潰膿。治癰瘡正虛，不能托毒。證見成膿難潰、漫腫無頭，或瘍脹熱痛，舌紅苔黃，脈虛數
海螵蛸	鹹、澀，微溫。歸肝、腎經	1. 固精止帶、收斂止血 2. 制酸止痛、收濕斂瘡	血枯丸：四烏鰂骨一藘茹二物幷合之，丸以雀卵，大如小豆，以五丸為後飯，飲以鮑魚汁，利腸中及傷肝。治血枯，得之年少時，有所大脫血，若醉入房中，氣竭肝傷，故月事衰少不來也。三陰交穴與靈道穴多僵硬或脹痛
龜板	甘平至陰，歸肝、腎、心經	補心益腎，滋陰資智	1. 龜鹿二仙膠（龜鹿杞參）：與補方藥同用，治白血病、白血球減少症、神經衰弱、發育不良、性功能減退、再生障礙性貧血等。臨床上，應用龜鹿二仙膠治腰膝痠軟時，未成年人應中病即止 2. 龜鹿二仙膠錠：助生長發育，體質虛弱孩童，發育轉骨期，睡前酌量服用，大益腦脊髓發育。脾胃虛弱食少者慎服；必要時，務必配合調理消化道之補益劑，於三餐前服用少量六君子湯，晚餐後再減量服龜鹿二仙膠，調理得宜，效果良好 3. 孔聖枕中丹：龜板、龍骨、遠志、石菖蒲各 30 克，為細末或蜜製小丸，1 次服 5 克，1 日 3 服；或上藥各 1/3 量水煎 2 次作 2 次服，1 日 2 劑。補腎寧心、益志安神，治心虛驚悸，失眠健忘 4. 固經丸：龜板、黃芩、白芍各 30 克，椿根白皮 21 克、黃柏 9 克、香附 8 克，為末，酒糊為丸。每次 6 至 8 克，空腹時溫酒或白湯送下。滋陰清熱、固經止血。治經水過多、崩中漏下
鱉甲	鹹平屬陰，入脾、肺、肝、腎經	益陰除熱、軟堅散結	青蒿鱉甲湯：青蒿、知母各 6 克、鱉甲 15 克、生地黃 12 克、牡丹皮 9 克，水煎 2 次作 2 次服，1 日 2 劑。養陰透熱、滋陰清熱、潛陽息風，治陰虛發熱、陰虛陽亢、陰虛風動

9-3 牡蠣、蛤粉、瓦楞子、田螺、石決明、珍珠

牡蠣

鹹澀微寒，澀腸、補水、軟堅。治虛勞煩熱、溫瘧赤痢、利濕止渴，爲肝、腎血分之藥。其鹹寒質重，有類似石決明之平肝潛陽作用。

鹽水煮一伏時，煅粉用，收斂固澀，用熟牡蠣；其他則生用。以柴胡引之，去脅下硬；茶引之，消頸核；大黃引之，消股間腫。以地黃爲使，益精收澀、止小便利；以貝母爲使，消積結。貝母爲使，惡麻黃、辛夷、吳茱萸，得甘草、牛膝、遠志、蛇床子良。軟堅散結多與玄參、貝母搭配，鎮靜安神多配伍龍骨搭配，如柴胡加龍骨牡蠣湯。

煅牡蠣殼中之碳酸鈣多轉爲氧化鈣，可用作制酸劑。

蛤粉

蛤蜊殼煅爲粉，與牡蠣同功。清肺化痰，治痰熱咳嗽、痰黃黏稠，及痰火鬱結、胸脅疼痛、軟堅散結、利水消腫。煅用，能制酸止痛，治胃痛吞酸。「蛤肉」鹹冷，止渴解酒。

瓦楞子

即蚶殼。鹹瀉、平，消癥散痰、軟堅散瘀、消積。生用，散瘀消痰，治癥瘕、瘰癧。製用，制酸止痛，治胃痛、嘈雜。

田螺

甘、鹹、寒，瀉熱。入脾、胃、肝、大腸經。利濕清熱、止渴醒酒、利大小便。治腳氣黃疸、噤口毒痢、目熱赤痛，擦痔瘡狐臭。

田螺肉，清熱、明目、利尿、通淋，治尿赤熱痛、尿閉、痔瘡、黃疸等。多食寒中，脾虛者忌食。田螺殼，散結、斂瘡、止痛，治濕疹、胃痛及小兒驚風等。

石決明

瀉風熱、明目，除肺肝風熱、除青盲內障，水飛點目外障；亦治骨蒸勞熱，通五淋，解酒酸。其性鹹寒清熱、質重潛陽，專入肝經，有平肝陽、清肝熱之功，爲涼肝鎮肝要藥，治肝腎陰虛、肝陽眩暈。又，清肝火而明目退翳，爲治目疾常用藥，治療肝火上炎目赤腫痛。

如蚌而扁，惟一片無對，七孔九孔者良。鹽水煮一伏時，或麵裏煨熟，研粉極細用。

珍珠

瀉熱、定驚。甘鹹性寒，感月而胎。水精所孕，水能制火。珍珠母有與石決明相似的平肝潛陽、清瀉肝火作用。

鎮心安魂、墜痰拔毒、收口生肌，治驚熱痘疔、下死胎胞衣；塗面好顏色，點目去翳膜，綿裏塞耳治聾；研細末外用，燥濕斂瘡，治濕瘡搔癢。取新潔未經鑽綴者，乳浸三日，研粉極細用；不細傷人臟腑。

牡蠣、瓦楞子、石決明、珍珠之性味、歸經、功用與例方

藥名	性味、歸經	功用	例方
牡蠣	鹹、澀、微寒。歸肝、腎經	1. 平肝潛陽 2. 軟堅散結 3. 收斂固澀	1. 大定風珠：白芍、生地黃各 18 克，阿膠 9 克，龜板、牡蠣、鱉甲、麥冬、甘草各 12 克，火麻仁、五味子各 6 克，雞子黃 2 枚，水煎二次，入雞子黃攪勻，作 2 次服，1 日 2 劑。滋陰熄風。治流行性乙型腦炎、化膿性腦膜炎、登革熱、流行性出血熱、敗血症、心力衰竭，見後期神倦、手足蠕動，舌質絳，苔少，脈虛弱者 2. 消瘰丸：元參蒸、牡蠣煅醋研、貝母去心蒸各 120 克，共為末，煉蜜為丸，如梧桐子大。每服 8 至 10 克，開水下，日 2 服。清熱滋陰、化痰散結，治肝腎陰虧所致的瘰癧 3. 安中散：桂皮、延胡索、牡蠣、小茴香、砂仁、甘草、良薑。治急慢性胃痛反胃、泛酸、寒邪氣滯、停積不消、腹脇脹痛及婦人經痛 4. 柴胡桂枝乾薑湯：治胸脇滿。柴胡劑量是牡蠣的四倍 5. 桂枝甘草龍骨牡蠣湯：治煩躁。牡蠣劑量是桂枝的二倍
瓦楞子	鹹、平，入肺、胃、肝經	化痰、軟堅、散瘀、消積	甘楞散：甘草粉、瓦楞子，煅透研細末，每次 4 克，每日 3 次，飯前 20 分鐘開水沖服，制酸止痛，治胃酸過多之胃痛、胃及十二指腸潰瘍
石決明	鹹，寒。歸肝經	平肝潛陽、清肝明目	1. 石決明丸：石決明、五味子、菟絲子（酒浸）各 40 克，山芋、知母、細辛、熟地黃各 60 克，為末，煉蜜為丸，梧桐子大。每服 6 至 8 克，空腹米飲送下。治肝虛血弱、兩目昏暗、翳膜遮睛 2. 石決明丸：石決明（刮削，淨洗）、地膚子、黃連（去鬚）、青葙子、大黃（銼，炒）、茺蔚子各 40 克，皂莢（去黑皮，塗酥炙）、人參、黃芩（去黑心）、炙甘草各 1 克，為末，煉蜜為丸，如梧桐子大。每服 6 至 8 克，食後服，臨臥再服。治風熱目赤、眼腫赤痛
珍珠	鹹，寒。歸肝、心經	1. 平肝潛陽、清肝明目 2. 鎮心安魂、收口生肌	1. 配伍牡蠣、白芍藥、磁石等平肝藥，治肝陽眩暈、頭痛、耳鳴；肝陽上亢並有肝熱煩躁易怒者，可配伍鉤藤、菊花、夏枯草等清肝火的藥物 2. 與石決明、菊花、車前子配伍，可清肝明目退翳；用治肝虛目暗、視物昏花，則與枸杞子、貞子、黑芝麻等配伍，可養肝明目 3. 與天麻、鉤藤、天南星等息風止痙藥配伍，治療癲癇、驚風抽搐

9-4 蛤蚧、蜂蜜、露蜂房、殭蠶、原蠶砂

蛤蚧

補肺潤腎、益精助陽、止喘定嗽，治渴通淋、定喘止嗽、肺痿咳血，氣虛血竭者宜之。補肺止渴，功同人參；益氣扶羸，功同羊肉。欬嗽由風寒外邪者，不宜用。

能峻補肺腎之氣而納氣平喘，爲治虛喘勞嗽的要藥，常與人參同用。

凡使去頭足。其毒在眼，用須去眼。洗去鱗內不淨及肉毛，酥炙或蜜炙，或酒浸焙用。

蜂蜜

甘，平。又名多釀、石蜜、巖蜜。草木精英，含露氣以釀成。補中緩急、潤肺止咳、滑腸通便，能滑腸，平素大便溏薄、腸滑泄瀉者忌食；痰濕內蘊，腹滿痞脹者忌食；糖尿病患者忌食；嘔吐之人及慢性濕疹者忌食。

補氣藥如甘草、黃耆，蜜製後，可增強補益功效；用於久咳肺虛、及肺燥乾咳、咽乾等證。《傷寒論》中，很多藥方如沒有蜂蜜，將失去效能，小柴胡湯、小建中湯、黃連湯、半夏瀉心湯、生薑瀉心湯、甘草瀉心湯、理中丸、桂枝湯等都不能沒有甘草，而甘草多是用蜂蜜製過，是貧血者及孕產婦的滋補良藥。

蜂蜜中含有 180 多種不同的營養物質，主要是葡萄糖和果糖。被稱爲「老人的牛奶」。蜂蜜忌與生蔥、大蒜、萵苣、韭菜、鮮魚一同食用。

「黃蠟」療下痢，蜜質柔性潤，故滑腸胃；蠟質堅性澀，故止瀉痢。續絕傷。

露蜂房

宣、解毒、殺蟲，甘平有毒，爲陽明藥。攻毒殺蟲、祛風止痛。治驚癇瘈瘲，附骨癰疽，根在臟腑。塗瘰癧成瘺、止風蟲牙痛，敷小兒重舌，起陰痿。

配玄參、蛇蛻等熬膏外貼癰疽、瘰癧、癬瘡；配伍桂枝、烏頭、蜈蚣等，治風濕痹痛；配伍蟬蛻、白蘚皮等，治癮疹搔癢；亦常用於惡性腫瘤，與全蠍、殭蠶、山慈菇等配伍。

殭蠶

輕宣去風、化痰。殭而不腐，得清化之氣，能治風化痰、散結行經。治中風失音、頭風齒痛、喉痺咽腫、丹毒搔癢、瘰癧結核、痰瘧血病、崩中帶下、小兒驚疳、膚如鱗甲，下乳汁，滅瘢痕。若諸證由於血虛，而無風寒客邪者勿用。惡桑螵蛸、茯苓、茯神、桔梗、萆薢。

「蠶繭」甘溫，能瀉膀胱相火，引清氣上朝於口，止消渴。癰疽無頭者，燒灰酒服。

「雄蠶蛾」氣熱性淫，主固精強陽，交接不倦。

原蠶砂

晚蠶矢也，淘淨曬乾。燥濕、去風，蠶食而不飲，屬火性燥，能去風勝濕。其砂辛甘而溫，炒黃浸酒，治風濕爲病、肢節不隨、皮膚頑痹、腰腳冷痛、冷血瘀血，炒熱熨患處亦良。麻油調敷，治脾有風濕致爛弦風眼。

蛤蚧、蜂蜜、殭蠶之性味、歸經、功用與例方

藥名	性味、歸經	功用	例方
蛤蚧	鹹，平。歸肺、腎經	1. 助腎陽、益精血 2. 補肺氣、定喘嗽	1. 蛤蚧酒：蛤蚧 1 對，白酒 1000 毫升。用淡鹽水洗淨蛤蚧去頭、足、鱗片，切小片，浸入白酒中，密封浸泡 30 天即成，每日晚上九點半前，飲用 1 小匙。治慢性支氣管炎、腎虛腰痛、陽痿不舉，連續 2 劑左右，症狀持續者，務必要早睡，晨起運動，必能改善 2. 蛤蚧粥：蛤蚧 10 克，白米 100 克，冰糖適量。蛤蚧去頭、足、鱗片用淡鹽水洗淨，切小片，入鍋，加適量清水，浸泡 5 至 10 分鐘，水煎取汁，加白米煮粥，待熟時調入冰糖，再煮一、二沸服食。或蛤蚧研末，每次取 1 至 2 克，粥熟時調入，續煮一、二沸服食，每日 1 劑，15 日為一療程。治肺虛咳嗽、腎虛氣喘、虛勞咳嗽、腎虛陽痿等 3. 人參蛤蚧粥：人參 3 克、蛤蚧 2 克、糯米 50 克，食鹽適量。人參、蛤蚧研為細末；糯米淘淨煮為稀粥，待熟時調入藥末、食鹽，續煮一、二沸即成，每日 1 劑，15 日為一療程。治氣虛喘嗽、面浮、四肢浮腫、尿少、腹脹及精液不液化等 4. 蛤蚧湯：蛤蚧 1 對、高麗參片 5 克、生薑 3 片，加水同燉至蛤蚧熟後，睡前服食，每週 1 至 3 劑，人參可嚼食。治慢性支氣管炎、哮喘
蜂蜜	甘，平。歸肺、脾、大腸經	補中緩急、潤肺止咳、滑腸通便。	1. 蜜煎導方：蜜微火煎之，稍凝似飴狀，捻作挺子，令頭銳大如指，長二寸許，以內肛門中，欲大便乃去之，作用如浣腸塞劑 2. 瓊玉膏：地黃 2000 克、茯苓 450 克、人參 225 克、白蜜 1000 克，地黃先熬汁去渣，入蜜煉稠，再將參、苓為末，和入磁罐封，火煮半日，白湯化服，《瞿仙神奇秘譜》加琥珀、沉香各 15 克，自云奇妙。能滲濕熱、生津液，治乾欬嗽
殭蠶	鹹、辛、平，入肺、肝、胃三經	息風止痙，祛風止痛，化痰散結	1. 牽正散：白附子、白殭蠶、全蠍各 6 克，為細末，一次服 3 克，1 日 3 服，熱酒調下；亦可水煎 2 次作 2 次服，1 日 2 劑。祛風化痰、止痙攣抽搐、鎮靜抗驚厥 2. 僵蠶散：白僵蠶（直者，去嘴，焙盡絲令黃），為末，好茶清，入薑汁調服。治癮疹，及偏正頭痛，並挾腦風，連太陽頭痛者

9-5 桑螵蛸、蟬蛻、五倍子、白蠟、斑蝥、蠍、蜈蚣、蟾蜍、白頸蚯蚓、五穀蟲

桑螵蛸

螳螂卵也。甘鹹，入肝、腎命門。益精氣而固腎，治虛損陰痿、夢遺白濁、血崩腰痛、傷中疝瘕。通五淋，縮小便。炙飼小兒，止夜尿。陰虛多火，膀胱有熱而小便頻數者忌用。

桑樹產者為好。炙黃或醋煮湯泡，煨用。畏旋覆花。螳螂、蜣螂皆治驚風，蜣螂兼治腹痛、便秘、下痢、脫肛、瘡疽、蟲痔。

蟬蛻

蟬類甚多，惟大而色黑者入藥。洗去泥土翅足，漿水煮曬乾用。攻毒全用。

「蚱蟬」治小兒驚癇夜啼，殺疳去熱、出胎下胞。治皮膚瘡瘍，當用蟬蛻。治臟腑經絡當用蟬身，各從其類也。

五倍子

鹹酸，性澀，斂肺止血、生津化痰、止渴收汗、解酒；其氣寒，降火、散熱毒瘡腫；其性收，除瀉痢濕爛。療消渴泄痢、瘡癬五痔、下血脫肛、膿水濕爛、子腸墜下，散熱毒、消目腫、斂瘡口。色黑能染鬚。嗽由外感，瀉非虛脫者禁用。

黃昏欬嗽，乃火浮肺中，不宜用涼藥，宜五倍、五味，斂而降之。

白蠟

外科要藥。生肌止血、定痛補虛、續筋接骨。尿血屢醫不效，宜白蠟加入涼血滋腎藥。

斑蝥

辛寒有毒。破血消癥、攻毒蝕瘡、發泡冷灸，外用蝕死肌，敷疥癬惡瘡。內用破石淋，拔瘰癧疔腫。

斑蝥捕得，屁射出，臭不可聞，故奔走下竅，直至精溺之處，能下敗物，痛不可當，用須斟酌。下猘犬毒，潰肉墮胎。畏巴豆、丹參，惡甘草、荳花。

蠍

辛甘有毒，治風要藥。治諸風眩掉、驚癇搐掣、口眼喎斜，及瘰疾、風瘡、耳聾、疝氣帶下，厥陰風木之病。類中風，慢脾驚屬虛者忌用。

全用，去足焙，或用尾，尾力尤緊，形緊小者良。治破傷風宜用全蠍。

蜈蚣

宣、去風，辛溫有毒，善走能散，治臍風撮口、驚癇瘰癧、蛇癥瘡甲、殺蟲墮胎。取赤足黑頭者，火炙，去頭足尾甲，將荷葉火煨用，或酒炙。畏蜘蛛、蜒蚰、雞屎、桑皮、鹽。中其毒者，以桑汁鹽蒜塗之。

蟾蜍

即癩蝦蟆。辛溫大毒，助陽氣，治瘡疽、疔腫發背，小兒勞瘦、疳疾腦疳。

白頸蚯蚓

清熱息風、通絡、平喘、利尿，治溫病、大熱狂言、大腹黃疸、腎風腳氣。白

頸者，乃老蚯蚓，治大熱。搗汁井水調下入藥，或曬乾為末，或鹽化為水，或微炙，或燒灰，各隨本方。中其毒者，鹽水解之。

　　蚯蚓泥即蚯蚓屎，甘寒、瀉熱解毒，治赤白久痢，敷小兒陰囊熱腫、腫腮丹毒。

五穀蟲

　　即糞蛆。寒、瀉熱、療疳，治熱病譫妄、毒痢作吐、小兒疳積疳瘡。漂淨曬乾，或炒或煅，為末用。

桑螵蛸、蟬蛻、五倍子、蜈蚣、蠍之性味、歸經、功用與例方

藥名	性味、歸經	功用	例方
桑螵蛸	甘、鹹，平。歸肝、腎經	固精縮尿、補腎助陽	桑螵蛸散：桑螵蛸、茯神、遠志、菖蒲、人參、當歸、龍骨、鱉甲各 50 克為末，臥時人參湯下 6 至 8 克。補心安神，治便數、健忘
蟬蛻	甘，寒。歸肺、肝經	1. 疏散風熱、透疹止癢 2. 明目退翳、止痙	1. 蟬蛻散：蟬蛻（去頭足翼土）20 個，薄荷葉 35 克。每服 6 至 8 克，小酒調服，不拘時候。治飲酒後遍身癢如風瘡，抓至血出，其癢止後痛 2. 消風散：荊芥、防風、當歸、生地、苦參、蒼朮、蟬蛻、胡麻仁、牛蒡子、知母、石膏各 3 克，八月瓜、甘草各 1.5 克，用水 400 毫升，煎至 320 毫升，空腹時服。養血祛風，清熱燥濕。治風濕侵淫血脈，致生瘡疥、搔癢不絕、及大人小兒風熱癮疹 3. 五虎追風散：蟬蛻 30 克、天南星 6 克、天麻 6 克、全蠍 9 只、殭蠶 9 條，研細末，每次服 5 克，1 日 3 次；黃酒 60 毫升送服。祛風解痙、通絡止痛、鎮靜抗驚厥
五倍子	酸、澀，寒。歸肺、大腸、腎經	1. 斂肺降火、澀腸止瀉 2. 固精止遺、斂汗止血	玉鎖丹：茯苓（去皮）120 克，龍骨 60 克，五倍子 180 克，為末，水糊為丸。每服 6 克，空心用鹽湯吞下，日進 3 服。治心氣不足、思慮太過、真陽不固、小便白濁、夢寐頻泄，甚則骨節痠疼、面色黧黑、肌瘦乏力、虛煩盜汗
蜈蚣	辛，溫。有毒。歸肝經	攻毒散結，通絡止痛	止痙散：蜈蚣 30 克、全蠍 30 克，研細末，每次服 2 克，1 日服 2 次。祛風通絡止痙
蠍	辛，平。有毒。歸肝經	息風止痙、攻毒散結、通絡止痛	1. 牽正散：與白殭蠶、白附子同用，治風中經絡、口眼喎斜 2. 與羚羊角、鉤藤、天麻等清熱、息風藥物配伍，治小兒急驚風高熱、神昏、抽搐

9-6 海蛇、海馬、海龍、海參、淡菜、貝子、馬珂

海蛇

鹹平、瀉、消積血。

治婦人勞損、積血帶下，小兒風疾丹毒，湯火傷。能退熱化痰，食品珍之。

海馬

甘溫、補、溫腎。

暖水臟，壯陽道，消癥塊，治疔瘡腫毒，婦人難產，及血氣痛。

海龍

功同海馬，而力能倍之。

海參

甘鹹溫、補腎。補腎益精，壯陽療痿。

有刺者名刺參，無刺者名光參。出遼海者良。

淡菜

甘鹹溫、補陰。

補五臟、益陽事、理腰腳氣，治虛勞傷憊、精血衰少、吐血久痢。又潤肺化痰、止嗽滋陰。含高普林，痛風者斟酌食用。

貝子

鹹平、散熱、明目。利水道、散結熱、點目翳。

治目花翳痛，貝子 40 克，燒研成粉，加龍腦少許點眼；若有息肉，再加珍珠末等分。小便不通，用貝子一對，一個生用，一個燒過，共研爲末，溫酒送服。

馬珂

鹹平、明目。消目翳，去面翳。

小博士解說

　　海參：國人視為四大「海味」之一：鮑（魚）、（海）參、（魚）翅、（魚）肚（花膠的一種），會醃以石灰等物後曬成乾貨，是一種名貴食品。海參具補腎，提高免疫力功效，是典型的高蛋白、低脂肪、低膽固醇食物，高血壓、冠心病、肝炎等患者及老年人都適宜，食療有益強身；且對再生障礙性貧血、糖尿病、胃潰瘍等亦見食療效果。

　　淡菜：從一種叫「貽貝」上取下的肉，可鮮品食用，或煮熟製成乾品，因製作過程都不加鹽，所以稱之淡菜。其味道甘美，富含多種維他命和礦物質，和 8 種人體必需胺基酸、不飽和脂肪酸等。能促進新陳代謝、降低膽固醇、助大腦和身體健康發育，被稱為「海中雞蛋」。是優質的補腦養身食物。

　　貝子：營養價值豐富，屬高蛋白、低熱量、低膽固醇的食材。虛弱體質、津液不足、口渴、失眠、發育不良、便秘、性機能減退、老化、眩暈、耳鳴、高血壓、動脈硬化、疲勞倦怠、食慾不振等，皆適合食用。

海參、淡菜、貝子之性味、歸經、功用與例方

藥名	性味、歸經	功用	例方
海參	甘溫	1. 暖水臟、消癥塊 2. 補腎益精、壯陽療痿	1. 海參粥：海參 10 克、阿膠 6 克，米湯適量。海參燒存性，研成細末，再把阿膠用半杯水沖化，燉至熔化，加入海參末調勻，空腹時以米湯沖服每日 2 至 3 次。或同白米一起煮粥服用。治女性性冷感、月經不調，男性性功能障礙 2. 海參豬胰湯：海參 3 隻、雞蛋 1 個、豬胰 1 個，一同煮服，一週內連服三天，每天 1 次。一個月為一個療程。治初期糖尿病 3. 海參麥冬湯：海參、麥冬、銀耳、荸薺各 60 克，蜂蜜適量。麥冬、荸薺水煎後去渣留汁，再將海參、銀耳切碎放入藥汁濃煎溶化，加蜜收膏。每服 15 至 20 克，每日三餐後開水沖服 3 次，15 天為一個療程。治慢性支氣管擴張 4. 海參大補丸：海參 600 克，當歸、巴戟肉、牛膝、破故紙、龜版、鹿角膠、枸杞子各 120 克，羊腎（去筋 10 對），杜仲（鹽水炒）、菟絲子 240 克，用核桃肉 100 個，豬脊髓 10 條（去筋）。共研細末，鹿角膠和丸。每服 8 至 10 克，溫酒送下。治腰痛、夢遺、泄精
淡菜	甘鹹溫	補五臟、益陽事、理腰腳氣	1. 白酒淡菜：將洋蔥、大蒜或月桂葉、百里香等香草材料炒香後，倒入白酒 50 毫升，煮至酒精揮發，再入淡菜 200 克煮至殼開。改善腎虛腰痛、陽痿、盜汗、小便餘瀝、婦女帶下，適合體質虛弱、氣血不足、營養失調、甲狀腺腫者食用 2. 清蒸淡菜：新鮮淡菜 200 克，加薑片、米酒 20 毫升和少許水，清蒸至殼開。低脂高蛋白，保護心血管健康，改善缺鐵性貧血、虛勞疲憊、注意力不集中
貝子	鹹平	利水道、散結熱、點目翳	1. 乾煎貝子：新鮮貝子 100 克，拭乾入平底鍋（先抹上油）煎，至雙面微變色即可。清熱、利尿，宜水氣浮腫、淋痛溺血、小便不利者 2. 貝子冬瓜湯：乾品貝子 30 克、冬瓜（去皮不去瓤、籽）100 克，貝子入常溫水 15 分鐘泡開後，與冬瓜片煮湯。消暑降火、通利小便、調降血壓，加速新陳代謝、消化食積，改善肢節腫脹、體熱胃呆

第 10 章

人部

10-1 髮、人牙、人乳、紫河車、童便、秋石、人中黃、糞清、人中白

髮

髮者血之餘，補和血。治諸血疾、驚癇、血痢血淋、舌血鼻血、轉胞不通、小兒驚熱，合諸藥煎膏，涼血去瘀長肉。「胎髮」尤良，補衰潤。「髮垢」治淋及噎膈勞復。

血餘炭爲人髮之加工品。能收斂止血、化瘀利尿。治上部之吐衄，下部之崩漏下血，小便不通。

人牙

宣、發痘，鹹溫有毒，治痘瘡倒靨。煅退火毒。研用。

人乳

補虛潤燥，甘鹹。潤五臟、補血液、止消渴、澤皮膚，治風火證。本血所化，目得血而能視，用點赤澀多淚。然性寒滑，臟寒胃弱人不宜多服。

人乳無定性，其人和平，飲食沖淡，其乳必平。其人燥暴，飲酒食辛，或有火病，其乳必熱。又有孕之乳爲忌。

乳乃陰血所化，生於脾胃，攝於衝任，未受孕則下爲月水，既受孕則留而養胎，已產則變赤爲白，上爲乳汁，以食小兒，乃造化之玄微也。服之益氣血，補腦髓，乃謂以人養人也。然能滑腸，濕脾膩膈，天設之以爲小兒，非壯者所當常服。

紫河車

即胞衣。長流水，洗極淨，酒蒸焙乾、研末，或煮爛搗碎入藥，可調和煮食。胎盤性溫，陰虛者不宜單用；實邪者不宜食用。

本人之血氣所生，故能大補氣血，治虛勞損極、恍惚失志、癲癇。以初胎及無病婦人者良，有胎毒者害人。

童便

一名還元水。飲自己溺名輪迴酒。治肺痿失音、吐衄損傷、胞胎不下、產後血暈。取十二歲以下童子，不食葷腥酸鹹者佳。去頭尾，取中間一節，清徹如水者用。當熱飲，冷則惟有鹹寒之性。入薑汁行痰，入韭汁散瘀。冬月用湯溫之。

秋石

補腎水、潤三焦，滋陰降火聖藥，治虛勞欬嗽、白濁遺精。若煎煉失道，多服誤服，反生燥渴之患。

每月取童便，每缸用石膏 20 克，桑條攪澄，傾去清液，如此二、三次，乃入秋露水攪澄，故名秋石。如此數次，渣穢淨，鹹味減，以重紙鋪灰上，曬乾，刮去在下重濁，取輕清者爲秋石。

人中黃

甘寒、瀉熱，入胃。治天行熱狂、痘瘡血熱、黑陷不起。納甘草末於竹筒中，緊塞其孔，冬月浸糞缸中，至春取出洗，懸風處陰乾，取甘草用，一云即糞缸多年黃垽，煅存性用。

傷寒瘟疫非陽明實熱者不宜；痘瘡非火熱鬱滯因而紫黑乾陷倒靨者不宜。

糞清

一名金汁，瀉火熱。主治同人中黃。用棕皮綿紙，上鋪黃土，淋糞濾水入新甕，碗覆，埋土中一年，清若泉水，全無穢氣。用年久者彌佳。

人中白

鹹平、瀉火，降火散瘀。治肺瘀鼻衄、勞熱消渴、痘瘡倒陷、牙疳口瘡。即溺垽。煅研用。脾胃虛寒者忌用。

髮、人乳、紫河車、人中黃之性味、歸經、功用與例方

藥名	性味、歸經	功用	例方
髮	味苦微寒，入。腎、肝經	補陰消瘀、通關格、利二便	滑石白魚散：滑石、亂髮（燒存性）、白魚各 15 克，上三味，杵為散。以米飲送服 1.5 克，日 3 服，治消渴、小便不利、或有血尿者
人乳	甘鹹	補虛潤燥	參乳丸：人乳粉、人參末等分蜜丸，大補氣血
紫河車	甘、鹹、溫。歸心、肺、腎經	溫腎補精、益氣養血	1. 河車蓯蓉飲：枸杞子 15 克，肉蓯蓉、菟絲子、淫羊藿、當歸各 10 克，胎盤粉 6 克。除胎盤粉外，其餘煎水取汁，加紅糖煮沸。分 3 次飲，每次送服胎盤粉 2 克。治腎陽虛、腎精不足、不孕。壓診商丘穴與復溜穴多僵硬疼痛 2. 河車肉丸：胎盤 1 具，豬肉 250 克，黨參、黃耆各 30 克。胎盤、豬肉剁成泥，加鹽、生薑、胡椒、醬油、水等調勻做丸，加水煮湯；參、耆水煎取濃汁，於肉丸近熟時放入。治產後體虛、乳汁不足。壓診漏谷穴與蠡溝穴僵硬疼痛 3. 補腎膏：紫河車 1 具，黨參、乾地黃、枸杞子、當歸各 75 克。紫河車切碎，與上藥一併加水浸泡，煎煮 3 次，分次濾出藥汁，合併濾液，用文火煎熬濃縮，兌入蜂蜜 1000 克，調勻成膏。每次 3 匙，晨以黃酒沖服。治腎虛精少、不孕不育、陽痿遺精、氣虛體弱。壓診築賓穴與漏谷穴僵硬疼痛
人中黃	甘、鹹、寒。歸心、胃經	清痰火、消食積、大解五臟實熱	1. 治嘔血吐痰，心煩骨蒸者：人中黃為末，每服 6 至 8 克，茜根汁、竹瀝、薑汁和勻服之 2. 治瘡瘍、丹毒：人中黃、生山梔各 6 克，金銀花、丹皮各 4.5 克。水煎，1 日 3 次分服 3. 治熱毒發斑、煩躁便秘：人中黃、犀角、生地、丹皮煎服

後記

　　張仲景的藥方，不論原立劑型，改以科學中藥後，其服藥關鍵是「更服」的概念，因科學中藥揉合了澱粉，減緩了預估的療效，以多次服用來獲取藥效；相對的，也減少了服藥禁忌。臨證用藥各有立意，醫者可多加斟酌，原劑型或科學中藥靈活變通，延用於臨床診治。

　　醫者可先多運用組成為兩、三味的藥方來診治，從張仲景的名方入門，如：
1. 小半夏湯，主治反胃或嘔吐。
2. 生薑半夏湯，主治咳逆欲死。
3. 半夏散及湯，主治咽痛或胸滿心煩。
4. 大半夏湯，主治下消化道反胃或嘔吐。
5. 甘草乾薑湯，主治吐口水。
6. 大黃甘草湯，主治上消化道反胃或吐口水。

　　之後，再進一步運用其他藥方。以現代時空，不易依據古藥典服用的藥方，更替以科學中藥，並配合生活習慣的調整，一樣可以建功。

　　《傷寒論》中，桂枝湯（桂枝、白芍、生薑、甘草、大棗）特有的服法，要配合啜熱稀粥與溫覆取微似汗；再觀，麻黃湯則不必搭配熱稀粥，但仍要溫覆取微似汗，目的都是讓肝、腦充分休息，以獲取最佳療效。換言之，不依古法吃藥，即使是科學中藥，如同時搭配良好的生活習慣，藥效一樣能充分發揮；否則，即使再多、再對證的藥、再遵循古服法，一旦生活步調紊亂，也未必能達到預期的療效。

　　再者，每一方藥之立意，與現代醫學科學並不違和，且更能窺其真奧。

　　《金匱要略》：「桂枝去芍藥加麻辛附子湯，治心下堅大如盤」，有桂枝湯、麻黃細辛附子湯兩湯合方之意，加強改善下食道括約肌、橫膈膜，以及胃功能。

　　《傷寒論》「發熱脈沉者，麻黃細辛附子湯主之」、「少陰病，得之二、三日，麻黃附子甘草湯微發汗」，麻黃治表，只煮一、二沸就去渣，麻黃的劑量只及於附子或甘草的十分之一，取其微發汗；附子治裡之勞累、疲憊、精神不濟。此表裡分治，與體內皮表之新陳代謝，及生理心理連動，環環相扣。

　　《金匱要略》「脅下偏痛，脈緊弦，寒也，溫藥下之，宜大黃附子湯」，如人行四、五里（即半小時至一小時）服一次。其附子劑量是麻黃附子細辛湯與麻

黃附子湯的三倍，二至三小時服一劑；嚴重者一天可服二至五劑。而大黃附子湯的附子劑量，則是麻黃附子湯的九倍。用藥比例因證施用，此即明例。

《金匱要略》肝著用旋覆花湯，脇下偏痛用大黃附子湯，兩方都為促進上半身的循環；前者欲蹈胸，後者服後如人行四、五里，再服一次，此方以一小時左右頻服為重點，更能釋放藥效。同時，配合手腳動作與按摩，導引按蹻效果也很好。換言之，運動也是療病重要的一環。

張仲景強調解說病情之餘，要注重人情之拿捏收放，醫生診治病人，對證下藥固然重要，順乎人情、合乎人性更重要。《圖解中醫藥物學》從導讀到後記，就是要讓讀者可以逐一抽絲剝繭後，醫療技術更上一層樓。

李家雄
台北診所

國家圖書館出版品預行編目資料

圖解中醫藥物學／李家雄著. ──初版.──
臺北市：五南圖書出版股份有限公司，
2023.08
面；　公分
ISBN 978-626-366-173-8（平裝）

1.CST: 中藥材　2.CST: 中藥學

414.3　　　　　　　　　112008659

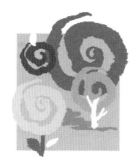

5L13

圖解中醫藥物學

作　　　者 ―	李家雄（92.1）
發 行 人 ―	楊榮川
總 經 理 ―	楊士清
總 編 輯 ―	楊秀麗
副總編輯 ―	王俐文
責任編輯 ―	金明芬
封面設計 ―	姚孝慈
出 版 者 ―	五南圖書出版股份有限公司
地　　　址：	106臺北市大安區和平東路二段339號4樓
電　　　話：	(02)2705-5066　傳　真：(02)2706-6100
網　　　址：	https://www.wunan.com.tw
電子郵件：	wunan@wunan.com.tw
劃撥帳號：	01068953
戶　　　名：	五南圖書出版股份有限公司
法律顧問	林勝安律師
出版日期	2023年8月初版一刷
定　　　價	新臺幣480元

經典永恆・名著常在

五十週年的獻禮——經典名著文庫

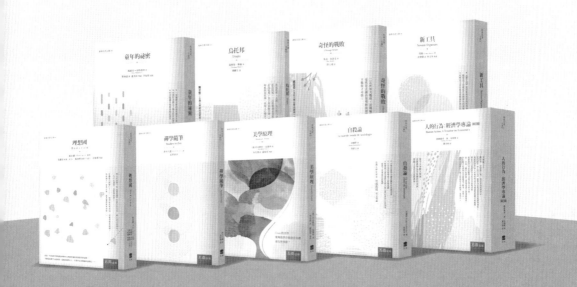

五南，五十年了，半個世紀，人生旅程的一大半，走過來了。

思索著，邁向百年的未來歷程，能為知識界、文化學術界作些什麼？

在速食文化的生態下，有什麼值得讓人雋永品味的？

歷代經典・當今名著，經過時間的洗禮，千錘百鍊，流傳至今，光芒耀人；

不僅使我們能領悟前人的智慧，同時也增深加廣我們思考的深度與視野。

我們決心投入巨資，有計畫的系統梳選，成立「經典名著文庫」，

希望收入古今中外思想性的、充滿睿智與獨見的經典、名著。

這是一項理想性的、永續性的巨大出版工程。

不在意讀者的眾寡，只考慮它的學術價值，力求完整展現先哲思想的軌跡；

為知識界開啟一片智慧之窗，營造一座百花綻放的世界文明公園，

任君遨遊、取菁吸蜜、嘉惠學子！